覺察真實的自我，探詢心靈的真相

從糾結中走向海闊天空

憂鬱無聲

與靈魂的深層對話

郭國旗 著

- 黎明前的夜晚總是最黑暗，卻終究會迎來光芒大盛
- 心靈蛻變之路上荊棘叢生，而你可以當自己的騎士
- 每一次內心的崩塌與撕裂，都會是重建自我的契機

當你學會與痛苦和解，世上就再也沒有能困住你的枷鎖
獻給在憂鬱深淵中掙扎著尋找光明的人們

目錄

前言 …………………………………………………………… 005

序章　誰能聽到情緒地獄中的嗚咽 ………………………… 007

第一章　憂鬱症究竟是怎麼一回事 ………………………… 017

第二章　自戀是毀滅的代名詞 ……………………………… 033

第三章　在防禦的糾結中衰落 ……………………………… 047

第四章　自殺是憂鬱症患者的核心之結 …………………… 061

第五章　命的隱現，他人的存在 …………………………… 079

第六章　衝突的症狀，因果的倒置 ………………………… 093

第七章　自毀還是自救 ……………………………………… 117

第八章　重新審視我及我的現實 …………………………… 141

第九章　打破了自我，釋放了人性 ………………………… 163

第十章　改寫憂鬱症的心理模式 …………………………… 185

第十一章　絕處逢生的內在能力 …………………………… 209

第十二章　突破瓶頸後的華麗轉身 ………………………… 233

目 錄

第十三章　深層的關係讓生命不再憂鬱 …………… 263

後記 ………………………………………………… 285

主要參考文獻 ……………………………………… 293

前言

不知何時起，你成了自己的囚徒，在憂鬱的地牢裡哀嚎！

醒醒吧，人生不過百年的光景，你不願意見見天日嗎？

我撰寫這本書，只為一個目的——在憂鬱籠罩的灰暗天空中撕開一道縫隙，讓光亮重新照進你的生活！

本書獻給那些不甘於被世俗、傳統、親情等束縛，努力掙扎著要找回自我，渴望活出精采人生的靈魂們，而憂鬱恰是一個轉捩點，一聲驚雷，一場暴雨，促使你覺醒。

鮮花鋪就的往往是通向地獄之路，而天堂，在一道少有人前往的窄門之後。黑暗的地方有一段你必經的路途，你卻向著光亮處狂奔，勢必陷入憂鬱的沼澤中，你不得不拿出寶貴的生命來換取暫時的平衡和長久的掙扎！

如何走出沼澤地，你需要一張立體的地圖。

你自己很清楚，僅靠無限的想像、盲目的掙扎、醫生的藥方，很難真正掙脫出來。你必須重新定位，找準前進的方向，穿過迷霧，攀越懸崖，才可能獲得新生，在痛苦中實現蝶變。

成為你心目中的自己，這是你割捨不掉的使命，也是你此生必須完成的使命，否則將終身與憂鬱為伴。

過去的你一直嫌棄著現實的混濁，然而生命的營養來源正是現實的土壤，你必須與現實和解。

前 言

　　過去的你,執著地漂浮於人性之上,然而,你只有接納生而為人的人性,才能超越人性。

　　過去的你善於自欺,然而你騙了世界卻騙不了自己,更無法對自己的靈魂說謊!你必須成為真正的自己。

　　過去的你渴盼著深層的關係,卻沒有能力去觸碰另一個人的靈魂,只能孤獨地與自己的影子做伴。你只有真正懂自己、愛他人,才能擁有親密關係。

　　本書中的故事是你最真實的寫照,只要你追隨同行,就一定能從憂鬱中掙脫出來,承受住有價值的痛苦,蝶變成那個優秀的你。

　　你終將在憂鬱中蝶變,成就自己的人生。

序章
誰能聽到情緒地獄中的嗚咽

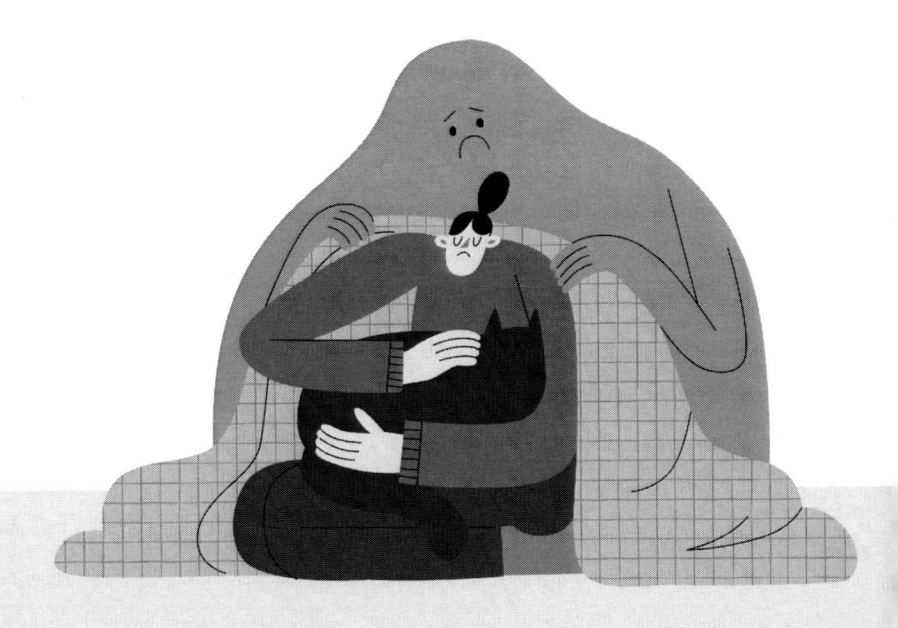

序章　誰能聽到情緒地獄中的嗚咽

回顧

走出家門，我臉上習慣性地硬擠出一絲絲微笑。看著外面曾經非常熟悉的一切，感到的是初次相見似的陌生，滿眼是毫無生機的灰濛濛一片。已經請病假快一年了，情緒上反反覆覆，沒有太大的起色，反而感到靈魂一直不斷向下墜落。為了不讓親人們過度擔心，我總是苦撐著、煎熬著、微笑著，故作輕鬆態。

對於我來說，結束生命應該是最好的出路。

我的心靈上長期背負著三重大山：自身無法化解的痛苦、親人不能理解的痛苦、害怕親人接受不了我自殺真相的痛苦。這令我苦不堪言。唉！我不得不考慮如何才能死得自然些，就像發生了一場無法避免的事故，既讓我死掉，親人還不會胡思亂想。

我為自己三十多年的人生蓋棺定論：活在風光裡，泡在孤獨中，死在憂鬱下！為何我有著如此悲慘的命運？我一直想弄個明白。

我，1989年出生，獨生子，父親是個商人，媽媽是名醫生，家庭經濟條件優越。從小，我就是眾人眼裡鄰家的優秀孩子，上的是最好的幼稚園、明星小學、明星中學，順理成章考進一流大學，工作又進入待遇很好的事業單位。

人人都喜歡我，羨慕我，讚美我。

但是我自己的內心住著一個在陽光下瑟瑟發抖的恐懼小孩。我很孤獨，這世上沒有人能理解我。父母愛我、寵我，但是不懂我；朋友、同事喜歡我，但是走不進我心，我也懼怕他們離我太近。我感興趣的人生話題，找不到人交流；而周圍人的無聊乏味，也讓我生厭。我身在人群中，

綻放著天使般的笑容，散發出的卻是「都離我遠點」的拒絕之意。笑只是我用來掩飾內心厭惡、苦悶、孤獨的面具而已。

2015 年，我結婚了，娶了一位精明又美麗的妻子，然後有了一個健康可愛的女兒。我應該生活得非常幸福才對！可事實是，我對什麼都提不起興趣來，好久沒有快樂的感覺了，工作效率下降，吃不好睡不好，頭髮在脫落，體重在下降，我懷疑自己患上了憂鬱症。

於是，我獨自去了醫院，經過一系列的量表檢測和儀器檢查，醫生給出的最終診斷是──重度憂鬱。吃藥、複查、心理諮商……情緒時好時壞，整體卻是日益絕望，沒有一個人能明確告訴我，我為什麼如此痛苦。

我自己苦思冥想，應該是失戀引起的吧。心中無法忘記那一天，2018 年的 3 月 21 日，小雨淅淅瀝瀝地下著，她轉身離去，再未回頭。

當時寫下的一篇日記，記錄著我的真實心境，我很想知道失戀是憂鬱症的罪魁禍首，還是只是導火線而已。

日記

2018 年 3 月 28 日　雨天

整整一個星期，彷彿過了好幾個世紀，雨一直下著。

你離開一個星期了，毫無音訊。我做任何事情都心不在焉，像失了魂魄，時間一分一秒地滴答著，刺痛著我的心。

坐下來記錄點什麼，讓我好好想想你吧！

不知為何，我心中早有預感，我的命運注定是一場悲劇。我本人不忌

序章　誰能聽到情緒地獄中的嗚咽

諱悲劇，但是我不願有人為我痛苦、為我殉葬。我始終認為自己是一個多餘的人，心中怨恨父母生下我時，為何不給我一顆冷酷的心，可以無視這人間的殘酷。我總是渴求他人的溫暖，拋灑著毫無價值的激情。

每日，我猶如走在懸崖間年久失修的獨木橋上，心想：摔下去也好。雖然對生懷有強烈的渴望，但是又把死看得淡如薄紙。我知道自己是一個充滿矛盾的人，一個太認真太痴情又極度脆弱的人。

如果上帝存在的話，讓我變成一個薄情寡義之人吧，不再愛一人，不再被人愛；讓我孤獨的腐朽掉吧；讓我遭遇意外死掉也好；讓我受到巨大的打擊將淚流乾，將心枯萎……我真的不願再背負這沉重的感情十字架了，讓那些曾經愛過我的人，將我視如草芥，徹底扔掉、忘掉吧！徹底忘掉我吧！

此生，我從未主動追過女人，更不用說糾纏她們了，這或許是因為我天生的自尊和懦弱導致的，我要維護高貴的面子。然而，在那個同樣的雨夜，當妳站在我眼前，我情不自禁地擁妳入懷，這是我人生的第一次失控，激情燃燒我心，但是同時，我也有著不祥的預感：我可能會傷害到妳。雖然理智告誡著我，矛盾纏繞著我，我卻不能自拔地奔向妳。

我非常害怕看見妳的憂傷、妳的眼淚、妳的怨恨，妳的心痛……我想消除妳的憂傷、擦去妳的眼淚、撫平妳的怨恨，化解妳的心痛……一次又一次，我越陷越深，就像墜入一個迷宮，找不到出路了。

戀人的心是敏感的，妳一定可以感受到。每當我看到妳傷心落淚，無法遏制的負罪感就強烈地衝擊著我，我自責，我內疚，我恨自己，我想逃離妳。可是一想到，我離開妳後，妳一個孤孤單單的弱女子，在這狼虎成群的社會叢林裡，在這陷阱密布而又虛偽殘酷的生活中，妳如何保護自

己？那會讓我更加忍受不了。

在妳身邊，我感到有罪；不在妳身邊，我更感到有罪。我就處在這樣的尷尬境地裡，愛不能盡情地愛，恨不能盡情地恨，整日裡像個罪犯，美好的感情被無情地褻瀆。我渴望給妳一個家，我渴望自由，卻又不能斷然無情地拋妻棄子；我想和妳私奔到一個人煙稀少的陌生地方，靠雙手來重新生活，但又不願妳受苦；雖然我不後悔我們相愛，現實卻讓我感到痛苦、猶豫和自責。我常自問：愛，有罪嗎？沒人能回答我。

多少次想，長痛不如短痛，狠心從妳身邊離去吧，但卻難以做到。也幻想著奇蹟發生，讓我突然死掉，妳就不會再怨恨我了，而我也能常駐妳心中卻又不傷害到妳。奇蹟沒有發生，因為愛妳，我只能沉默無語，不讓妳聽到我壓抑內心撕心裂肺的哭喊，讓痛苦如秋葉一般無聲無息地飄落吧。

世上的愛千千萬萬種，然而，我的愛是一杯苦澀的雞尾酒，混雜著激情、浪漫、糾結、掙扎、痛苦……妳已經品嚐到了。妳是這世上第一個品嚐到的人。

曲高和寡，情到深處人孤獨，這一切，我僅能報以慘淡的微笑。在孤獨的烈日下，在悽苦的雲霧中，我獨自品嚐著自己釀的苦酒，彈奏著心底的愛之弦。空對明月，潸然淚下，誰知誰解其中味？今生，再也不會自作多情地去愛了，讓一切回到過去吧，我感到好疲憊、好疲憊……

我真的真的不想離開妳，這是我內心裡反覆對自己說的話，妳不知道妳在我心目中的地位，妳也不懂得我的愛，妳不知道我付出的是什麼。

多少次，我衝動地想去找妳，腳步卻沉重地難以拖動。不知道，我不知道妳的分分秒秒都在做些什麼？是在痛苦、怨恨、悲傷中想念我？還是

序章　誰能聽到情緒地獄中的嗚咽

在餐廳、舞廳、咖啡廳的氣氛下，早已將我忘記？

我已經走錯了一步，不能再走錯下一步。世界上最殘忍的事情，就是親手毀掉自己最摯愛之人的幸福。我知道自己的個性，我無法給妳妳想要的愛。我不願將殘缺的我，獻給把全身心獻給我的妳。

如果有上帝，我情願領受祂對我罪孽的懲罰。正像那句話所說的，占有她，就會失去她；不占有她，就可以永遠愛她。我佔有了妳，卻不願失去妳，我想永遠地愛妳。我渴望妳能永遠懂我、了解我、溫暖我，不讓我瑟瑟發抖，我知道自己很自私。

我覺得自己像小丑一樣可笑，多少次在妳面前說「我愛妳」，那用心鑄就的三個字，現在看起來，卻輕飄飄的，就像斷線的風箏。愛中的妳或許看不到我的可笑，可是在別人的眼中，會覺得我是個演技拙劣、卑鄙、可憐又可恨的小丑，現在連我自己也這麼認為。一個瀕死的人為何還要去抓住一個綠意盎然的生命呢？我本就該孤獨終老，為什麼要去愛，用愛的毒汁害人呢？

我想起我常做的一個夢，反覆做過的夢。印象中最早一次，是在6歲的時候。渺小的我站在山腳下，驚異地注視著山頂，天空中湧起了一朵巨大雲團，黑壓壓的，緩緩向我頭頂壓來，我感到一陣窒息的恐懼，還有一種強烈的悲愴感。我始終不知道這個夢暗示著什麼，但那種窒息、恐懼、悲愴感卻非常熟悉。

妳在雨天提出分手，而且走得決絕。留下我，像蜘蛛結網一樣，在焦渴期盼中編織著妳再次回來的種種美好場景。

我不願再想，也不敢想了，世界彷彿在搖晃。不知道明天會是什麼樣子，不知道我們再見面的時候又會是什麼樣子？我什麼都不願意想了……

掙扎

一年多過去了，生活在繼續。

我寫了兩首小詩祭奠這段刻骨銘心的婚外愛情。

〈執著〉

像一葉小舟，
命運的浪潮撥弄著我，
舵不在我的手中，
我的手太弱小，
握不住那粗大的舵。
像一片雲朵，
風的無常捉弄著我，
力不在我的體內，
我的身太柔薄，
擋不住那暴怒的風。
彷彿無邊的沙漠，
你無息地漂泊，
只為天邊那一個小小的角落。

〈完整的心〉

溫柔的心，
縱然破碎，
也片片溫柔，瓣瓣溫馨。

序章　誰能聽到情緒地獄中的嗚咽

破碎在你的懷中，

可否將它黏在你的心上？

還我一顆完整的心。

我想要一顆完整的心，但心已碎裂，我再也振作不起來了。

我陷入到了憂鬱之中，甚至有點隱隱的慶幸，身邊的親人對我關心備至，讓我可以盡情地沉浸在失去了愛的悲痛中，可是這種悲痛在一點點地消逝，縱然是那樣熱烈的愛也變得虛無縹緲，好像只是做了一場夢。

在他人眼中，我擁有美滿的三口之家、令人羨慕的工作、能力強大的父母，還有什麼不知足的呢？但是我真正想要的不是這些，我渴望被人理解、被人用心呵護。

在希望和絕望之間掙扎，撕扯著靈魂，靈魂一片一片碎了，再也無法拼湊起來。放棄吧，也許只有在另一個世界裡才能拼成一個完整的自我。

身體的痛楚尚可忍受，但是精神的折磨讓人痛不欲生。我是一個固執到底的人，只想知道為什麼我會這樣？為什麼我要遭受這種煎熬？這一切究竟是為什麼？

我，已經失去了對人世間的留戀，只剩下一個不甘心，讓我還苟活於世。縱然是死，也要死得瞑目。了解憂鬱的原因，哪怕只知道一個大輪廓，一個讓我內心能夠接受的說法，我也就認命了。但是，無數次的求醫問診，始終解不開這個困惑。

嘗試

　　天空是湛藍的，但心頭籠罩著灰濛濛的憂鬱情緒，加上寒冬的冷風，以及疫情的死氣沉沉，我的心情愈發低落。人生的價值和意義在哪裡？我不知道。

　　我已經做出了要結束自己生命的決定，心不再掙扎，倒如釋重負了，那就早日求取到一個答案，給自己一個交代吧。

　　我曾經聽病友說過一個故事：有一個媽媽找到諮商師，說自己15歲的兒子不想上學，總說人生無意義，不想活了。媽媽被嚇壞了，可那個諮商師了解到一些細節後，卻告訴媽媽，孩子用的是藉口，只要家長勇於坦誠地和孩子談死亡，表達出對他選擇的尊重，孩子就不會再用想死來操縱父母了。這個媽媽聽後非常氣憤地指責諮商師：「你說得也太隨意了，萬一他真的自殺了，你負責的起嗎？」

　　這件事情深深觸動了我，有幾個諮商師勇於如此回答，面對問題本身，尊重一個尋死之人的意願呢？反正我所見過的諮商師，都會給予安全的、無可指摘的答案。於是，我決定去會會這位諮商師，反正都決定要結束自己的生命了，結果怎樣都無所謂了，試試看吧。

　　我的心中竟然升起了久違的寧靜和期待。

序章　誰能聽到情緒地獄中的嗚咽

第一章
憂鬱症究竟是怎麼一回事

給我一個立足點和一根足夠長的槓桿,我就可以撬動地球。

—— 阿基米德(Archimedes)

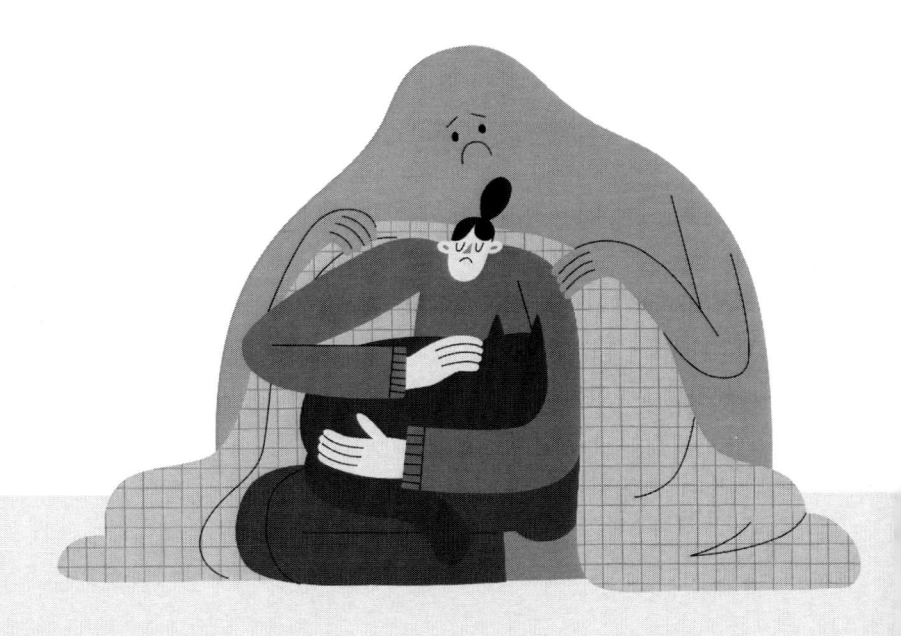

第一章　憂鬱症究竟是怎麼一回事

疫情期間的極度孤獨

自從出現新冠疫情後，我就斷斷續續地被封在家裡了。

第一波疫情過去了，我沒有「如願」染疫死掉，靈魂卻被掏空了。在家中長達一個月足不出戶的封閉時光，令我的精神備受折磨，內心的痛苦無以言喻，就像有無數的小蟲子在啃噬著我的神經，家人發出的一點點聲響，都令我抓狂到要爆炸。我吃不下飯，睡不著覺，渾身痠痛，一點力氣都沒有，只想癱倒在床上，什麼都不做。

我知道，我仍然憂鬱著。疫情造成的恐慌加上我的憂鬱，家裡一直籠罩在壓抑、緊繃的氛圍中。想必家人也要崩潰了吧！

這期間，我感受到深不見底的、濃到化不開的孤獨，這世上，不會有人能夠撫慰我的心了。其實我多麼渴望親人能夠理解我的痛苦，但我發出的訊號，沒有得到期待中的回應，親人不知如何和我交流，他們本能地覺得我在矯情，在無病呻吟，這更讓我感到絕望。居家隔離關在一起，躲都躲不開的陪伴令我瘋狂，甚至感到心灰意冷，不想再賴在這個世界上了，我想用死去表達憤怒：你們都不懂我，哪怕一絲絲都沒有，太讓我失望了。

想到死，我感受到一種絕望的狂喜，很少有人能夠理解這種心境吧？死是一種絕望，怎麼會是一種狂喜呢？狂喜是因為死後抽象的宣洩，但是我真的甘心去死嗎？活著好痛，是一種拉鋸式的折磨，沒有希望，沒有意義，死神就在不遠處誘惑著我，但是我有太多的糾結放不下，連自殺，我也是難以下決心的。

越在意某人，我對他的要求越苛刻；我越渴求他人的理解，就越難得到，生活就是如此不盡人意。我固執地追求著臆想出來的美好世界，但現

實是沒有人相伴的孤獨、沒有人喝采的失落。沒有憂鬱症體驗的人對這種痛苦會感到非常陌生，哪怕是最擅長講課的老師，講得如何生動和形象，還是難以真正傳達出那種感受；但是對於經歷過它的人來說，熟悉到只一句話、一聲嘆息、一個小動作……都會讓你陷入那可怕的痛苦感受之中。

與諮商師的第一次見面

某一天，我決定去會見諮商師，畢竟關於他的故事，讓我留下的印象是非常獨特的。我的內心懷有莫名的希望，同時，另一個聲音也提醒自己，這可能還是一次徒勞之舉。

管它呢，試試看吧。

諮商師是一位年輕的老者，55歲左右，身材高大健碩，寧靜祥和中滲透出看透人間悲喜的慈悲氣質。

一落坐，諮商師沒有任何寒暄，用極其穩重的口吻說：「我們可以開始了。」

我低著頭，語氣平淡到沒有一絲感情色彩，說道：「我一年前被診斷為憂鬱症。」說完，我抬起頭，看著諮商師，我等著他像其他諮商師一樣問我當時的症狀、如何用藥等資訊。沒想到沉默了一會兒，大概有一分鐘左右吧，我聽到諮商師說：「你隨意說，不用刻意，放開一點，你講的事情裡都會透著深層的原理，所以，不拘束從哪說起，都可以的。」這真是太出乎我的意料了，這個諮商師完全不按照牌理出牌呀！要麼是個高手，要麼就是一個什麼都不懂的冒牌貨，我心裡嘀咕著：先說著，看他如何反應吧！

第一章　憂鬱症究竟是怎麼一回事

　　於是我講述了在疫情期間自己孤獨的心境，他一直安靜地傾聽著，沒有插嘴過一句話。我說完之後，原想著他會為我做些分析，但他只是靜靜地看著我，問我：「你想想是什麼原因讓你感到如此孤獨。我相信你肯定不只一次地探究過原因，不妨先說說你的思考結果。」

　　他不給出專業的解釋，反而讓我找憂鬱症的原因，這再次讓我感到驚訝，他可是一個專業人士啊。他仍然平靜地看著我，說：「深陷在痛苦中的人總會本能地尋求原因和想辦法自我救贖，你一定也有類似的經歷。」於是，我說起了我的婚外情，認為是它導致我對人生失去了興趣。

　　我詳細地講述了發生在 2018 年的婚外情，並讓諮商師看了我寫的日記。他思考了一會兒，說：「你經歷了這麼多，一定想知道自己的命運為何如此吧？無數次的努力，不但沒有帶來希望，還一次次證明了自己的無能為力，這肯定很令人費解吧？」這些話一下子擊中了我內心的期許，我確實很想知道憂鬱症到底是怎麼一回事。「人世間最悲苦的就是一個極度渴望活得精采的人，卻不得不提前結束自己的生命，他本來不該死的，但是卻偏偏要選擇死亡，只因為他手中沒有走出沼澤的地圖！」地圖，什麼地圖？我身體突然一陣冷顫，耳朵都豎了起來。

　　第一次諮商時間遠遠超過了一個小時。諮商師說我是諮商的主角，因為是第一次，所以按照慣例，他把那天下午的時間都空了出來，沒有安排其他的工作，就是讓我來決定具體諮商時長的。這是第三次讓我吃驚了，他這是什麼設定？太與眾不同了吧。

獨特的諮商師

我曾經接觸過不少諮商師，有名氣很大的，有經驗豐富的，他們各有流派，各持學說，但這個諮商師是其中最獨特、對我吸引力最大的一個。我內心暗暗做出了決定：繼續諮商下去。

在初次見面中，他通過了我至少五輪的測試。

第一輪測試

「你能告訴我心理學是什麼嗎？」這是我試探諮商師的殺手鐧。

他「呃」了一聲說：「很簡單，就三個字——為什麼。徹底掌握心理學是洞察個體每個行為動作背後的原因，他為什麼如此，這就是心理學。」我愣住了，一陣思考之後，不由得有些激動，因為這個答案極其簡短卻富有深意，和以往的答案都不一樣，深深打動了我的心。

他看了看我，感受到我正在認真聽，就接著說：「〈心理學導論〉中提到，心理學研究的一項任務就是描述行為、了解行為、預測行為和控制行為。生活中，大多數人總是處在第一個階段，描述行為很多、很細緻，而完全忽略了第二個階段，根本不知道為什麼會發生這樣的行為，就急著提出第四個階段控制行為的建議，第三個階段也跳過去了，這當然達不到想要的效果了。」

第二輪測試

我問他：「你可不可以從我的描述中說說我是怎樣一個人？」

他有點意味深長地看著我的眼睛，說：「心理學不是算卦，它是根據人性的規律來推測和驗證的，我們接觸時間短，我不能說得很精準，僅可

第一章　憂鬱症究竟是怎麼一回事

以畫出一個大概的輪廓，但是任何推測都是需要事實來佐證的。」同時他又補了一句：「很多人會對自己不曾看到的東西接受不了，也不願接受。」

他繼續平和地注視著我的眼睛，說：「你表現出情不自禁的急迫心態，還有直言不諱的詢問，是因為內心坍塌後的再次期望。而我要給予你的是一針見血的冷酷，告訴你整體動態下的事實真相。真理不能用虛假的面紗遮蓋住，它要觸動你的心靈，支撐你重新站起來。」

空氣沒有凝固，但是我覺得彷彿被催眠了。他準確說出了我內心的感受，而且非常契合我的狀態。他端起水杯喝了一口水，繼續說：「根據你描述的家庭情況，可以看到你有許多獨特的個性特點。」我專注地聽著，不管他說些什麼，我都覺得很新奇，好像他說的是另外一個我感興趣的人，而並非我本人。

「對自我的敏銳、對欲望的無能、固執地堅持、能量的衰竭，必然會導致自毀！這就是你的畫像。家庭環境的舒適讓你無動力，知識儲備的廣博讓你細膩敏感，固執的善良讓你在人際關係中付出更多，有很高的自我要求卻沒有能力達成，追求不到，內心不甘，整個人似乎卡在那裡非常痛苦，冥冥中也覺得只有毀滅是唯一的出路。你渴望走出沼澤地的意願很強烈，卻一直在原地掙扎、打轉、迷路。沒有地圖，你不可能走出這精神困擾的迷宮，儘管你嘗試了能想到的一切辦法，可都沒有什麼用處，反而讓你更加絕望了，因為你並不知道這一切形成的真正原因。有人說憂鬱是因為個體的因素、遺傳的作用、社會環境的影響，以及生理上神經遞質的減少⋯⋯但是，這一切孰輕孰重，又是如何影響你的呢？如果弄不清楚，掙扎就是一種必然。」

我從來沒有從另外一個視角看過自己，我覺得那不是我的形象，但是

素材都是我剛剛提供給他的，沒有絲毫的失真，只是我從來沒有想到過這些，更沒有把它們串聯起來。

第三輪測試

「你分析一下，我為什麼如此呢？」我問。

諮商師首先宣告：「剛才我讓你自我分析，是在從各個角度收集你的資訊，現在我會從專業的角度給你回饋。」他接著說：「你之所以如此，有三個主要的原因。**第一個原因**，是你的內心一直被忽略，渴求情感，卻又缺乏獲得情感的行動力。爸爸一直忙事業，沒有給予你過多的關愛，你對關愛格外渴求，而媽媽很嚴厲，你不得不壓抑著，不敢表達內心的真實情感，只能用乖巧、陽光般的微笑，來掩飾內心的不滿和憤恨，這樣反倒強化了外表的優雅，久而久之，過厚的面具消耗了本就不多的內心能量，越弱越裝，越裝越弱，能堅持多久呢？長期壓抑的內心，情感匱乏，需要隱密地被滿足，於是，你有了婚外情，看似獲得了愛的滿足，但是沒有獨立支撐，終究是要分手的，浸泡在沒有結果的情感餘溫中也就成了一種自我慰藉，不願跳出來回到現實。**第二個原因**，優雅的背後需要實力的支撐，你很少主動地挑戰不敢做的事情，也就沒有內在能量的累積。出軌和憂鬱在本質上都是對自我的背叛，但是又無法真正背叛，內心糾結無法擺脫，真可謂才下眉頭又上心頭，是無窮無盡的心理折磨。**第三個原因**，就是無力讓生命精采，又極度渴望內心強大，於是本能地把精力用在了許多社會公認的能力上，學習好、工作好、形象好等，富有的外在更富有，貧瘠的內在更貧瘠，未被關注到的自我更加萎縮，你當然就陷在了網中央，越陷越深，人也越來越迷惘。」

很少發自內心讚許別人的我，情不自禁地感到佩服，諮商師的分析讓

第一章　憂鬱症究竟是怎麼一回事

我醍醐灌頂，既陌生又刺激，彷彿遇到了知音。他的話語氣輕淡卻字字見血，一個整體的輪廓呈現出來，雖然很朦朧卻透出了光亮。

我的感覺是複雜而微妙的，既有被人看透的欣喜，又有不想被人看透的擔憂。我看到了希望，又害怕真的有希望，心情難以表達清楚，但是我知道我的心被攪動了。

■ 第四輪測試

我問：「為什麼不和我做個生死約定呢？」

過去好幾個諮商師都要求我答應，在諮商期間不能嘗試自殺行為。

諮商師聽後反問：「約定有用嗎？我做得再好，也只是你生命的嚮導，決定權並不在我這裡。別的諮商師和你的約定是一種善意，希望你遠離自殺的意念，但是，那只是一種意願而已。**你來這裡尋求的不是意願，你的意願已經非常富餘了。**」

■ 第五輪測試

依照我過去諮商的經驗，諮商是有設定的，比如諮商時間要限制在一個小時之內，可能是為了保護諮商師的能量，也可能是為了保障來訪者的權益，誰知道呢？但是我不想在一個小時的時候就停下來，當時諮商師剛剛提到走出來的地圖，我正在好奇中。我表達出了我的意思，他對此的反應是行雲流水般的自然，非常隨意地說：「你來決定何時結束諮商。」他認為所有的規定只是一個框架，為了某一個目的而設定，但是時間久了，人們會忘了它的本來目的，只是機械地遵循著，給自己營造一份安全感。正如現代鐵軌的寬度，只是沿襲了古羅馬馬車兩輪的距離而已，沒有任何現代科技因素。他認定我可以自主決定，因為任何事情的第一次是很重要

的，並且我可以問任何我想問的問題。

他一開始並不知道我的內心發生了什麼，但是透過我講述的感受和事情，他把很多資訊擷取出來，連成一條線，就是我的內心軌跡了，當然，這是需要深厚功力的。

我竟然有了一種久違的好奇心，好奇眼前這個人的獨特觀念和做法來自哪裡，為什麼和其他的諮商師如此不同。我為什麼想要了解他的不同呢？可能是以前見慣了千篇一律的諮商師，這個諮商師有一種非常獨特的氣質，他並沒有說什麼熱情鼓勵的話，甚至顯得有些冷酷，可我內心裡卻泛起希望。只是一次見面，我就意識到，他正是我要找的那個人，我決定要繼續諮商下去，忐忑不安的內心感到了些許的溫暖，黑暗冰冷的孤獨世界突然間有了一個裂口。

他說得很對，我就是想在結束生命前，找到我患憂鬱症的原因。這沒有什麼理由，是我內心的一個儀式，是和這個世界告別的一個重要的、讓自己心安坦然的儀式。

關於憂鬱症的初步探討

我為什麼會得憂鬱症呢？我能否靠自己的力量走出來呢？

諮商師向我口頭描述了地圖的大框架，他說隨著後續的諮商，我會更加清晰地看到地圖上的每一個路標、每一個岔路口，並會一次次驗證地圖的準確。

很多諮商師告訴我憂鬱症只是一場心靈感冒，只要好好鍛鍊身體、想開一些，或者堅持治療就會很快好起來。上述說法是讓我發瘋的原因之

第一章　憂鬱症究竟是怎麼一回事

一，凡是對我表達類似看法的諮商師，我會毫不猶豫地離開，我覺得他們根本感受不到我內心那種難以名狀的痛苦和絕望。

這位諮商師並沒有像其他人那樣。他說我所經歷的一切必然會讓自己得憂鬱症，而我靠自己的力量完全能夠走出來，並且還會活得異常精采。

他是在安慰我嗎？想到此，心中剛升騰起來的希望又慢慢地沉落下去，難道他也是一個虛張聲勢的人嗎？像往常一樣，只是一個精采的開篇，後面會一如既往地落入俗套嗎？前面累積起來的希望就如同沒有搭建好的積木，紛紛散落下來。

短暫的沉默，決絕的寂靜，似乎我們經歷了一段暗黑的隧道。

然後諮商師用嚴肅的語氣向我講述了他眼中的憂鬱症本質。下面兩段話讓我的質疑就像雪遇到了陽光完全融化，我重拾信心。

憂鬱症與焦慮症、強迫症、疑病症以及恐懼症等精神官能症，從更深的層次上看，原因是一樣的，都是源於個體對自己期望過高，期望與能力不匹配、無法實現，於是個體就把所有的精力用於掩飾不足上，從而耗盡了本來就不多的能量。由這個原因出發，生活旅程變成無窮無盡的消費，沒有絲毫進項，只是消費，到了無法強撐的那一天，一件隨機的事情或想法都能成為壓死駱駝的最後那根稻草。隨之個體陷入一場沒有盡頭的噩夢之中，因為每個人的薄弱點不同，就表現出不同的症狀：有人擔憂健康，症狀可能就是疑病症；有人擔憂未來，有更多的焦慮情緒；有人對規則看重，表現為強迫症……症狀不一樣，但是殊途同歸，自我毀滅是唯一的解脫之路。這像極了一個沒落貴族，肚子都填不飽了，卻用僅有的一點錢買了浮誇的首飾，哪一天，三分鐘熱風就可能把搖搖欲墜的城堡摧毀。而如果這個貴族用那點錢買了食物，讓自己先活下去，然後去學習一項生存的

本領，倒可能會一點點從地上爬起來。

許多個體意識不到憂鬱症的診斷是個警報，警示該換一條路走了，而是在這最需要補強實力之時，自哀自憐地宣告天下：我得病了，可以毫無顧忌地徹底躺平了，喪失掉掙脫憂鬱症的大好時機。規律是無情的，只有靠自己在最脆弱的時候，做最具有挑戰性的事來增加自己的力量感，除此之外，個體沒有別的路可走。

諮商師問：「你什麼時候真正地增加過自己的力量感呢？」

他的話聽起來刺耳，很扎心，但是又合情合理。我反思自己的確把所有的時間用到了感受上，根本沒有去做有挑戰性的事情。比如我對父母是怨恨的，但是從來都不敢表達出來。我對情人的離開極度痛苦、憤怒，但是我並沒有反思她為什麼要離開我，沒有嘗試做些什麼來挽留。我習慣用感受來替代行動，沒有行動，自然就不會產生力量。

我不十分確信地問諮商師：「你的意思是，只要我補強實力，憂鬱症就能好嗎？」

為了回答我這個問題，諮商師為我描繪了一張憂鬱症患者走出絕境的地圖，這是他長達 21 年諮商實踐的總結，可能很多人乍一聽到會覺得是老生常談，但是我本能地意識到它的價值，可能只有那些經歷過憂鬱絕望的人才能一下子嗅聞到它的價值吧！

我把我們之間的對話整理了一下，呈現給大家。

「憂鬱症自癒的起點是內在能力的形成，終點則是鳳凰浴火的重生。如果沒有內在能力的形成，終點毫無偏差的就是自我的毀滅！起點和終點之間最大的障礙是人們無意識的防禦，而防禦的著力點正是自我過高的期許。憂鬱症患者不乏優秀的外在能力，但內在能力幾乎是空白的。」

第一章　憂鬱症究竟是怎麼一回事

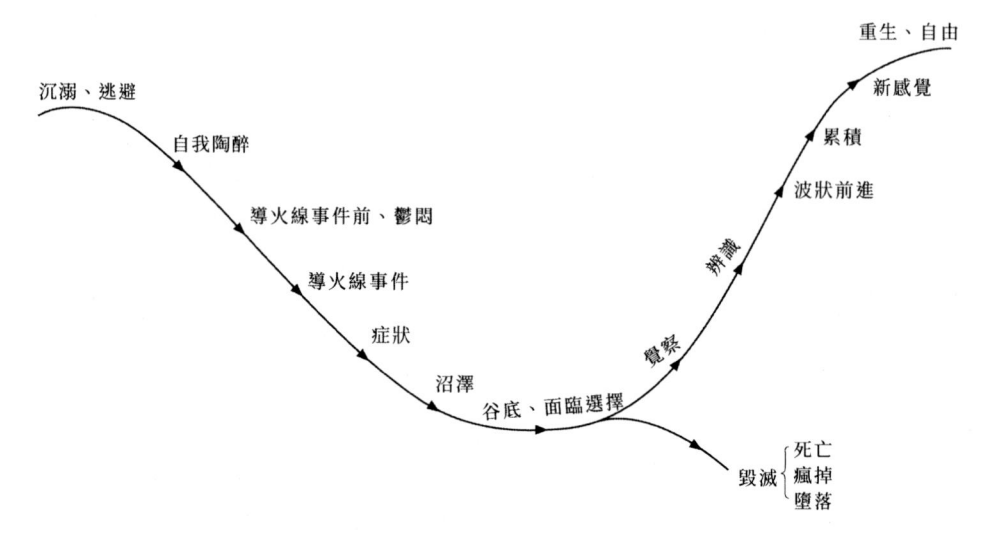

```
沉溺、逃避                                            重生、自由
   ↘                                                 ↗
     自我陶醉                                    新感覺
        ↘                                     ↗
          導火線事件前、鬱悶              累積
             ↘                         ↗
               導火線事件           波狀前進
                  ↘               ↗
                    症狀        辨識
                      ↘      ↗
                       沼澤  覺察
                         ↘ ↗
                      谷底、面臨選擇
                                      ┌ 死亡
                                 毀滅 ┤ 瘋掉
                                      └ 墮落
```

憂鬱症患者走出黑暗的心靈地圖

這個說法對於我來說是非常陌生的，別人一直都認為我很優秀，原來能力有內在能力和外在能力之區別，我的優秀只是外在能力的優秀，不代表整體的優秀。外在能力遮蔽了內在能力的存在，普通人有很少的內在能力就能正常生存，但是心高氣傲的憂鬱症患者卻需要強大的內在能力的支撐！沒有內在能力支撐，憂鬱症的終點就是自我的毀滅。毀滅的方式各式各樣，基本形態有三種，即結束自己生命的自殺、掙扎到極致的瘋狂、陷入各種成癮行為之中的麻醉。有內在能力的補充，憂鬱症的終點就是自己渴望的精采人生。

「起點到終點就是一張清晰的軌跡圖，起點不同，指向的終點就不同，選擇權在患者手中，沒有其他路線。很多患者幻想著第三條路，不用儲備內在能力，卻能走向人生輝煌，這還是自我防禦。」

「什麼是自我防禦？」我問。

關於憂鬱症的初步探討

「人要有理想有追求,這是社會所倡導的,但是理想過高,或者現實能力不匹配,導致理想我和現實我之間的差距過大,就出現了矛盾,解決這些矛盾看似很簡單,要麼放低理想,要麼提升能力。但是人一出生就擁有一套心理防禦機制,事情就變得不簡單了。心理防禦是個體避免自我分裂的一種保護性機制,每個人慣用的防禦機制不同,比如我們熟悉的阿Q精神就是一種防禦,一旦防禦過度,特別是內在能力不足的情況下,個體就無法汲取現實的回饋和營養,導致自我封閉,內在能力更加弱化,陷入負向循環之中,矛盾就變得無解了,理想自我更高,現實能力更脆弱,差距加大,必然出現症狀,衝突性憂鬱症就此誕生了。」

聽了諮商師的講述,我對自己內心世界的變化一下子清晰了,就如同一個戴著眼罩的人,摘掉眼罩後,看到腳下是有一條路伸向遠方的,陽光一下子照了進來,我有些激動。

「你是如何發現這一切的呢?」

聽到我這個問題,諮商師的神色發生了明顯的變化,在他眼中我看到了一絲痛楚、一絲悲戚。他低下頭,平靜了一會兒,並沒有立即回答我的問題,而是說道:「前面說過,心理學研究中有一項基本任務:描述行為、了解行為、預測行為和控制行為。就說憂鬱症吧,現在的狀態是描述行為非常細緻豐富,但是了解憂鬱行為的深層原因並不是很明確,所以之後的預測和控制就有了天差地別的做法。」

說到這裡,諮商師意味深長地看了我一眼,有點開玩笑地說:「這一切你可能感觸更深。」隨後他回答了我的問題:他在和無數個憂鬱症患者交談時,發現不同的憂鬱症患者有共同的模式,這些模式在醫學心理學著作中成了診斷的標準,但是很少有人去探究,為什麼憂鬱症患者會出現這

第一章　憂鬱症究竟是怎麼一回事

些模式？並不是人們不想知道，而是那個工程量太巨大了，太複雜了，大多數人知難而退了。諮商師自己用了二十多年的時間，全身心地投入，才總結出一系列的內心衝突症理論，其間的艱辛和努力，除了他自己以外，少有人真正地理解。

最後他說：「我和你一樣非常孤獨。」

這句話之後是短暫的靜寂，我感到我的心和他的心之間開啟了一條通道。諮商師內在探索之路著實讓人難以理解，我多年的掙扎和努力也讓人無法理解，無法理解的人在一起就迸發出相互理解的渴望，有了相互理解的基礎。

為什麼不把這一切寫出來，指引我這樣的憂鬱症患者呢？

他說自己曾有過寫書的打算，但是一來自己沒有寫作才能，何況現在很少有人去深讀不夠娛樂的文字了；二來多次的發聲沒有得到理解的回應，備感孤獨，有點不想再呈現了，只幫助有緣的人吧。對於這一點，我深有同感，記得當年讀《月亮與六便士》，書中寫到主角最後在大溪地臨死前，要求妻子把畫作都燒毀，因為他不想自己用心完成的作品留在世上被不理解的人指點和褻瀆。我能理解那種被誤解的痛苦，不知諮商師曾經受到多少次的打擊，才有如此的失落，苦心繪製的地圖竟然不期待更多的人知道。

諮商師起身泡了兩杯咖啡端過來，咖啡濃郁的香味在室內瀰散，我發現自己竟然關心起另一個人的喜怒哀樂，而且是剛剛見面的一個人，這是我有生以來第一次的體驗，即便是對我摯愛的情人，我也沒有產生這般疼惜的感覺，為什麼呢？

完美的家庭、婚後的積鬱、揪心的失戀……拉開了憂鬱的序幕，我內心一直在掙扎，努力尋求解脫，因為受不了憂鬱的折磨，時常想無痕而自

關於憂鬱症的初步探討

然地結束自己的生命,又無法放下牽掛。直至下了決心:在死亡之前找到痛苦的原因。所以不停地尋找答案,最終,功夫不負有心人,我不但找到了原因,還找到了走出來的地圖。經過這樣蜿蜒曲折的心理軌跡得到的療癒方法,我想公之於眾,我想讓更多的憂鬱症患者知道,你正活在地獄中,你可以找到走出來的路,只要你手中有一張這樣的地圖。

張國榮因憂鬱而死,儘管那麼多人喜歡他,但是真正懂得他的人有幾個呢?如果他也擁有了這張地圖,或許現在仍活躍在螢幕上,帶給我們更多的極致作品;或者他遠離大眾的視野,享受著自己普通又充實的日子。可惜他死了。

我有了一個決定,我知道自己喜歡剖析內心,而且也有文字功底,我想把諮商中的內容和感受記錄下來,去幫助那些和我一樣的憂鬱症患者。

雖然我和諮商師是第一次見面,但我內心感受到被理解、被包容、被支持。人,一撇一捺,過去我只有一撇,現在也有了一捺,內心踏實了很多。自憂鬱以來,我總是懈怠慵懶的,什麼都不想做,什麼都沒興趣做,內心如一灘死水,現在竟然對下一次諮商有了期盼之心。我們約定下次從憂鬱症的起點開始談,什麼時間來,諮商師讓我自己決定!這傳達給我的深意就是我的決定,會決定未來的走向。接下來我應當做什麼呢?他也沒有要求,只是說讓我回頭看自己所經歷的一切,重新地梳理一下,不介意用什麼樣的方式。

諮商師最後總結道:「婚外情的結束、情人的決絕離去,只是一個導火線,點燃了你多年的內心積鬱。你的憂鬱,與別人無關,與其他事情無關,是你自己內心的獨角戲,是你必然要墜入的深淵。」

他說的我還不太理解。

第一章　憂鬱症究竟是怎麼一回事

第二章
自戀是毀滅的代名詞

一生都謹慎地保持著自己的慾望和能力的平衡。

—— 勒內・笛卡兒（René Descartes）《墓誌銘》

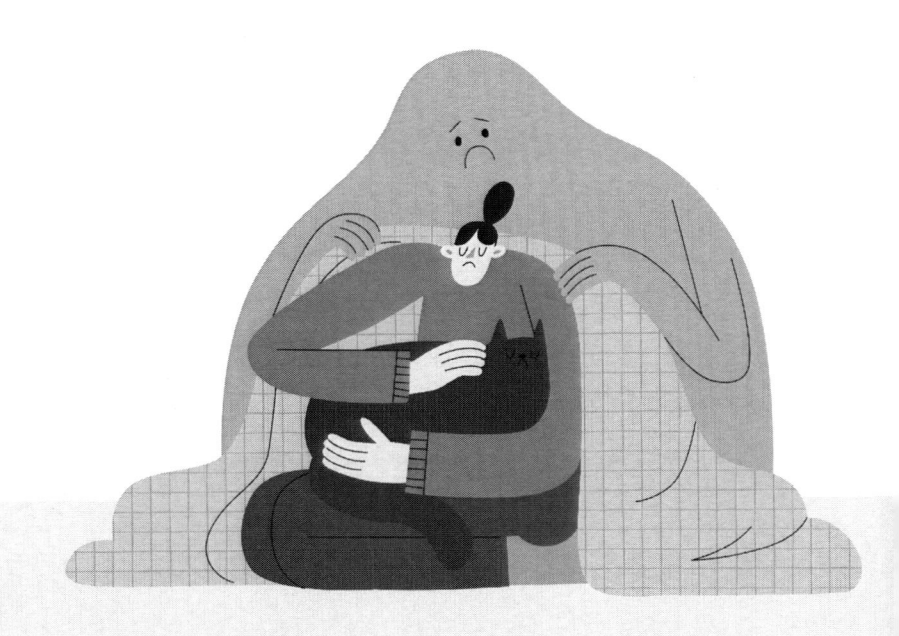

第二章　自戀是毀滅的代名詞

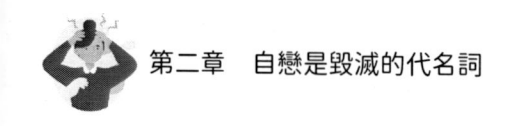

三週的起起伏伏

　　第一次諮商過後，我很興奮，當天晚上就梳理了自己的情感經歷。

　　在情感方面我是絕對自信的，秀氣儒雅的外表配上恰到好處的憂鬱氣質，如同磁石一般吸引著母愛氾濫的異性。

　　先從國中說起吧，那是荷爾蒙激增、對異性最感興趣的時期，但是媽媽對我要求很嚴，盯得很緊，我只能談與學習有關的事情、看與學習有關的書籍、和班上學習好的同學說話。當夜深人靜，我一個人躺在床上的時候，我的腦海裡就像電影布幕，上演著各種浪漫而激情的幻想。一個我，渴望真正擁有漂亮女孩子的親吻和擁抱；另一個我，卻不斷指責、嫌棄自己，覺得自己汙穢不堪、低階下流。現在想來，那個時候，我已經習慣用道德壓抑自己的人性了，內在有不少心理衝突糾結著。當時，我對班上的女生表現出冷漠和不屑，尤其是內心喜歡的女孩子，我更是不會跟她說一句話。

　　高中階段，有不少女生向我示好，我都冷酷拒絕了。其實我內心很得意，還有點報復的快感，當然也有不小的失落感。媽媽怕我早戀，每天都會去學校接送，還不時找老師了解情況。當時我覺得男女純潔的友誼很美好，一涉及性的想法，就不自覺產生噁心、厭惡的生理反應，儘管內心非常渴望擁有。不時地，我會手淫，身體上很快樂，心理上很排斥，過後我就反覆洗手，恨不得把手洗破，才能去除掉自我厭惡之心。但是堅持不了多久，我又會手淫。高中三年就是這樣煎熬著度過的。

　　我曾經交往過一個感覺不錯的女同學，她積極開朗，我們會一起討論問題，很開心。有一次我考試成績不理想，媽媽就到學校找老師打聽，問

三週的起起伏伏

我是不是分心了。老師提到了那個女同學的名字，媽媽竟然找到對方的家長，也不知道說了些什麼，第二天，她看著我，眼裡是滿滿的怨恨，再也沒有和我說過一句話。

大學期間倒是談過幾次戀愛，不過都無疾而終了。我的情感太細膩、幻想太詩意，然而現實總是乏味的、平淡的，很難找到能匹配的浪漫，一旦最初的好感消退，就只剩下失望，分手是必然的。

我的初戀是一個追我追得很辛苦的漂亮女孩，她性感、熱情、浪漫、聰明，是我的同班同學，其實我早就喜歡上她了，但是一直不敢接受她的愛，擔心關係近了會破壞那份美好。在她一再表白下，我終於沒有控制住，親吻了她，當時的激情差點讓我眩暈到休克。但是交往了一段時間之後，我覺得她不能理解我心，她也覺得我沒有想像中那麼酷帥，幾次爭吵後，她很快就和班上另一個男生在一起了。表面上看起來我根本不在乎這段感情經歷，但是內心耿耿於懷，不知有多少個夜晚，我躺在床上，就像一隻野獸，一邊偷偷舔舐著傷口，自憐自艾，一邊又恨恨地幻想著咬死他們，一邊再指責自己太小心眼。唉，我就是這麼一個糾結的人，想愛不敢愛，想恨不敢恨，愛的時候不能全情投入，恨的時候又遮遮掩掩。

這樣看來，我自始至終都是充滿矛盾的。

工作之後，媽媽一個朋友的女兒，各方面條件都不錯，長相秀氣，關鍵是很會做家務，不嬌氣，我也還算滿意，於是在兩家父母的撮合下，我們結婚了。剛開始日子過得溫吞吞的，沒什麼激情，也沒有大矛盾，只是我的內心總感到有些不滿意，尤其是性方面，她太沒有活力了，只是在盡義務似的。有了孩子之後，妻子全部精力都用於照顧孩子，每天很累，兩個人的交流和愛撫更少了。就在這種平淡無趣的日子裡，我遇到了舒雅，

第二章　自戀是毀滅的代名詞

　　一個極溫柔的女人，年輕又美麗，善良又大方。和她在一起，我第一次體會到了一種放浪形骸的激情，在一起的時間久了，激情竟然沒有絲毫減退，反而增添了不少親密感。這份感情讓我刻骨銘心，難以忘懷。

　　我太需要一個能夠理解我的女人了，舒雅不但能夠理解我，還願意為我犧牲一切。「殉情」這個念頭閃現後，竟然頻繁造訪我的腦海，那個畫面好令人感動啊。我幻想著她為了我，毅然決然地跳下懸崖，粉身碎骨後升騰起來，化為天上的一朵雲彩，將細雨滴落在我的心頭，我久久哭泣著。這才是人間至美的愛情。

　　如果，她不是離開我，而是為我傷心痛苦至死，我可能會好受很多。那麼我到底要什麼呢？是愛舒雅本人，還是愛舒雅為我做出的犧牲呢？恐怕，我只是需要一個人把自己全然奉獻出來，以證明我是值得被愛的，如此看來，我真是很自私。

　　梳理完情感經歷，我有些理解上次諮商結束時，諮商師說的話了。並不是婚外情導致我陷入憂鬱中，而是我本身就有憂鬱的氣質，我的內心一直充滿著各種衝突矛盾，我渴望透過情感來救贖自己。一直以來，我就掙扎在憂鬱的泥潭邊上，舒雅的離去，只是推了我一把，把我推到了泥潭中。

　　我太糟糕了，我太自私了，我太愛慕虛榮了……我是不是該把自己回爐重造呢？工程量太大了吧，我沒有信心去做，有沒有更省事一點的辦法呢？就在這樣的左思右想中，距離上次諮商結束已經一週了。本來我做心理諮商都是固定一週去一次的，但是這個諮商師讓我自己決定何時再去，提前一天預約即可。有了這樣的自主性，我反而沒有了動力。我意識到自己有一個習慣，就是對任何事情都無法保持長久的興趣，只過了幾天，我

就感到第一次諮商的豐富衝擊變得淡然無味了。

我再度沉浸到了一種漫無目的的飄浮感中，無力、無奈、無所謂，只能繼續吃藥，家中的事情也無心打理。

父母看著我這樣自然很著急，媽媽打聽到有一家憂鬱症治療專科醫院不錯，托了不少關係，幫我掛了專家號。

同樣的流程，同樣的藥物治療，但是也有些不同，這家醫院的規模很大，名氣很大，醫生的冷漠也很明顯。給我的都是清一色的醫學解釋，我內心的坦露像是無用的嘮叨，沒有引起醫生的關注。診斷很清楚，只需要用藥就可以了，效果不好的話，調整用藥就是了。這種冷漠和無情，讓我忍無可忍，我不是一臺需要修理的機器，而是一個有血有肉的人。於是我堅決地提出要出院，如果不答應，我就威脅要結束自己的生命，父母無奈，只好帶我回家了。我再次陷入一種無邊的黑暗之中，親人的陪伴讓我感到更加孤獨，多麼渴望他們能夠說出一些理解我的話，但是，除了失望還是失望，我本能地想怨恨他們，但他們對我又那麼好，想恨不能恨，想發洩也必須忍著。我自顧不暇還得應對親人，累、煩、焦躁、無奈……充斥著我的內心，讓我只想自己靜靜地待在角落裡。

作為醫生的媽媽已經為我找了很多精神科方面的專家，他們眾說紛紜，唯一相同之處就是要系統性用藥，堅持下去慢慢就會好起來的。這令我非常反感，我真的不想再去醫院了，但是媽媽又不認可心理諮商，她反覆叮囑我：「好好治病，別再去找什麼不可靠的心理諮商師了，憂鬱症不屬於心理諮商的療癒範疇，吃藥就能好。」

「對自我的敏銳、對欲望的無能、固執地堅持、能量的衰竭，必然會導致自毀！這就是你的畫像。家庭環境的舒適讓你無動力，知識儲備的廣

第二章　自戀是毀滅的代名詞

博讓你細膩敏感，固執的善良讓你在人際關係中付出更多，有很高的自我要求卻沒有能力達成，追求不到，內心不甘，整個人似乎卡在那裡非常痛苦，冥冥中也感到只有毀滅是唯一的出路。」諮商師這幾句話反覆在我腦海中迴盪。表面看我是在順從父母的意願不去諮商，但是內心深處，我知道，是因為感受到恐懼，一種真正面對自己的莫名恐懼，才讓我退縮，不敢繼續去做諮商了。詩人約翰·濟慈（John Keats）說：「我相當渴望安逸的死亡。」同樣，我相當渴望輕鬆的重生，要麼就安逸地死亡，我不想要痛苦的重生。

想結束生命的我，怎麼就害怕了呢？內心再度野蠻地糾結成一團亂麻，就帶著這一團亂麻去找諮商師吧，看看他如何下手。

與諮商師的第二次見面

再次見到諮商師，他顯得很疲憊。我是他今天的第二個來訪者，職業的習慣讓他見到我時，仍然保持著特有的風度，但我的觀察力是很敏銳的，我本能地感知到他內心正經歷著某種情緒波浪。

諮商師也有著同樣敏銳的感知力，他看到了我的眼神後，立即解釋說，剛剛結束一個諮商，很痛心。對方是一個強迫症男孩，症狀很嚴重，經過幾次諮商，本可以開啟新的人生，但是男孩的父親極度強勢，不認可心理諮商，堅持讓他去醫院看病，這個男孩儘管不願意，但是沒有力量擺脫爸爸的控制，也沒有勇氣自己站起來，最後只能選擇屈服，決定今天做最後一次諮商。強迫症男孩內心對諮商師感到愧疚，想拖延時間把預存的費用消耗完，然而他已無話可說，諮商師懂得他的用意，就提前結束了諮

與諮商師的第二次見面

商,把剩餘的費用退還給他。諮商師感傷於自己雖然是一個極棒的嚮導,但是如果對方不跟隨,也是無能為力的。

我知道心理諮商行業有保密原則,這是諮商師必須遵守的職業操守,那麼他告訴我這些算不算違規?我盡量用輕鬆的口氣詢問:「那個男孩做了多少次諮商呢?」其實我是擔心自己的諮商會被洩露出去,所以試探諮商師會如何回答。諮商師並沒有直接回答我的問題,而是說:「那跟我們今天的諮商沒有關係,我倒一直想著已經三週過去了,你會不會再來,因為再次回來是需要勇氣的。」他說中了我內心的徬徨,化解了我的尷尬,我們相視一笑,這個開頭真的很棒。

我直言自己梳理了情感經歷,意識到自己的性格是矛盾的、壓抑的,曾去大醫院看過病,媽媽不希望我繼續來諮商,我自己也感到要面對內心的恐懼等等。很奇怪,這個諮商師有一種魅力,讓我願意開啟心扉,暢所欲言,毫無顧忌,如果我是和媽媽交流,我需要考慮媽媽是否能接受我的話,我只說那些她願意聽的內容,而真實的想法往往藏在心中爛掉。

諮商師靜靜地聽著,然後說:「你恐懼再來諮商,你的母親阻止你來諮商,這些都是很正常的反應。其實第二次會面才是真正諮商的開始。我們不必急著去尋找擺脫憂鬱羈絆的靈丹妙藥,這世上根本就沒有這樣的靈藥。憂鬱的發生不是一天兩天的事情,同樣,要想走出來也不是一蹴可幾的,需要一個極其艱辛的歷程。」

「今天就從自戀談起吧!這是憂鬱症患者的核心性格,關於自戀你是怎麼理解的呢?」諮商師問道。

我說:「自戀就是自私吧?可我覺得我一點都不自私呀!」

諮商師點了點頭,說道:「確實很多人都認為自戀等同於自私,其實

第二章　自戀是毀滅的代名詞

這是一個誤解。」他接著告訴我一個關於納西瑟斯的古希臘神話故事，非常有意思，我把它記錄在此，其中的神諭「不可使他認識自己」是一個令人費解的問題。

納西瑟斯（Narcissus, 水仙花），是河神刻菲索斯和水澤神女利里俄珀的兒子，他的父母曾去求神諭，想要知道這孩子將來的命運如何。神諭說：「不可使他認識自己。」誰也不明白這句話的意思。光陰荏苒，日月如梭，不覺間納西瑟斯已經長到十六歲，他成長為一個十分俊美的少年。他的父母因為記住了那句神諭，一直不讓他看見自己的相貌。所以納西瑟斯並不知道自己的模樣。他常常揹著箭囊，手持彎弓，從早到晚在樹林裡打獵。樹林中有許多神女在遊玩，她們都很喜歡納西瑟斯的美貌和風姿，都願意與他親近。但是納西瑟斯誰也看不上，對所有的神女都非常冷淡。

有一天，納西瑟斯在水中發現了自己的影子，然而卻不知那就是他本人，愛慕不已、難以自拔，終於有一天他赴水求歡溺水死亡，死後化為水仙花。後來的心理學家便把狂熱地愛上自己的病症稱為自戀症。

對自戀的覺察

「神諭說：不可使他認識自己。如果認識自己將不能長壽，那希臘神廟上又鐫刻著另一條神諭：認識你自己。這豈不是自相矛盾嗎？納西瑟斯的父母沒有深解這句話的本質，於是把他限定在極小的範圍內撫養，如同溫室中的花朵，他心中只有自己，對仙女無感覺，對自己的倒影倒是相思至死，恰驗證了神諭，一旦認識自己，生命就終結了。你想想，你在婚外情中究竟想尋找什麼呢，是不是也是自己的影子？」

對自戀的覺察

　　這些話將我內心那個隱密欲望帶到了陽光下，我確實想要一個愛我到極致，並且能讓我深層欲望釋放出來的痴情女子，因為她的痴情能讓我得到救贖。

　　諮商師又跟我講了一個鳳凰和雞的故事，非常具體。鳳凰娶雞做自己的妻子，婚姻登記處的動物好奇地問鳳凰：「你為什麼娶雞做妻子呢？」鳳凰自然地答道：「這很簡單，我愛自己，雞更愛我。」

　　諮商師一定看到我的臉紅了，他發出了幾乎聽不到的短暫笑聲，然後接著說：「自戀者常有以下特徵，你可以對照一下。一是感覺自己是優越的，對成功、權力、榮譽、美麗或理想愛情有非分的幻想；二是感覺自己非同一般，應享有他人沒有的特權，喜歡支配他人，要他人為自己服務；三是覺得自己如國王一樣有權利和資格隨意任性，所以對批評的反應是憤怒、羞愧或感到恥辱；四是缺乏同情心卻有很強的嫉妒心，渴望獲得持久的關注與讚美，很難與人形成親密關係。具體地說，自戀者會藉助各種形式大聲宣告：『來，讓我與眾不同。』可支撐他與眾不同的是什麼呢？完全是不切合實際的自我好感覺而已呀，如果受到現實的衝擊，馬上坍塌。」

　　乍聽起來，上述特徵和我毫不相干，我認為自己是多情的善良之人，總顧及他人的感受、壓抑自己的情緒，在事業上也沒有太大的追求。我雖然出軌，但是為了家的穩定，我還是犧牲了我愛的情人。明明感到父母的強勢控制，但是我從來沒有反擊他們，就是因為害怕他們傷心難過……

　　諮商師卻從另外的角度讓我看到，我不僅自戀冷酷，而且自私自欺。他說：「儘管你和納西瑟斯形式上不同，但本質是一樣的。你從不主動示好，都是需要他人先伸出友誼之手；他人對你好，你認為那是應該的，他人對你不好，那絕對不可原諒；當別人拒絕你的時候，會感到面子掃地，

041

第二章　自戀是毀滅的代名詞

所以你很少求人幫忙……這些行為的背後都體現出你內在高高在上的本質。你內心只愛自己，其他的人都是綠葉而已。婚外情的分手為什麼對你打擊這麼大，並不是因為你失去了舒雅，而是因為舒雅先提出的分手，你覺得被拋棄了，這種屈辱感讓你一直難以釋懷。」

諮商師的口氣雖然很平和，卻點燃了我內心強烈的憤怒。我恨不得衝過去，掐住他的喉嚨，讓他住嘴，因為他讓我看到了自己的不堪。我極力壓抑著自己的憤怒，想著轉身離開算了，但是始終沒能站起來，我需要諮商師幫助自己從痛苦裡掙脫出來。

真正的諮商確實讓人痛苦。

諮商師肯定也感受到了我的憤怒，他把話題轉到了自戀形成的原因和過程。

諮商師說：「個體在一歲之前，都是自戀的，有一種無所不能的上帝感。隨著慢慢長大，現實中不斷受挫，人就從神變成人，在人世間努力活成一個人的樣子。但是若在成長的過程中，因父母過度溺愛，只種下高期待的種子，而沒有培養出現實感，也就是說，讓一個空有著神的意識的傢伙活在了一個人的世界中，他必然痛苦萬分。

「你自小形成的自我期許是完美主義，不接受現實。期許和實力的差距是悲劇的根源，因為自我期許會透支太多的能量，消費在光鮮的自我展示上，而內在的實力卻因為沒有能量的支撐而很難發展，堅持到一定的地步，就會衰竭，一個很小的導火線事件就引發全面的崩潰，這個過程是必然的，只是不知何時會發生，就像我們都知道自己會死，但是不知道何時死，這就導致沒有真正活過的人有強烈的死亡焦慮感。你就有著強烈的焦慮感，害怕衝突、害怕失敗、害怕不完美、害怕真相。

對自戀的覺察

「自戀必然導致自身能量向內傾注於自我，所以你讀了很多書，在書的世界裡遊蕩，從而避開現實的無趣和煩瑣，陶醉的同時卻漸漸地失去了很多歷練的機會，反而因理論太強更加脫離現實。

「你將能量投注到自身，卻沒有成全自己的生命，只是虛用在了無數個讓自己感覺良好的沒有價值的事情上。你的能量無法投注到外界，因為不敢面對現實，怕暴露出自己的無能，不得不切斷與他人以及自然的連結。可悲的是，自戀者渴望珍惜自己的生命，卻沒有活出生命，因為從來就沒有真正地擁有過生命，所謂的珍惜不就是無根之木嗎？

「毀掉一個人很容易，寵溺他，讓他繼續自戀下去，他就無力闖蕩了，再加上高標準的期待，一個沒有能力又背負著高標準的個體，只能墜入衝突的深淵了，滿目都是無法化解的糾結。」

我明白了他說的原理：自戀能量的內傾，必然導致對現實的逃避，從而在現實中產生無數的內心糾結，糾結又消耗了本就不多的能量，讓人再次逃避到書和幻想中聊以自慰，如此循環就導致我成了現在的狀態。自戀既保護了我的優越感，又戕害了我的能力！這個感悟來得太晚了。

內在能力是打破自身防禦進而化解內心糾結的能力。這是我從來沒有儲備過的能力，看似卓越的我，其實就是一個極度無能的人。有了內在能力可以像鳳凰浴火重生，內在能力弱化就必然是星辰隕落。

關於納西瑟斯的神諭，我也有了自己的想法：不要讓他只認識到表淺的自己，而是要認識深層的自己，認識深層的自己就能活命了。他的父母會錯了意，把他封閉在一個不諳世事的環境裡，當他看到了英俊的自己，卻沒有現實能力去判別這只是外表而已，自然走向了自毀之路。

諮商師非常認可我的想法，他指出，我的優越環境讓我持續沉溺在自

第二章　自戀是毀滅的代名詞

戀中，沒有能力適應現實的世界，化解不了衝突，久而久之，就憂鬱了。這個時候有兩條路：一條路是因為「生病」而繼續不作為，吃藥能緩解痛苦，但是緩解的速度趕不上衝突累積的速度，最終自毀，這是憂鬱症患者本能都會選擇的路；另一條路是儲備內在能力，化解衝突，走出自戀，認識深層的自己，獲得真正的愛，活出精采。第二條路是一條成長之路，雖艱辛但收穫頗豐。

「如何由自戀走向自愛？」我問。

「擁有自我是關鍵。有自我就是自愛，無自我就是自戀。」

我的確沒有形成過真正的自我。

諮商師告訴我：一個非常簡單的方法，就是反著模式做，這是形成真正自我之路。比如由逃避現實轉變成擁抱現實，走進現實，接受自然的一切，就開始形成真正的自我之旅了。

此時的我又情不自禁地走神了，我想我的優秀，並不是發自內在實力的優秀，只是「偽優秀」。

當我把我腦中的想法說出來以後，諮商師說我的感悟能力特別強，總是能一下子領悟到精髓，但唯一缺憾的是我能看到一切，卻無力做到，因為我害怕長大，不想承擔作為成人的責任。

因為自戀，我的成長在某個時期已經停滯了，這源於家庭系統內的隱性互動，導致了在充滿愛的家庭裡卻沒有愛的感受。傳統家庭大多是功利的模式，成員之間很少有意識地關注彼此的內心。控制的母親、缺失的父親、沒有完成同一性的孩子，導致家庭成員緊緊糾纏在一起，不能實現個體獨立。但糾纏不是愛，是相互的束縛和生命損耗，是能量的搶奪和霸占。

對自戀的覺察

說到同一性的話題，諮商師說：「同一性，本應該在青春期完成，但是很多人到了老年也沒有實現。就比如你，儘管已經結婚生子，仍沒有完成同一性。同一性可以用一個太極圖來表示，太極有黑有白，黑中包裹著白，白中孕育著黑。然而許多人的家庭教育和學校教育有個致命的缺點，就是無論是思維還是能力，只會告訴你社會倡導和接受的白色，不能有『厚黑』的東西。也正是因此，很多生命就如同沒有餡的實心湯圓，是一個白球狀的無生命力的存在。」

同一性的理論，我曾聽說過，是艾瑞克‧艾瑞克森（Erik Erikson）提出的人生發展八階段理論中的核心內容。艾瑞克森是美國的精神分析醫生，也是美國現代最有名望的精神分析理論家之一。艾瑞克森認為青春期的同一性就是形成對自我的忠誠，忠誠是指有效地忠於發自內心的誓言的能力，儘管價值體系存在著不可避免的矛盾，但是堅持自己，就是同一性的能力。這種同一性的感覺也是一種不斷增強的自信心，一種在過去的經歷中形成的內在持續性和同一感。如果這種自我感覺與一個人在他人心目中的感覺相符合，很明顯這將為一個人的生涯增添絢麗的色彩。

如果沒有自我同一性的形成，人就如同一個沒有繫著繩子的氣球，不知會飄浮到哪裡去。膨脹的自我，敏感、自負、固執……極其耗能，最終形成一種自戀的性格。想一想，一個人為什麼大事小事都不加選擇地認真細緻、固執於追求完美？為什麼情感敏銳細膩到不敢碰觸？為什麼要務虛避實？為什麼難以捨棄？為什麼憂鬱成疾？一旦性格形成，就必然導致一種無意識的強迫。

上述性格根源於自戀，自戀產生膨脹，膨脹消耗能量，無能量，理想更沒有實現的可能。自戀者自以為是懷有雄心壯志的英雄，其實是空有幻想的野心家。這個雄心勃勃的野心家既沒有決斷力，也沒有勇氣、決心和

第二章　自戀是毀滅的代名詞

能力。他們不可能燃燒激情，也不可能竭盡全力為夢想而奮鬥。因此，與其說這類人有雄心，不如說他們具有強烈的野心。他們有時會隱瞞這種強烈的野心，可是，當野心不能實現時，他們從裡到外都會緊張起來，並因一點小事就會受到傷害、感到委屈。若是一個鬥爭失敗後便死了心的野心家，失敗對他之後的人生沒什麼影響。而那些雖未曾做過努力嘗試卻野心不衰的人，則會不滿足於日常的生活，總是不知足，希望有更積極的生活，期待得到名譽、受到尊敬。所以他們對現實生活有一股疏離感，也不會因某些振奮人心的事而快樂，卻總希望有另一種生活方式。儘管心裡對人生還有所期待，卻無所事事地消磨人生。

實踐證明，可以透過現實的體驗、融入他人的思維、形成自我的有限感等管道來澆灌自愛之花。

諮商師最後意味深長地談到他為什麼一開始和我分享那個強迫症男孩的案例：「我是在告訴你，我只是一個能力極其有限的人，我做自己能做的事情，接受自己做不到的現實，這是成熟的表現。你要形成真正的自我，必須去做那些你不曾做過、一直在逃避的事情，因為那裡面有很多促進你形成自我的養料份」

諮商結束後，我深刻意識到自己原來是一個自戀之人，自戀是早年狂妄自大的延續，實力越弱，越需要自戀的假象。到了成人社會，自戀成為個體活出自我最大的阻礙。我只有打破自戀，將自戀轉為自愛，才能成長為真正的自我，從憂鬱中掙脫出來。

第三章
在防禦的糾結中衰落

很多人爬到了梯子的頂端，才發現他們要爬的不是這堵牆。

—— 約瑟夫・坎伯（Joseph Campbell）

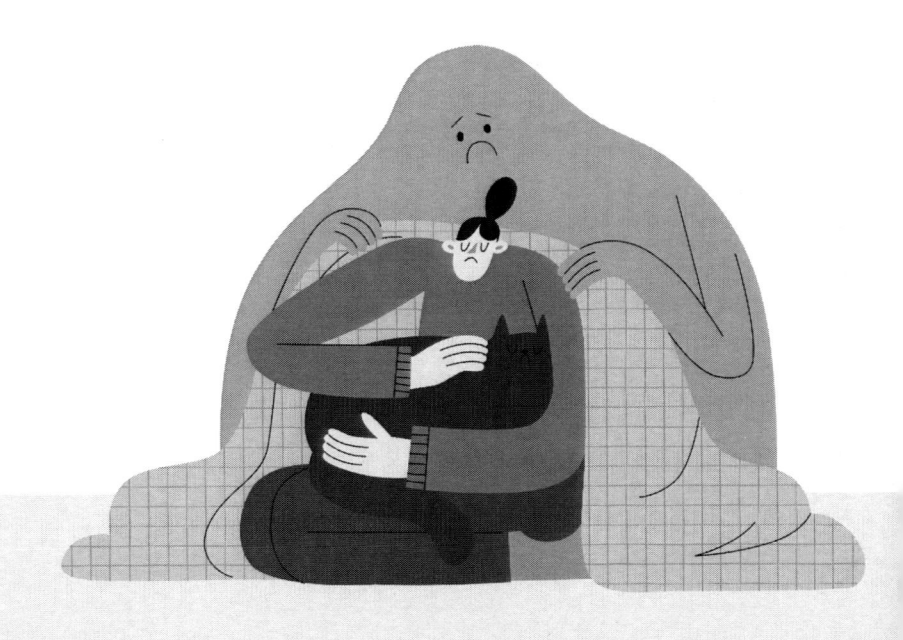

第三章　在防禦的糾結中衰落

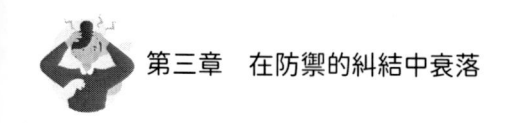

嘗試化解糾結

　　憂鬱是內心世界裡各式各樣的衝突纏繞著、腐爛著，發出來的惡臭氣息。只要一點點把衝突的結化解開，內心世界澄淨了，憂鬱的烏雲也就驅散了。

　　我內心最大的衝突，就是我的婚外情了。這場婚外情雖然持續時間不足一年，但是它卻不斷地在我的內心世界裡翻騰，腦海中控制不住地浮現著和情人在一起的場景，浪漫又瘋狂，思念又怨恨。

　　舒雅，是一個與她在一起，靈魂會感到寧靜的美好存在。我們是在一個工作會議上認識的，她是一名剛畢業的大學生，分配到我們單位另一個部門工作。她活潑不失溫柔，大方裡透著些靦腆，讓人心生憐愛之情。會議結束後我們相約著一起搭火車返回，路上她在看村上春樹的小說《1Q84》，我也很喜歡這部作品，兩人聊了起來，竟然有不少共鳴，於是互相交換了通訊軟體的好友。我從舒雅的身上感受到極致的優雅和藝術美的氣息，這正是我喜歡的類型。

　　起初，我們只是在節日裡互相問候一下。有一天，我與妻子有了點矛盾，心情鬱悶，就去電子遊樂場玩，沒想到恰好遇到舒雅和閨蜜也在那裡，她竟然也喜歡打遊戲，而且程度還不低，這太讓人意外了。後來，舒雅的閨蜜有事先走了，於是我們就組成隊伍一起打遊戲，一邊打著遊戲一邊聊著天，她說一個月前她的男朋友劈腿了，被背叛的痛苦一直折磨著她。我用一個大哥哥的口吻安慰她，她看著我微笑，開心的樣子很美。打完遊戲後，我約她一起去吃了我最喜歡的火鍋。

　　一切都發生得很自然，似乎是老天爺的有意安排。在餐桌上，手無意

間碰觸到了，瞬間是有些尷尬的沉默，但接著是繼續天南地北地聊著。當我把她送到家時，她不捨和充滿慾望的眼神一下子電到了我，只那麼一瞬間，我將她擁入懷中，她的身體特別柔軟，漫天的激情讓我們兩人緊緊地擁抱在一起。婚外情，就這樣開始了。

我是一個很矜持、有點膽小的人，但是這段婚外情，卻彷彿把自己多年積存的柔情都傾瀉了出來。

這一段時間裡我們如膠似漆，她知道我已婚，她說可能是失戀後的痛苦吧，太孤獨了，她不要求我什麼，讓我不用擔心。但是隨著在一起的時間久了，我在興奮和自責的激烈交織中，變得更痴迷這份情感。我感受到生命的活力。我不知道未來會怎麼樣，但越是擔心越是瘋狂，我幾乎認不出自己了。

我無法離婚，也不可能離婚，但是又渴望給她一個完整的家，這就是我的衝突。如果離婚，我整個世界都會崩塌，一向知書達理的媽媽一定會發瘋地和我鬧，因為我讓她在朋友們面前感到羞愧。而妻子為養育孩子操碎了心，承擔著家裡的所有事務，我根本沒有可以挑剔的地方，她是眾人眼中特別好的女人，只是不懂我敏感如絲的心思而已。我的情人就非常懂我嗎？好像也不是。她順從我，總是努力去理解我，但其實理解得並不到位，我心疼她為理解我所做出的努力。我深知，我確實不容易被他人理解。

我知道舒雅內心非常渴望我能夠給她一個家，儘管她從來沒有直接表達過。在我看來，愛一個女人就非得要給她一個家嗎？我只是想追求純粹的愛。她說她很愛我、離不開我，但是知道我們的關係不會有結果。一個條件很不錯的男孩子非常用心地追求她，父母也在施加壓力，於是她選擇離去。臨別的時候她哭成淚人兒，但是走得堅決。我極力控制著自己的悲

第三章　在防禦的糾結中衰落

傷，舒雅的背影還沒有完全消失的時候，我就哭出了聲，我真的不捨得她走，我想讓她回來，但是我又給不了她未來，唉！自此我們再也沒有聯繫過。

為了化解我的心結，幾經掙扎後，我聯繫舒雅來到了諮商室。

糾結中防禦

我曾反思，我最痛苦的並不是舒雅的離去，而是她先決定分手，這讓我難以接受，一直在內心自問她為什麼這樣做？

再次見到舒雅，是在諮商室外，她穿著一襲墨綠色長裙，畫著淡淡的妝容，狀態很好。她對著我微笑，很自然，我卻有些自慚形穢。舒雅詢問我是否一起面對諮商師，我為此一直猶豫著，內心非常渴望和舒雅在一起，但是害怕我難以承受舒雅說出來的話，最終還是沒有勇氣一起進入諮商室，於是舒雅單獨和諮商師進行了一個小時的諮商。她出來後，真誠地告訴我：「這個諮商師功力非常深厚，相信你一定能夠走出憂鬱的，我馬上要出國留學了，以後恐怕沒有機會再見，多保重。」舒雅翩然而去，一切就彷彿一場夢。

夢還沒醒，我愣在那裡，發現諮商師就站在身旁，他拍拍我的肩膀說：「進來吧！」我盲目地跟著他進入諮商室，就坐在舒雅剛坐過的位置上，似乎還能感受到她的體溫，我的心在顫抖。

諮商師說舒雅是一個極其優秀的女人，別看她的年齡不大，氣質裡自帶著靈魂的香氣。舒雅之所以應邀前來，是想徹底對我們的關係做一個了結，她同意，只要能幫助到我，在諮商室裡說的所有內容，都希望諮商師可以如實轉告。

糾結中防禦

諮商師還說，我能夠把舒雅帶來諮商這裡，對我來說，是需要極大勇氣的。

接著，諮商師對我說：「舒雅和你在一起的時候，愛也不是，不愛也不是。放開全身心去愛會讓你受不了，如果不放開，只是一味地順從你的心意又會讓你內疚而不安。兩個人甜蜜的關係中始終籠罩著一層陰影。你呢，沒有能力給她什麼承諾，糾結著沒有任何努力，讓她看不到希望，如果繼續下去，恐怕不是一個人的憂鬱，而是兩個人的瘋狂了。舒雅知道兩個人都無法克服現實的障礙，分開是必然的，於是她在痛苦中做出了分手的決定。」

「一個人的憂鬱，兩個人的瘋狂。」這句話，觸碰到了我內心最深處隱藏的祕密。在與舒雅的交往中，我潛意識地持續釋放著內心的痛苦，這無聲而有力的訊息，舒雅接收到了。她愛我，不忍心看到我這麼痛苦，選擇主動結束這段戀情。我呢，雖然痛苦，卻不用承擔破壞戀情的責任，還可以有理由怨恨她。所以，看似是舒雅主動提出的分手，推手卻是我。

當我在自責中徘徊時，諮商師的聲音變得凝重了，他說我擁有世界上很多美好的東西，但是我不僅不能感受到快樂，反而會用各種方法去毀滅它，因為我內心深處根本不能去駕馭和享受這些美好的東西。我的自戀就是毀滅的代名詞，內心珍視著生命，卻沒有真正地去爭取和掌控過自己的生命，不但沒有活好自己，反而會去腐蝕和消耗更多的生命，比如舒雅。

「不可能是這樣的，怎麼會是這樣呢？我愛舒雅，我不想傷害她。」我摀著耳朵，痛苦地吶喊著。諮商師不再說話了，沉默如同一團烏雲，不斷吸收著水分，變得更厚重了，頃刻間就會墜落將我淹沒窒息。

很長時間後，諮商師才再次開口：「看到真實的自己很痛苦，但這是

第三章　在防禦的糾結中衰落

成長必須要經歷的磨練。你說愛舒雅，但舒雅感受到的是你的脆弱。她說你們的美好就像冰淇淋，入口味道很好，吃完肚子很痛。」

當我看清楚，無論多麼美好的機會，多麼美好的愛情，我都無力掌握在自己手中，去享有、去品味，這是多麼可悲的現實！憂鬱是我無意識中選擇的生活方式。

照諮商師的說法，我患上了心靈癌症，心理衝突就如同癌細胞一樣吞噬著我的能量，讓我無力化解滋生出來的許多糾結，還試圖把別人拉進來幫忙，結局是糾結越來越多。他引用了柏拉圖（Plato）的一句話：「我們無法對自己的靈魂深處說謊。」一旦說謊，我們的世界將不斷地崩塌，直至生命最後時刻。

這個諮商師是個真正博學之人，博學到他能夠把許多看似沒有關係的東西聯結在一起，讓你看到其中的本質關聯，這也是他吸引我的地方，總能在無意識間觸動我心靈的弦，促使我不得不面對。我的確在對自己的靈魂撒謊，更直白地說，我從來沒有為自己真正活過，一直活在父母的期待中，別人的羨慕中。「我活在風光中，泡在孤獨中，最終會死在憂鬱中！」我對自己的總結標籤一直深印在腦海中。

心理衝突有三個不同層階，最外層是現實的衝突。比如在我和父母的關係中，在我和妻子、女兒的關係中，在我和同事的關係中，以及在我和舒雅的情愛關係中，我都在迴避矛盾，用自己的痛苦阻斷他們和我真正的溝通。我沒有穿越現實的能力，只能討厭這醜陋的現實。

諮商師說：「你所討厭的事情正折射出自己的不足，當你擁有了和醜陋的現實共處的能力之後，才有資格去討厭什麼，否則這種討厭是一種巧妙的逃避。」

中間層是自我性格的衝突。性格是一種習慣性的模式，是可以改變的，只是改變起來不易。如果人們依著習慣形成的性格特點做違背內心的事情，就會造出無數的糾結，比如我性格中的只想不做模式，只會讓我離自己的目標越來越遠，糾結越來越多。

最深層的衝突是始終存在的，那就是生死衝突。一個沒有真正活過的人，會越來越怕死。20 世紀存在主義哲學家馬丁・海德格（Martin Heidegger）說「向死而生」，而我是「向死而死」。

衝突唯有真正面對和處理，才是解決之道，否則只會越積越多，把整個人拖入到糾結之網中，越掙扎墮落得越快速。

諮商師說，我不但沒有去面對衝突，想方設法地化解衝突，反而視而不見，甚至從衝突中獲得某種滿足感。這個說法我前所未聞，不知是何意。

於是諮商師剖析了從衝突中可以獲得的三種滿足：**虛幻的滿足、無效的滿足、發洩的滿足**。

諮商師認為，憂鬱症患者由於內在極度空虛，當無法用實際的能量來滿足內心需求的時候，就會利用各種衝突來達到目的。首先是用大量的幻想來滿足，比如自欺、白日夢、寄託於超人或救世主等，幻想得來的填充物遠比實際努力去獲得填充物速度快，耗費的精力少，這種方式對於患者來說，是值得驕傲的捷徑。其次，用觀念代替現實，用招式應付外在壓力，掙扎著做些無效的滿足。小的時候，患者學會利用撒嬌賣萌獲得周圍人的幫助，長大後，仍用這些幼稚的手段逃避承擔責任，但是躲得過初一躲不過十五，患者只求躲過一時是一時，不惜以犧牲未來為代價，獲得當下的滿足。最後，隨著現實的壓力越來越直接，人際關係越來越緊張，患者再也無法像過去一樣無憂無慮生活下去了，終究到了無法應對之時，就

第三章　在防禦的糾結中衰落

更新自己的控制手段，比如割腕、自殺、情緒崩潰等，努力維持著已岌岌可危的平衡，即便這種滿足沒有了快樂可言，只要自己的控制能夠抓取到一個替代物，就還可以支撐久一點，這是發洩的滿足。

上述討論顯得有些晦澀難懂，結合著我自己的內心世界，倒是非常貼切。我把內心的衝突堆積在那，就像打掃室內清潔，垃圾懶得丟出去，就掃到地毯下面，反正眼不見心不煩，看不到只當不存在。不曾想，垃圾堆積，會腐敗變質，散發出臭氣。臭氣就是我的憂鬱情緒了，我可以借題發揮，有時候沉溺在痛苦裡，幻想著自己是個被困在人間的超人，具有天下無敵的本領，只是無伯樂看到，內心淡淡的苦澀讓我有一種時光緩緩流逝的存在感。因為痛苦，我可以不做事少做事，犯了錯，上司也不忍心責備我；因為痛苦，我可以控制全家人的情緒，尤其是媽媽，樂著我的樂，苦著我的苦。如此看來，衝突不處理，我確實是「獲益」的。

獨特的邏輯

「你生在一個富裕的家庭中，博學而多識，很難體會那些為了生存而勞碌奔波的底層人們，每日關注著各種生活瑣碎，會是什麼感受。你獨特的邏輯，讓你可以看到別人看不到的，感受到別人感受不到的現象。同樣，別人眼中的世界你也看不到，別人感受到的你也不了解，你深情而絕望地在自己的世界裡遊蕩，如同一個沒有重量的幽靈。」

諮商師的無情剖析如刀子一樣扎進我的心裡，原來我接觸過的諮商師，給予我的都是笑臉、溫情、體貼和鼓勵，而他就如同一個外科醫生，不麻醉就開膛破肚做手術，這讓我感到非常痛苦，甚至很憤怒。但是我內心裡

知道他是對的,溫情不能幫助我,客觀冷酷的分析才能拯救我。既然內心中已經決定跟隨他一起揭開憂鬱症真正的面紗,我必須咬著牙堅持下去。我知道,將自己打碎了再重新組裝,這個過程毫無疑問是痛苦的。但是不諮商時,我也是痛苦的呀!只是諮商帶來的是有希望的痛苦,不諮商時要忍受絕望的痛苦。

諮商師說我用無人可敵的博學擋住了別人質疑的眼光,活在完全由自己臆造的王國中。但這個王國並不太平,壓抑的無數糾結總是伺機造反,擾亂內心的秩序,於是,「一切都是世界的錯,現實太骯髒,無法接納清純的我,唯有離開,我的靈魂方能得以安寧。」這樣的論調安撫了我受傷的心,強化了防禦,故步自封,讓外界的訊息難以傳達。

「如此看來,我的所謂博學不是讓自己活得更明白,而是更糊塗更憂鬱了。」

諮商師肯定地說:「是的,你的博學帶給你的是**糾結的三個固化體系**,其實不只是憂鬱症,像是強迫症、焦慮症、恐懼症等精神官能症都有這樣潛在的無形體系在發揮著作用。」

「**第一個就是自創的思維體系**。之所以要自創一個體系,是因為自戀,把自己當神,不接受這個現存的世界,又沒有辦法去改變,還不願放棄、屈服,怎麼辦呢?只有再造一個。正如哈姆雷特所說:『上帝給你一張臉,你自己又再造一張臉。』自創思維體系的本質是塗脂抹粉,是讓自己感受好一點的可憐自欺。有了這樣的思維體系,患者就可以按照自己的意願隨意解讀世界,因為是自創的,可以變化萬千,任他人百口也無可辯駁,這是每一個憂鬱症患者的生存之道。」

「**第二個是無人能敵的表達體系**。憂鬱症患者的真情演繹,可以感動

第三章　在防禦的糾結中衰落

蒼天,卻無法感動真正的人心。因為患者無論是明裡說還是暗裡唱,所言一切都圍繞著『我』字,而這個『我』是虛幻的,幾乎不存在的,就是一個『空』。患者描述的多是自己的感受,自己虛幻世界中的細枝末節,正常人的思維根本理解不了。儘管他們說的話別人都聽明白了,但是要表達的內涵只有自己能懂。憂鬱症患者很孤獨,有著豐富的表達能力,卻無法準確地表達心聲。」

「第三個就是過度的防禦體系。完整的皮膚,可以保護體內的肌肉和血管;適度的心理防禦機制,可以保護精神世界的安寧。防禦機制最初由西格蒙德・弗洛伊德(Sigmund Freud)提出,主要是指透過無意識地扭曲現實,來避免或減輕負面的情緒狀態,維持內在的和諧。每個人都必須有防禦機制,就比如合理化『阿Q精神』,自己找個臺階下。投射也是一種防禦機制,是把自己不喜歡的特性放在他人身上,透過批評指責他人,讓自己心安。但是若防禦機制過度或過於頑固,而且多是不成熟的,包括壓抑、分裂等,就完全、長久地歪曲了現實,把患者和現實隔離起來了。這是憂鬱症患者認知錯位的根基,基礎不牢,上面搭建的一切觀念都禁不起現實的考驗。」

諮商師稱讚我真正開始了勇氣之旅,不管這一次出於什麼目的,我竟然主動聯繫舒雅來見諮商師,能這樣做,對於我來說,真的很不容易。舒雅眼中的我,和我自認為的自己,根本不像是同一個人,我們對同一段經歷的回饋差異竟然如此之大,這讓我看到自己的想法與舒雅、與諮商師截然不同的原因——我有著自創的解釋模型。

我開始對自己的認識動搖了,心中的「我」面臨瓦解。

諮商師推薦我學習美國心理學家亞倫・貝克(Aaron Beck)所寫的《認

獨特的邏輯

知療法：基礎與應用》一書，其中研究了憂鬱症患者最常見的認知失誤。認知療法的原理有三項：**第一項是自動化思考，指特殊的刺激會引發個人獨特的想法，並因而導致情緒反應**。在作者貝克的精神分析研究中，他曾探討憂鬱的來訪者是如何將其憤怒投射到夢境中的，他要求來訪者去觀察這些宛如反射作用而且很難「關掉」的想法。這些負面的想法即使與客觀的證據矛盾，還是會固執地存在著。**第二項是情緒困擾，個人傾向於會犯「獨有的邏輯錯誤」**，諸如有瑕疵的思考、未能分清楚幻想與現實。**第三項就是不合理認知，這是人們在處理資訊時常見的扭曲情形，這些已證實會導致錯誤的假定與觀念**。不合理認知有很多，比如隨意推論，在沒有充足及相關的證據時便任意下結論，這種扭曲現象包括「大難臨頭」或對於某個情境想到最糟的情況；比如斷章取義，根據整個事件中的部分細節下結論，不顧及整個背景的重要意義，就像有人會以自己的錯誤及弱點來評估自己的價值，而不是以自己的成功來評判自己；比如過分概括化，將某意外事件產生的不合理信念，不恰當地應用在不相關的事件或情況中；比如擴大與貶低，過度強調或輕視某種事件或情況的重要性；比如亂貼標籤，根據過去的不完美或過失來決定自己真正的身分認同；比如極端化思考，指思考或解釋時採用全或無的方式，或用「不是……就是……」的方式極端地分類。

「關於認知失誤還有很多，在此就不一一敘述了，我希望你找來《認知療法：基礎與應用》一書，對照著自己的想法，認真閱讀和反思，相信對你的幫助會更大。」我用力地點了點頭，決定諮商一結束就去買書。

057

第三章　在防禦的糾結中衰落

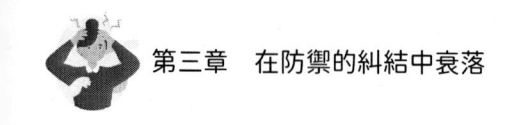

防禦之後的坑

第一次見面的時候，諮商師用了一個簡單的公式來詮釋憂鬱症，我記得很清楚，當時他寫在紙上的公式是：

「內心衝突＋過度的防禦＝衝突性憂鬱症」

今天的諮商讓我加深了對這個公式的理解。

舉例來說，當敵人來犯，城中力量還不足以打退敵人時，指揮官能採取的措施就是先關閉城門，加緊準備武器和組織士兵，一旦條件成熟，就可以迎戰了。但若指揮官只是把城門關上，然後繼續歌舞昇平地瀟灑過活，總有一天，敵人會破門而入，燒殺掠奪，將指揮官的人頭砍下。

同樣，憂鬱症患者的內心就演繹了這樣的悲劇。因為患者內心有無數的衝突不能化解，就不由自主地想出各種方法來安慰自己悽苦的心，無意識地自我防禦，久而久之，就忘了防禦的初心是為保護弱小的心靈爭取緩衝時間。在這個寶貴的時間裡，本應該爭分奪秒地做能量儲備和能力提升的事情以應對衝突，但是，人們總有懶惰和僥倖之心，不做該做之事，卻忙著找理由，加重自欺力度，導致防禦過度，最後墮落到虛幻的世界裡，沉溺、掙扎，直至痛苦滿溢之時還想著要逃避。

憂鬱症發展的階段可以劃分為三個時期。諮商師繼續詮釋著。

第一個階段是全能意志期。在個體成長的初期，特別是在三歲之前，都有一個全能自戀期。此階段個體心靈稚嫩，有無所不能的感覺，這是個體能夠分化成人的必經階段。但是一旦過了此期還繼續保有這種萬能的感覺，就需要人為地干預了，否則如同「疊幣實驗」的結果那樣，即使下面的錢幣位置不正，上面的也只能在此基礎上繼續疊幣，位置偏離得會更

多。人也一樣，早年的人生方向有了歪曲，後面的人生為了平衡，只能歪曲得更加嚴重。憂鬱症患者就如三歲的孩子一樣，對外界隨意詮釋，將自己置於現實之上，彷彿有大志向，但呈現的是好高騖遠和不切實際，進入一個為作秀而作秀的迷幻境界。這種境界容易讓人成癮而執迷不悟、流連忘返，常常自覺高人一等。如果此時有人讓其在現實中碰壁可能會較好地糾正其主觀性。

第二個階段是掙扎扭曲期。 首先是不願成熟而逃避，在成人的世界裡卻不想長大，幻想回到幼時的保護傘下。此階段如果有長輩的嬌寵，這種不想長大、逃避現實的傾向會表現得更加嚴重，「不想做事，不願承擔」將成為憂鬱症患者的夢想和目標，但人正是在做事中體驗現實、逐步成熟的。其次是扭曲地解讀世界。因不做事而缺少真實體驗，不懂現實執行的規律，一味按照自己的意志去扭曲、去想像，強化了一個主觀、自以為是、獨有的價值觀體系。最後是創造隔離的體系。衝突的毒素折磨著個體，為了暫時獲得內在的平衡，患者只好進一步地創造隔離的防禦體系，讓自己縮在小空間中垂死掙扎，但是他明白終歸會彈盡糧絕，無法支撐，於是變化時刻的痛苦選擇就開始了。

第三個階段是身不由己期。 患者在幻想中自我撫慰，縱然死亡也要堅持到底。現實世界的壓力越來越大，驚擾到患者，為了確保自己的世界不迅速崩塌，患者把僅有的一點能量繼續投注到感覺上。現實衝突沒有被解決，倒是滋生出更多有形無形的心理衝突，將患者拖入精神地窖中。

患者不在壓抑中死掉，就在壓抑中沉溺。死亡和沉溺是兩種不同的歸宿，死亡是徹底畫了句號，而沉溺是讓自己從精神層面變異成一個不是自己的自己，慢慢枯萎掉。當然，還有一個可能性，就是精神崩潰，徹底瘋掉。

第三章　在防禦的糾結中衰落

　　這三種結局讓我產生了一個想像：一個鮮活的生命掉到了沼澤地裡，要麼直接滅頂了，要麼掙扎著一點一滴下墜，要麼人的精神比肉體先崩潰了。這些都是可怕的畫面，但也是必然的結局。正因為我內心深處很清楚自己的未來，所以才更加恐懼。一方面想主動滅頂算了，不繼續受煎熬；一方面又不甘心，拚命揮舞著雙臂，大喊救命。幸好我終於遇到了諮商師，他遞給我一張爬出沼澤的地圖。

　　諮商師最後語重心長地說：「你來諮商之前，生命就處在枯萎中，處於想要自殺的邊緣，但是只要你堅持按照地圖的指引行動，你可以超越上述三種結局，從憂鬱症中掙脫出來，而且正因為有這樣的掙扎經歷，你會變得很強大。」

第四章
自殺是憂鬱症患者的核心之結

這一切都會過去。

―― 所羅門王（Solomon）的魔戒銘文

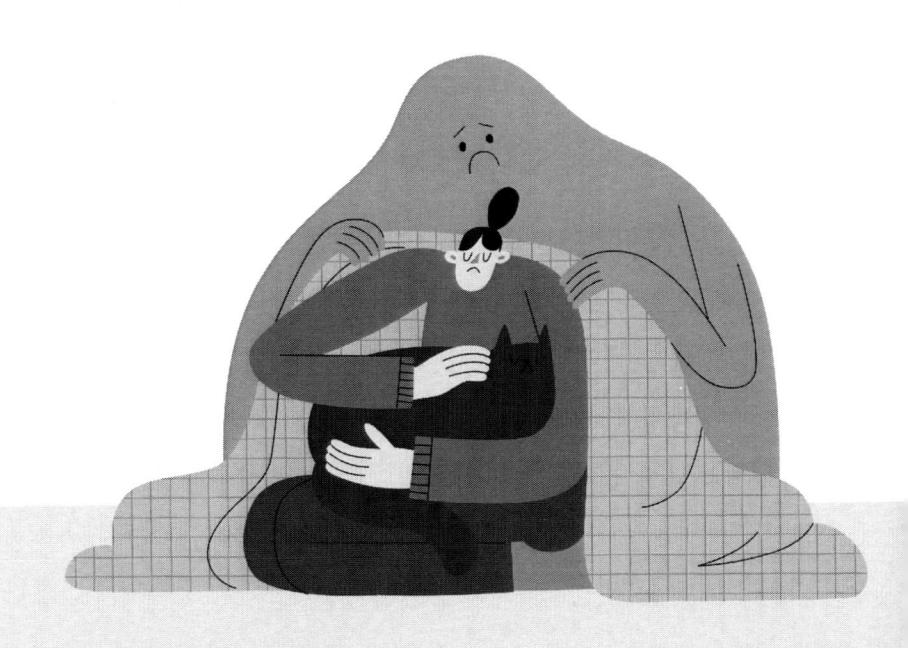

第四章　自殺是憂鬱症患者的核心之結

我們都是要死的

　　自殺是憂鬱症患者一個避不開的話題，也是最具挑戰性的問題。

　　我一直記得美劇《遺失的世界》(The Lost World) 中的一段臺詞：「當你闖入禁地，你會受到詛咒，你不會馬上就死，你會受盡折磨。你會嚐到逃不出去是什麼滋味，你會東躲西藏，懇求寬恕，卻被拒絕。你會被記下罪行並被羞辱，你會請求被處死，但是又心不甘。最後你還不得不死！」這正是我「死不掉的拖延，活不下去的抓狂，最後還是得求死來解脫」的寫照。

　　了解自殺及其運作的規律是我關注的一個焦點，連續幾次我們都是以這個為主題展開諮商，我對諮商師有了更深刻的認識，他對我來說太重要了。我想起舒雅說過這個諮商師很有功力，她為什麼第一次見面就感受到了呢？我是進行了五六次諮商才得以確認的，一開始我只是覺得諮商師很獨特，可能是我想得太多顧慮太多，導致感受遲鈍了吧！有一次我就此與諮商師交流，他說我的想法是合理的，我極具才華但是缺乏對人的判斷能力，因為我內心的雜音太多、干擾太大、假設太多、驗證太少，缺乏現實的深層體驗。我不服氣地反問他：「舒雅是一個很好的女人，那不是我的判斷嗎？」諮商師笑說：「那是你的運氣，而運氣不會總眷顧你，你找到我也是你的運氣呀。」

　　人能鎮定赴死需要強大的勇氣，就像蘇格拉底 (Socrates)，喝下毒藥前還在為學生們上最後一課。同樣，人能甘心赴死也需要勇氣，就像很多自殺的人，而我正是因為不甘心赴死才開始了這次特殊的求取真相之旅。

　　不甘心死掉，又不得不死，個體必然會美化死亡，以求自我安撫。比

如試圖自殺的人會告訴自己，死亡就像睡眠。這樣的想法吸引人趨向死亡，現實中的不甘又拽著人活在世上，暫時達成脆弱的平衡。

諮商師能直指本質，這讓我很佩服。我閱讀了大量的書籍，所以，我一聽別人說話，就能知道他的程度如何。諮商師所說的話樸實無華，又極具見地，不知從何時起，做諮商成了我生活中最充實的時光。

我問諮商師：「依你職業上的見識，能不能描述一下人們在死前的感受讓我知道呢？」他說起一個故事。一個人選擇從橋上跳下自殺，沒有死成，但是他說在自己墜落的時候，腦海中出現了一生的跑馬燈，他不願再死了。因為那個瞬間他看透了死亡的本質，不僅是肉體的消亡，還有一切的不再有可能。

諮商師說：「大多數人認為去死需要極大的勇氣，其實不然，活下去面對艱難的處境更需要勇氣，相對而言，自殺倒是怯弱的表現！」他說的這一點我不贊同，我認為自殺需要更大的勇氣。

他接著說：「你想想，人為什麼要主動求死呢？人死之前為什麼要找一種無形的力量來支撐自己呢？是人生真的絕望到生不如死以求解脫，還是不願意再忍受人世間的苦難？屋外太冷，人會進屋；屋裡太熱，人會跑到屋外。同理，活著不易，人才想到死亡；如果死亡太痛苦，人一定求活。為了掩飾自己的逃避，人們殺死自己時，會把這臨死的最後時刻視為一道悽美的北極光，有著『美化死亡』的用意。」停頓了一下，他接著說：「我自己在青春期也曾有過自殺的念頭，在醫院工作時，我搶救過許多自殺的患者，而在諮商工作中，我又多次觸碰這個人生課題。所以，關於自殺，我有著自己的想法和感悟，我喜歡深入人們的內心世界去探索生死問題，這是提升自己活著的品質的挑戰。」

第四章　自殺是憂鬱症患者的核心之結

　　這是他少有的自我表露，原來他曾是一名外科醫生，也有過自殺的想法，進入心理諮商行業是自己喜愛的挑戰。

　　他問我是否讀過威廉‧莎士比亞（William Shakespeare）的作品，我不但讀過，還很精通，《哈姆雷特》（Hamlet）中的許多段落我都背下來了。於是諮商師說，那就再重溫一下「生存還是毀滅」那一段吧。

　　生存還是毀滅，這是一個值得考慮的問題；默然忍受命運暴虐的毒箭，或是挺身反抗人世無涯的苦難，透過鬥爭把它們掃清，這兩種行為，哪一種更高貴？死了，睡著了，什麼都完了，要是在這一種睡眠之中，我們心頭的創痛，以及其他無數血肉之軀所不能避免的打擊，都可以從此消失，那正是我們求之不得的結局。死了，睡著了，睡著了也許還會做夢，嗯，阻礙就在這裡……

　　我沉浸在這段優美的文字背誦中，諮商師說：「就停在這裡吧。」後面還有很長一段文字我都會背，過去我並沒有真正體會語言背後的深意，在諮商室中再次回味，關於死亡我有了更深刻的思考。

　　諮商師繼續說：「生存還是毀滅，這是人類自古就很迷戀的一個課題。生與死是相對存在的狀態，人生就是在必然而至的死亡背景下，如何堅持到底的過程。

　　「首先我們需要明確死亡的標準，後續的內容都是建立在這個標準基礎之上的。從醫學的角度來講，從最初的心臟不跳動為標準，發展到腦死亡，現在是以新皮質死亡為依據。離開醫學角度的死亡概念，我們從哲學的角度來探討死亡標準，那些沒有真正地在人世間活過的人，並且停滯在某個人生階段，就意味著這個人肉體存在著，精神早已死亡了。身邊這樣的行屍走肉不少，電影中常以『殭屍』的形象來展現，如果你留意，就可

以看到世界上到處有殭屍的存在,不看不知道,一看嚇一跳。你看到了嗎?」

他並沒有等待我的答案,接著說:「很多人沒有這樣的覺識,沒有活過就胎死腹中,比如情感死亡、精神死亡、意志死亡⋯⋯只是肉體還活著而已。法國作家歐諾黑・德・巴爾札克(Honoré de Balzac)在《驢皮記》(La Peau de chagrin)中描述過,德國作家約翰・沃夫岡・馮・歌德(Johann Wolfgang von Goethe)在《浮士德》(Faust)中也曾經專述過,人們為了生存的安寧,無意中早已將自己的『真我』和『靈魂』或者其他什麼稱呼放棄掉,肉體死亡不過是最後的一個句號而已。」

我沒有回應,因為資訊量太大。他提到的書我都讀過,但是想不起來哪裡描述過精神死亡、肉體死亡的內容。這讓我意識到,我儘管讀了很多書,但是都如大風吹過,沒有留下太多的痕跡,我讀書不是為了深入思考,只是裝點門面,一知半解就夠了。

「肉體死亡是生命最後的終結,一切演出在這裡謝幕。人們內心都有著生死衝突,我們想長生不老,不管這個世界多麼好或多麼壞,都不願意死掉。死是不得不面對的一件事情,因為死亡就是生命的另一面,意識上我們都知道這一點,但卻常常否認。

「真正面對死亡時,我們會思前想後,思自己、思和自己有關的人;想死後別人的看法、想那些自己說也說不清的種種擔憂。內心想像著最後感性一躍的唯美畫面,我們從生命的崖上縱身而下,衣帶翻飛,秀髮飄逸,背景是仙樂陣陣,彩雲裊裊⋯⋯想像中,死亡的過程是美的,死亡的可怕結局就插不進想像的空間了。

「人會不自覺地美化死亡,把死亡當作苦悶人生的最後出路,一直放

第四章　自殺是憂鬱症患者的核心之結

在心頭上發酵醞釀，等待張力凝聚到沸點，一步一步將自己逼到懸崖邊為止。既然生不如死，選擇自殺當然是無比美好的。如同有個美女在前方呼喚著自己，完成這最後的一躍。」

說到這裡，諮商師停了下來，給了我一杯新的咖啡，咖啡的香味和我們談論的話題形成了強烈的對比，顯得有些詭異，彷彿真有什麼東西在向我招手。

他看著我說：「我們談了這麼久關於死亡的話題，其實死亡是一個謎，畢竟人類從來沒有接收到從死亡傳回來的消息，我們談論死亡是為好好活著服務的。接下來，我們來討論憂鬱症患者是如何聽從死亡呼喚的。」

憂鬱症患者之死

憂鬱症如同某些癌症，發現得早完全可以透過手術根治，若發現得晚，到疾病後期，癌細胞轉移了，治療會變得極其複雜和低效率。憂鬱症早發現早治療，效果很好，治療晚了，很容易復發。

諮商師首先界定有兩種不同的憂鬱症，因為病因不同，所以處理上有本質的區別。例如，兩個人表現的都是身體發熱，一個人是因為細菌感染，另外一個人是積食導致的，前者需要抗生素治療，後者少吃點飯就可以了。憂鬱症可分為衝突性憂鬱症和病理性憂鬱症兩種，前者主要是因內心衝突堆積導致的，生理上沒有明顯變化，有效的心理諮商可以挽救生命；後者生理上發生了明顯變化，必須用藥物治療。例如明星張國榮，自小獨自闖蕩世界，遭遇許多的社會不公，又因為同性戀引發了公眾的爭議，他長期處於各種矛盾之中，非常痛苦，最終選擇跳樓自殺。張國榮患的憂

憂鬱症患者之死

鬱症就屬於衝突性憂鬱症，也就是臨床上說的精神官能症性憂鬱症。關於自殺，他是猶豫了很久的，遲遲下不了決心，最後因某個突發事件推了一把才喪命的。美國著名影星羅賓·威廉斯（Robin Williams），生活中沒有什麼化解不了的矛盾，他的憂鬱是因為體內激素發生了變化，必須透過藥物來治療。他在家中自縊身亡，這是很難人為避免的，因為關於自殺，他沒有糾結，只是一味在求死解脫，即便一次被他人攔下，下一次他依然會決絕而去。

這讓我想起曾在書上看到過的一段描述，應該屬於衝突性憂鬱症的心理變化軌跡了，節錄在此，讓大家了解。書上是這樣寫的：「因為我們的腦子已經想不太得起快樂的記憶，積滿了愁苦，『生命即是苦』的結論會逼得我們活得很累。相對於『生』的『死』，遂變成了休息，變成了放鬆的代名詞，也變成了一首永遠演奏的安魂曲，對著我們溫柔地吟唱。想到了死，讓我們遍尋不到出路的腦子，彷彿意外撿到了一張『走出迷宮』的地圖。我們不見得非去死不可，但是一想到『可以死』，確實就有一種稍微鬆一口氣的感覺。我們備而不用，然而想用便隨時可以拿出來用，那種念頭正像母親的手撫慰著生病的小孩。」

正常人恐怕很難理解憂鬱症患者腦中那種「沒有未來」的絕望滋味。其實我已無心尋求外人的理解，急著想要走下舞臺的人，是不會在意觀眾們給不給掌聲的。

當我知道我屬於衝突性憂鬱症時，我有了生存下去的希望。透過我自己的治療過程，我意識到，對於衝突性憂鬱症，單單藉助藥物治療，效果並不好，很容易復發，需搭配有效的心理治療，促使自我成熟，才是根本的解決之道。

第四章　自殺是憂鬱症患者的核心之結

我問諮商師：「藥物治療加心理諮商是對因治療，單藥物治療，對於衝突性憂鬱症，只能算對症治療，是這麼回事嗎？」

諮商師曾經是外科醫生，他說我的描述非常準確。

「我過去也是一邊吃藥，一邊做心理諮商，但是效果並不明顯，看來心理諮商師的功力是非常重要的。我很慶幸遇到了你。」

「諮商的效果其實是由諮商師和來訪者共同決定的，諮商師能否看透本質和諮商功力固然很重要，但是來訪者的行動力更重要。諮商師程度再高，來訪者就是不做指向目標的事情，那麼什麼改變都不會發生。」

我用力點了點頭。接著我問了一個長期困擾我的問題：「心理諮商師如何應對來訪者的自殺呢？」

諮商師想了想，說：「先跟你說一個案例吧！」

「我有一位女性諮商者，40歲，有一陣子，她非常想自殺，因為感到一種莫名的憂鬱。她甚至開始實施自殺計劃了，於是我就和她討論具體的細節，比如準備用什麼方式來死？打算什麼時候進行？在什麼地方最合適？死後孩子怎麼安排？用什麼方式告訴丈夫？……我們談論死亡，就像在談論如何籌備一個會議、舉辦一場婚禮一樣，坦然自若，其中蘊含著智慧的藝術。由此讓她察覺到，具體實施死亡計畫也是一種壓力，跟現實生活中的壓力比起來，策劃死亡壓力也不小，那還不如面對現實解決壓力呢。透過這樣的討論，她不再想自殺的事情了。

「原本，對她來說，關於自殺是朦朦朧朧的感覺而已，內心呈現出一幅悽美的畫面，讓自己逃避到幻想中自憐。但是當把自殺的感覺轉變成行動時，原來幻化的場景完全走了樣，她想到的是跳樓會摔成一攤肉泥，摔不死會多處殘廢，二次自殺需要巨大的勇氣；吞食藥物會腹痛難忍，會嘔

吐，身體會發黑；上吊舌頭伸出來好噁心；割腕怕痛又怕見到血……

「所以，從本質上來說，來訪者求死是在逃避生活的壓力，是自我迷失的表現。如果有一個人可以依靠，她就不願意去死了。但是若無人可以依靠，壓力無法化解，她就會惶惶然地用美化死亡的綺麗之想，誘惑自己在自醉中迷迷糊糊地赴死。」

透過諮商師談到的案例，我意識到大眾普遍有一個誤解，就是認為死亡是禁忌，避而不談對於憂鬱症患者來說是更好的選擇。其實不然，直言死亡，像我和諮商師所做的那樣，讓光把陷阱照亮，人倒不會輕易掉下去喪命了。

「死是一種自我的慰藉，這是許多憂鬱症患者的真切感受，我們可以看出他們對死亡的玩味已達到藝術的境界，當然，這是無意識的動作。正因為關於死亡的話題在生活中無人可談，憂鬱症患者只能在自己的腦海中編排著、上演著，求取自我安慰。生不如死，死就是最後的解脫，不但能帶走生命，還帶走了真相，那就是憂鬱症患者根本無力承受現實的負荷。自殺者本是逃兵，卻被當成帶著勇氣光環的鬥士，這是多麼大的嘲諷。」

「我想這一點你一定有更深刻的感受。」諮商師冷不防地問我，讓我有點一下子沒回過神來。但是很快，我明白了他的意思，我驚訝他的用心良苦，在看似漫談的氛圍中，不知不覺讓我跳出自我，從局外的角度更清晰地看自己，然後突然把焦點巧妙地拉回到我的身上，讓我意識到，我就是討論的主角。這個意外的發現，促使我更想進一步了解諮商師面對自殺之人是如何應對的，我直接表達了我的想法。

諮商師說：「在諮商室中面對自殺是一件很棘手的事情，但也是諮商師必須面對的挑戰。新手諮商師遭遇此類事情，感到緊張是自然的反應，

第四章　自殺是憂鬱症患者的核心之結

但諮商師的職業要求是必須承擔責任，找到來訪者自殺的真正原因，並有效化解危機。

「我曾經遇到過因為各種原因而想以自殺方式得到解脫的來訪者。有迫於生活壓力的，有受到情感衝擊的，也有喪失親人痛苦萬分的，還有感到人生無意義的，或者玩心理遊戲把自己玩進去的，當然最多的就是憂鬱症來訪者了。想自殺的人嚮往死亡，但是真正邁出這一步的人並不多。一旦摧毀了自殺的努力，倒可能成為發生改變的起點。具體地說，每個自殺者在自殺前會不由自主地吹起一個讓自己決然離世的迷惑氣球，把自己裝在氣球內。當氣球被針刺破，『啪』的一聲後，氣球成了碎片，自殺者會突然覺得自殺也沒什麼意思了，所以會轉念，不再有自殺的想法，從氣球中走出來的是一個全新的人。我們前面一直談的『美化死亡』，就是指自殺者預先吹起來的氣球。」

說到這裡，諮商師停頓了一會兒，提出要想真正地了解美化死亡的方式，需要先從更宏觀的層面了解中西方的文化背景。他看著我，是在徵求我的意見。就在這些微不足道的小細節中，我感受到溫暖，諮商師一直在關注著我的心理狀態，小心翼翼地做著調整，配合著我的需求。

諮商師說：「面對自殺的情境，表示出同情很容易，但要做到外科醫生般的鎮靜卻是很難的。我們不但要拯救一個生命，更要拯救一個靈魂，所以每一個環節都需要精心的設定，我和你諮商的過程也是如此。諮商是非常耗能的工作，絕不是兩個人說說心裡話那麼簡單。」

不同的死亡文化

自殺的背後有著文化的深遠影響,如果沒有意識到這一點,只關注到表象,往往抓不住關鍵,會讓不該死的人白白死掉。

不同的民族對於死亡有著不同的觀念,行為上也就有了截然不同的選擇。

古希臘神話中,有一位國王在森林中打獵時抓獲一頭怪物,據說這怪物很有智慧,能預見未來,知生死。於是國王問他:「什麼是最好的事?」那怪物回答說:「最好的事就是不要生下來。」國王又問:「那次好的事是什麼呢?」回答:「次好的事就是生下來以後儘早地死掉。」這是一個很極端的例子,由此可見,古希臘文化認為,人生應該是幸福的。如果人生沒有幸福就不要生下來,不要活在這世界上。背後隱藏著一個價值觀——只有幸福的生活才值得過。

阿基里斯(Achilles)的故事就驗證了這個觀點。阿基里斯是希臘神話中的英雄,參加了特洛伊戰爭。戰爭打贏了,但是阿基里斯因其腳後跟有一個致命弱點,被特洛伊的王子帕里斯(Paris)射出的毒箭射中身亡。死了以後,他成為陰間的冥王。他說:「我寧可在人世間當一個幫工,也不願在陰間當冥王!人世間多幸福啊,有戰爭,有榮譽,有美色,什麼樣的欲望我都可以去追求。在陰間,陰風慘慘的,連光明都沒有。」所以說人世間是有幸福的,人生是值得過的。

正因為古希臘人認為「不幸福,毋寧死」,所以他們對待人生的態度是樂觀開朗的。他們對祖先不太尊重,對歷史毫不關心,把全部的價值都放在了此生,只追求現世的幸福,自由自在地尋歡作樂,以充分綻放他們

第四章　自殺是憂鬱症患者的核心之結

的個性作為生存目的。

然而對於大眾來說，骨子裡是怕死、不去思考死的。孔子有一句名言：「未知生，焉知死？」生的問題還沒搞清楚，去探討死的問題幹嘛？那是沒用的。儒家對死亡問題是忽視和排斥的。我們最看重的是「留得青山在」。當然，更高的考慮是不朽，《左傳》裡面有「三不朽」的說法，即立德、立功、立言。整體而言，我們是一個講責任的民族，你一生下來就有責任了，因為你生下來，父母就對你有恩，你就得報答，除了報答父母的養育之恩，還要撫養子女，這也是責任，個人只是這個責任鏈條中的一個環節而已。

時間過得好快，我們從宏觀的層面談論死亡，給人一種釋然的感覺。許多人確實活得沉重，我們要為了父母而活，為了子女而活，很少敢為自己而活。我的工作、我的妻子，都是由父母決定的，我只是我自己人生的傀儡，父母呢？我的媽媽並不想學醫，我外婆卻認為女孩子學醫對整個家族都有好處，所以媽媽執行了長輩的意願，一輩在為另一輩而活。我覺醒後，決定要為自己而活。

我想繼續深入談談美化死亡的話題。

美化死亡

人不僅會因為痛苦、孤獨而選擇死亡，還會因為醉生夢死而萌生出無意義感，認為「世界是很殘缺的，人性也不完美，活著還有什麼意思呢？」因而求死。但大多數的情況下，死亡是一種自我無處可逃時的被動選擇，是不得不死，為了內在平衡，就美化死亡。

美化死亡

諮商師根據大量的諮商案例,總結出八種美化死亡的方式,每一種都呈現出曲折的內心變化。看了這些我才明白,為了自欺,人是無所不用的。下面是我記錄下來的主要內容,其中,介紹第一種方式時,諮商師甚至用到第一人稱,以自己為剖析對象。

第一種方式:悽美地感覺死亡,讓人在冷靜從容中奇妙自醉。

悽絕的美豔有一種詩意。大二時期,我很脆弱,但當我沉浸在死亡的幻想中時,心變得非常寧靜。我發現品味奇妙的死亡感,如同一首哀婉的詩,讓人蕩氣迴腸,那一刻甚至對死亡有了些嚮往,因為現實生活太乏味,根本不會有悽美絕望的時刻。後來我嗅到日本文化中也有同樣的氣息,日本小說中有許多情節將自殺描述得簡直具有櫻花飄零之美,非常有誘惑力。在那時,我理解了古時日本武士對於不能擺脫命運之絕望的詮釋,剖腹自殺就是典型的美化死亡的表現,甚至達到藝術化的程度。在悽美絕望的感覺中,人會產生像神一般頭頂著聖潔光環的幻象,有時伴隨著歌聲的渲染,令人迷醉,自然地會追隨著死亡的腳步,沒有品嚐過悽美滋味的人,是很難理解的。在迷醉中,死亡就成了最神聖的手段。

憂鬱症患者多透過美化死亡來試圖解脫自己,宣洩長久壓抑的負性情緒。憂鬱症患者掌握不了自己的出生,掌握不了自己的命運,但有一個認知,就是可以掌握自己的死亡,同時引發眾人的關注,他們嚮往蘇格拉底那種「在人生最後時刻談笑風生,千百年來仍讓後人樂此不疲地評論」的結局。

第二種方式:優雅地超越死亡,憂鬱如同多味的調料。

世界是不完美的、平淡的,甚至是難以忍受的,那人為什麼還要活著呢?因為我們不知道死後是什麼情況,是不是比活著還痛苦?意識讓人本

第四章　自殺是憂鬱症患者的核心之結

能地恐懼死亡、厭惡死亡，又不得不接受死亡。而眾人皆醉我獨醒的自我陶醉，是以看破紅塵來襯托自己的脫俗，以不食人間煙火來展現自己的純潔，以徹悟的感受來聆聽內心深處神靈般的高雅，其本質是一種虛假的超越死亡。唯有不妥的是，自己感受到的一切仿若夢幻，心頭的不安始終難以揮去。

自古以來，所有的悲劇都有一種深沉和壯美的力量，而憂鬱，是悲劇的主角，扮演著超越死亡的英雄。正如一位憂鬱症患者的描述：「憂鬱是卓越的，因為它意味著某種堅持、某種道德上的理想主義、某種沉溺之美的完美主義、某種自我陷溺、某種自戀、某種自憐與自我期許。我們或多或少都遺傳著憂鬱……。」當個體陷入痛苦的時候往往會把自己和神聖連在一起，感覺自己就像上帝一樣，為了拯救人類而承受著巨大的痛苦。憂鬱症患者認為自己背負著的痛苦是有價值的。

第三種方式：將死亡視為溫柔的幻境，如同在夢中，如同回家。

有一位憂鬱症患者是這樣說的：「很多人指責我們的自殺行徑是懦弱，是逃避。從世俗的觀點審視，這或許是對的；但是若從我們自成邏輯的觀點看來，我們倒認為本身並非懦弱，也非逃避，反而極可能是——自以為挑起擔子，正在解決問題。」

死亡的幻境給人一種親切感，縱然這種解決問題的行徑完全是扭曲和不真實的，但正是透過幻境，讓患者以為他看到的就是真實的，他跳下深淵的行為在幻境中是飛向天堂。當諮商師指出他們是由於自我的弱化才如此對待生命，他依然有話說：「即便被歸於懦弱或逃避，這也是因為憂鬱症患者的腦子像一面哈哈鏡，才製造出扭曲的生死影像，很難以平常人之心加以評估。更精準地說，死亡，對我們有一份詭異的親切感。因為它意

味著可以舒適地睡上一覺，長長久久地睡著了，不必再醒過來，再次被明天的愁苦籠罩，看似永無脫困之日。顯然地，沒有被那種心靈愁苦吞噬過的人，實在無法理解我們是怎樣身心俱碎。就像渴了要喝水、餓了要吃飯的生理反應那般理所當然，想要催眠自己不能好好入睡的靈魂，自然而然就會想到永恆的安息一途。」這種透過幻影走向死亡也是最常見的一種美化死亡的方式。

第四種方式：把死亡作為最後的依靠，活得太累而無力前行。

死亡是一種安慰，一個人想到還有死亡這一條路，會感到背後有座靠山似的，活得有安全感，這是相當奇妙的「死亡思維」。死亡也是一種溫暖，就像渾身溼冷的流浪漢，為了取暖，會站在汩汩流淌的火山岩漿旁，明知道危險無比，稍有不慎，就會「滋」一聲化為灰燼，萬劫不復，還是忍不住要靠得很近，盼望能在冰凍世界裡抓到一絲絲暖意。

死亡是一種解脫，比如硬漢厄尼斯特・海明威（Ernest Hemingway），最終因憂鬱而自殺身亡。他在《老人與海》(The Old Man and the Sea) 中寫道：「他在牡蠣中吸出大海的味道，失落感從此消失，取而代之的是一種幸福的感覺。」同樣，海明威從生活中也時時吸出死亡的味道，從而獲得最後的歸屬感，如同回到上帝的懷抱中。

在面對死亡的時候，人們難以擺脫矛盾衝突的心態。正因為內弱，患上憂鬱症；也正因為內弱，才對生或者死都表現出不甘心。生不如死，要死無法坦然地舉起結束自己的雙手，呈現出一種莫名的恐死，就作秀般誘惑周圍的人來阻攔自己。活著求死，死時尋活，顯得衝突又猥瑣。有一個統計資料顯示，女性自殺率是男性的兩倍，而自殺死亡率卻是男性的二分之一。這些作秀中就包含著很多內心衝突的心態。

第四章　自殺是憂鬱症患者的核心之結

第五種方式：死亡是因無知而生出的幻想。

由無知而生出的幻想，讓我們把死亡當作解決人生難題的一個妙招。無知滋生神祕感，神祕又可生出無數的漣漪，禁忌就是漣漪之一，禁忌讓人神往，促人破戒。比如說，當性被列為禁忌，更能激發人們浪漫的想像，讓人奮不顧身地投入進去。死亡的禁忌也是如此，我們的文化和習俗把死亡當作忌諱，人們絕口不提，能避則避，導致很多人在成長的過程中，自我的心靈對死亡沒有應變能力。死讓我們生出很多美妙的想像，特別是當我們無知而絕望的時候，它彷彿一首安魂曲。

第六種方式：自殺情結，至死不變的推倒還可重來。

自殺情結，跟我們一生當中某個重要的人之死有關，譬如父母、手足、配偶、朋友的過世，所造成的驚恐、傷心、疑惑，始終沒有被妥善地疏通和安頓，囤積在體內，轉而變為一種對死亡的深沉怨懟，自殺遂成了賭氣式的反擊，好像自己能透過自殺和重要之人建立聯結，使自己在現實的國度中感到悲愴的支持，在未來的國度中不再寂寞和無依無靠。

基於「一死了之的終點安慰」的自殺情結是某些憂鬱症患者消除內心衝突之結的方法，他們毫無顧忌地戲弄內心衝突之結，因為他們認為到了無法承受之時還可以一死了之，如同一個把事情搞砸了的人總有一種推倒重來的衝動。但事情可以推倒重來，生命只有一次，只能推倒，無法重來，憂鬱症患者常常自己把自己玩進死亡的陷阱之中。

第七種方式：隨心所欲地控制遊戲，心中有數逗你玩。

一個來訪者憂鬱到了極點，然後又突然豁然開朗起來。就像一個人衝到懸崖的邊上，周圍人擔心受怕著，但他心裡有數，自己掌控著底線，可以隨意找個藉口放生自己。生活中，開車者和坐車者的心情是不同的，坐車者比

美化死亡

開車者更心驚肉跳,因為他沒有握著那個方向盤,心中是無底的。玩弄自殺遊戲的人就是握著方向盤的人,坐車的人往往是他最親近的人,關注他、關心他、關愛他,還無法質疑他,只能提心吊膽地坐在車上陪葬著愛意。

第八種方式:死亡是深沉自戀的變形,也就是自我的愛憐,沒人疼愛的自我安撫,生如此死亦如此的內心悲哀。

從深層角度分析,美化死亡和自殺都是一種深沉自戀的變形,這是一種疼愛自己的儀式。舉凡感到沒被好好疼愛過、關懷過、鼓舞過、賞識過的幼小心靈,在長大的過程中,這樣的失落感便會一再地回來騷擾,有時嚴重到必須關起門來謝絕一切,單獨進行一場「疼疼自己」的儀式,好像世界飄遠了,只剩下自己。這時,內心深處一股自悲自憐就會升起:別人不會體諒我的,別人不會支持我的,別人不會疼惜我的。隨即覺得自己變得無足輕重起來,似乎完全可以釋懷了。

自戀的最高峰,就是患者浮沉在自殺的傷感中,自己舉辦著莊嚴的儀式。就比如在書寫遺書時,分裂成兩個「我」,一個我在寫遺書,另一個我飄在半空中,俯視正在寫遺書的那個我,以全然了解的心,一邊默默看著,一邊生出憐憫,蠱惑著還有一點理性的自己:死亡就如同睡著了、睡著了……

諮商師談論死亡就如同談論著一首詩,飽含著感情,卻沒有絲毫曖昧之意,我的內心深深地被震撼了。

我對自殺有了一種更深層次的了解,我體悟到,死亡的美好正是一種對於生命渴求而不得的糾結,是無奈之下編排出來的幻境,可以安撫自己繼續逃避生命之旅,然後,在夢幻中結束對生命的實踐。我又想起了濟慈的那句詩「我相當渴望安逸的死亡」。

第四章　自殺是憂鬱症患者的核心之結

第五章
命的隱現，他人的存在

「從平凡到非凡的轉變不會轉瞬發生，每個故事都有開端⋯⋯。當我們欣然面對自己的本質，我們的潛能就是無限的，未來充滿了希望。但是當我們否認我們的本能，與內心深處的慾望抗爭時，未知就此開始，這條路通向哪裡？變化什麼時候終止？對於那些恐懼前方的人，最重要的是，我們真能改變自我嗎？」

——美劇《超異能英雄》(*Heroes*)

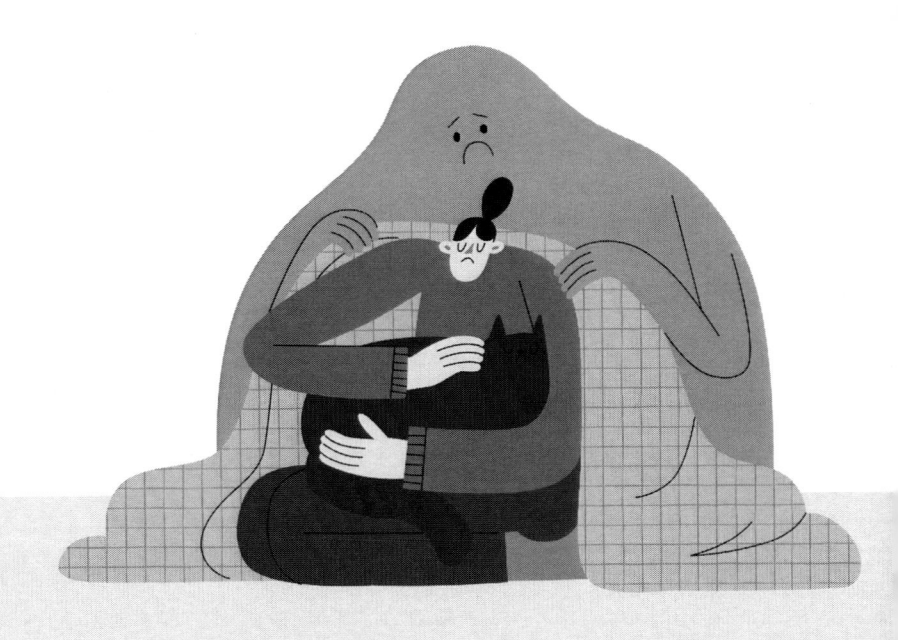

第五章　命的隱現，他人的存在

生命的覺察

　　自從和諮商師探索了死亡的話題後，我就彷彿真的死過一回，重獲新生，甚至有了些生機勃勃的跡象。

　　過去的我始終就像一隻迷路的羔羊，在山路上轉來轉去卻找不到出口。經過這一段時間的心理諮商，我感到內心隱密的地方有些許的鬆動，視野也開闊了不少。

　　我很想知道我是怎麼發生這樣的變化，諮商師用到一個詞「基模 Schema」。他說轉變起始於基模的轉變，行動是在基模的驅動下完成的，我們每次諮商都在一點點地更換著我的基模。

　　首先要判斷，我有著怎樣的基模。諮商師說對於不同的個體，要用不同的方法來更換基模。對於有內在能力的人可以用「認知」更換，只要他們知道某種更符合現實的道理，馬上就有能力去實踐；而對於無內在能力的人，可以用「行為」來更改其基模，他們實際做了某事之後，會產生新的感受和體會，這時候進行總結和昇華，就產生了新的基模，反覆運作幾次，基模就會固定下來；而對於虛幻創製基模的人，只能先讓他們覺察到自身「毀滅的映象」，再種植進去新的基模，看到不同基模的結果，自行選擇。顯然，我是第三種人，創造了無數的幻象，活在自造的世界中。我突然意識到諮商師為什麼那麼詳細地和我談論死亡以及我最後的自然結局，那正是「毀滅的映象」！

　　「打個比喻，更容易理解。」諮商師說，「地球是宇宙中最神奇最適合人類生存的美麗星球，而人是地球上最智慧的生命，但是因為人類自己的貪念和邪惡，導致天空越來越陰霾而不見陽光，世界越來越不和平，充斥著

戰爭。只有意識到是人類自己搞砸了環境,才可能修復地球和拯救人類。同樣,憂鬱症患者也要首先意識到是自己在虛構幻化生活,在弱化自身能力,才導致跌入負性情緒的泥潭中。只有承擔起該承擔的責任,才可能更換毀滅的映象,建立新的心理基模。讓憂鬱症患者意識到原有基模在走向毀滅,是需要諮商師精心設定的,讓最後的結果來說話,患者不得不調整方向,走向希望。」

我說:「我莫名地惶惶不可終日,是因為我已經感受到自己在走向毀滅,心不甘,但又無力阻止。就像人坐在陡峭的滑梯上,根本剎不住車,只能順著慣性往下衝。原來是自己的基模在發揮著作用。」

諮商師明確指出我對事物有精準的預言,包括自己的命運,預言源自深層的直覺。這種能力不是一般人擁有的,而是憂鬱症患者特有的。正如羅洛‧梅(Rollo May)在其《愛與意志》(*Love and Will*)一書中所描述的那樣:「藝術和精神官能症都具有預言的功能 —— 藝術家與精神官能症患者都感受到並且表達出他們的社會潛意識和無意識深處的情形,不過藝術家是以積極的方式,而精神官能症患者雖然也同樣感受到隱藏在文化下面的意義和矛盾,卻不能為他自己和他的同類,把他的感受組織成為可以傳達的意義。」

「凡有精神問題的人,都在自己的血肉之軀中,負荷著時代的衝突,並且注定要透過自己的行動和掙扎,預言日後將要全面突入到社會中來的種種問題。」

我的確有著一種預言的能力,能看到即將發生的事情,但我的預言大都是悲慘的結局,很少會有亮點的時刻。

諮商師給我講了卡珊德拉(Cassandra)的故事。在希臘傳說中,卡珊

第五章　命的隱現，他人的存在

德拉是特洛伊最後一位國王普里阿摩斯（Priam）的女兒，長得很美，且有預言能力。阿波羅（Apollo）向她求歡遭拒後十分惱怒，就對卡珊德拉施以詛咒，讓她雖然可以準確預言災難，但是她的預言非但沒人相信，自身還會遭到人們的憎恨。於是後人把釋出招致災禍言論的人稱為「卡珊德拉」，意思就是烏鴉嘴。憂鬱症患者命中注定要扮演卡珊德拉的角色。

為什麼憂鬱症患者會有比別人強烈的預言天賦呢？是因為他們把大部分精力投注在內在感受上，敏感脆弱，有一點點風吹草動都能第一時間接收到，而且因為他們的心理基模是悲觀的、灰暗的，所以對那些令人焦慮的、可怕的訊息更敏感。

憂鬱症患者懷抱著偉大的使命，絕不做普通人，他們的責任是要拯救人類，但是沒有儲備拯救的能力，除了要承受心想事不成的痛苦外，還要承受自己對上帝的承諾不能實現，必遭天譴的恐懼感。

弗里德里希·尼采（Friedrich Nietzsche）把人對生命毫無保留的肯定視為一切本能中最深刻的本能，正是這種本能讓憂鬱症患者知道人類終極的目是成為自己或超人，可是要成為超人需要付出極大的艱辛，本能又會讓充滿上帝情結的憂鬱症患者不願意付出努力，當然不可能成為自己。於是這些自命不凡的「天選之子」，選擇走上了一條投機取巧之路，幻想著能不付出就獲得，或者試圖鼓動著他人成為自己的墊腳石，來換取成功的籌碼。投機取巧，看似是聰明人的捷徑，其實是生命能量虛耗的愚蠢之舉，生命衰竭得更迅速。

我明白了，為什麼斯巴達人在男孩子還很小的年齡，就把他扔到離家很遠且環境惡劣的地方，看他能否自己回家，如果回不來也就自然淘汰掉了。這種做法看似殘酷，但是自小就把孩子培養成戰士，讓存活下來的生

命散發出應有的光彩。而我的成長環境非常優渥，沒有經過現實的磨難，我自然沒有成為戰士，也注定是要被社會淘汰的。我渴望當英雄，但是悲劇式的英雄，就像「不肯過江東」的項羽，因為我預言到自己的命運必然是一場悲劇。

親愛的父母

　　我是獨子，父母都是天之驕子，1980年代的大學生。他們是同班同學，畢業後，媽媽做了醫生，在家鄉守著一份穩定的薪資收入。爸爸出外闖蕩，從事醫療器械銷售。這個組合讓我們家很快就達到小康的生活條件。1989年，我出生了，我享受到同齡人中很多人享受不到的物質條件，最初被父母送到昂貴的私立幼稚園、私立小學，後來去了當地最好的公立中學。從小我就感覺自己和別人不一樣，我閱讀了大量的課外書籍，出國遊覽了不少的名勝古蹟，我覺得同學們是淺薄無知的，但是為了不被他們孤立，我戴上厚厚的面具，假裝是個隨和、溫柔、沒有個性的乖乖牌。

　　爸爸因為工作忙碌而很少顧及我的教育，他最喜歡做的事情就是買禮物給我。在我記憶中，最高興的一次，是我過十歲生日，他買了一款電子遊戲機送給我。那時能在家裡玩遊戲是一件非常奢侈、值得炫耀的事情。爸爸和我都特別喜歡「命令與征服」這款遊戲，我們愉快地合作著，輪流上戰場，他睡覺時我來打，我睡覺後他接手，竟然打到了高段位，這是我和爸爸最開心的記憶了。有了遊戲機以後，我還交到好幾個朋友，我帶他們到家裡玩，他們都非常羨慕我。

　　媽媽對我的生活和學習都非常關心，有時她從醫院做完手術回來很晚

第五章　命的隱現，他人的存在

了，也會為了我，不辭辛勞地做美味的飯菜。媽媽對我的成績要求很高，如果沒有考到班上前三名，她就會大發脾氣，說自己如何累，我如何不爭氣之類的話。她甚至沒收了我的遊戲機，讓我又恨又怕。

上高中的時候，我喜歡上了一個漂亮的女同學，媽媽知道後，非常驚慌，甚至背著我去找了那個女孩的家長，我不知道他們都談了些什麼。總之，再次看到那個女生，她的眼神中充滿著幽怨和憤怒，再也沒有理過我。在那個時候，我迷上了一款網路遊戲，放學後就跑到電子遊樂場玩，把所有的零用錢都砸了進去，成績直線下滑。這也是在表達對媽媽的憤怒吧，我只有沉浸在遊戲中，內心的痛苦才能得到緩解。

父母為此大吵了一架，媽媽責怪爸爸給我買遊戲機，爸爸責怪媽媽做事太衝動，到了最後，他們甚至鬧著要離婚！我被嚇壞了，感到很內疚，於是開始好好學習，但內心是恐慌的，回到家關注著爸爸媽媽的一舉一動，生怕他們為了我吵架。

我的學習成績突飛猛進，重回到班裡的前幾名，家庭關係和好如初，但是我內心並不開心，父母只關心我的成績好壞，沒有人試圖了解我內心的苦。

順理成章，我考取了一所知名大學，畢業後，透過媽媽的人脈進入大公司工作，過著令人羨慕的日子。

但是業餘時間，我經常偷偷跑出去打遊戲。看起來，我只是有點懶散，結婚後有了孩子，我仍然如此。我時常感受到內心深處堵塞著一團團烏黑的東西，令我呼吸不暢，有著莫名的悲傷和絕望感。在遊戲中可以忘掉一些、釋放一些。

2018年我遇到了舒雅，開始了婚外情。最初，我們的關係如漆似膠，

我感到前所未有的輕鬆快樂。半年後，我們的關係發生了變化，最終不得不分手。

我患上了憂鬱症。

媽媽為此操碎了心，幫我聯繫知名的精神科醫生和心理諮商專家。我按時服藥，定期諮商，效果都不十分理想，情緒時好時壞。父母、妻子都跟著我坐情緒雲霄飛車，他們痛苦著我的痛苦，尤其是媽媽，全部精力都用於對付我的憂鬱症了。

情感的迷茫

記得諮商師曾說過：「最親的人對你影響最大，如果這種影響你無法擺脫的話，會成為一種羈絆和束縛。成熟就是在內心殺死那些最熟悉的人。」

當時，首先進入我意識的人是媽媽。媽媽太關心我了，她的優秀如一股強大的力量讓我不敢有一絲絲的質疑，如果我做了一些不合常規的事情，就感到一種深沉的罪惡感，覺得褻瀆了媽媽的純潔。但是，我始終感到和媽媽有著無法踰越的隔閡，那是一種想說也說不清楚，但是能深刻感受到的隔閡。我知道隔閡後面隱藏著控制。

我回想起一次可怕的經歷，媽媽好不容易預約到一位「心理大師」，她要求我去做心理諮商。無奈，我去了。

諮商師是一位40歲左右的女士，身材微胖，一副養尊處優、保養有加的樣子，戴著精美的首飾。她的諮商室規模不小，占據一棟高級大樓中的一整層。

和她諮商的過程中，我感到異常心悶。她根本不聽我說些什麼，只是

第五章　命的隱現，他人的存在

　　要求我按照她的指示做這做那的。例如，她讓我對著一張空椅子說話，說想像著那張椅子中坐的是我的母親，我會對她說些什麼？我說沒有什麼好說的，為什麼不讓我當著媽媽的面和她說呢？她就在諮商室的外面。女諮商師說對著空椅子，容易把內心的潛意識激發出來，一旦潛意識浮現，所有的煩惱就會自動消散了，心靈就變得輕鬆。她喋喋不休地說了許多，試圖催眠我，讓我想想母親的慈愛和父親的艱辛，以及他們不能對我表達的愛，如果我想對父母說些不好的話，那正是憂鬱的幽靈在操縱我，我需要告訴自己：父母的愛是偉大的，即便有時傷害到我，也是因為父母並沒有接受過如何做父母的培訓，犯點錯是應該被諒解的。

　　她說自己僅用這個空椅子療法就讓許多憂鬱的人喚醒了內心深處沉睡多年的愛，進而從憂鬱的泥潭裡爬出來。她說得越多，我越反感。我不禁自問，難道是因為我心中沒有愛嗎？還是她就是個騙子？

　　最後，她讓我坐在她的對面，握著她的手，閉上眼，按照她話語的引導，去想像內心被鬱滯的情緒找到了一個出口，透過深呼吸，把情緒帶出體外。她的手滑滑的，我就如同握著一條冰冷的毒蛇，非常厭惡，為了盡快擺脫她，於是我裝出一副有所悟的樣子，她很高興。

　　接著她把我的媽媽叫進了諮商室，告訴她，在和我一起冥想的時候，發現我被魔鬼纏住了，憂鬱情緒釋放不出來，再這樣下去病情會越來越重的。

　　媽媽聽後立即緊張起來，諮商師告訴媽媽：「用愛，愛是非常神奇的力量，可以幫助你的兒子在最脆弱的時候，驅除外在的干擾，重新站起來。」媽媽眼中有了希望之光，想了想說：「我曾經去找過他外遇的那個女孩子，求她別再糾纏我的兒子了。」女諮商師竟然豎起了大拇指，說：「妳

真是太偉大了，這就是愛呀！」

我聽後一下子驚呆了，怎麼可以這樣啊！我做夢也想不到，我已經三十多歲了，媽媽還在操控我的人生！我覺得無比憤怒，毫無徵兆地爆發了，但是我仍然不敢把怒火燒向母親，而是將矛頭指向諮商師。我歇斯底里地大叫著，說她在裝神弄鬼胡說八道。媽媽連忙過來拉我的手想安撫我，我憤怒地甩開了她的手，我的全身在發抖。媽媽嚇壞了，臉變得陌生和扭曲，女諮商師倒是很鎮靜地安慰我媽媽說：「這下好了，他體內深處的憂鬱魔鬼已經醒了，開始向外排洩了。」我真是不知該如何反應了。

我若想要成長，必須擺脫媽媽的控制。

爸爸呢？我大多時候和爸爸是疏離的，他長年累月在外面奔波，只是把錢拿回來。成年後，我猜測爸爸在外面可能有女人。他很少回家，父母在一起時顯得相敬如賓，但是並不親密，爸爸性格狂放，怎麼可能忍受呢？我腦海裡留下的溫暖回憶就是一起玩遊戲，後來在媽媽的阻止下再沒有了機會，我們之間只是客客氣氣的父子檔，他對我的影響很小。

舒雅呢？諮商師說她雖然年齡不大，卻有著富足的愛能奉獻出來。妻子是個嬌生慣養的人，順從、安於現狀，根本滿足不了我內心對情感的渴望，因此我對舒雅有著難以遏制的依賴。

我的真我是虛弱的，一個沒有真正愛過自己的人，哪裡會有愛付出呢？我沒有愛，媽媽沒有愛，爸爸無法輸出他的愛。

舒雅是我的情人，我們本該是對彼此有情有愛的人，尊重對方、理解對方是最基本的愛的表現。一方想要退場了，另一方再痛苦也應該放手。舒雅離開了我，我離不開舒雅。我雖然沒有在行為上糾纏她，但是內心並沒有放下她，還渴望在一起，這也是一種糾纏吧。

第五章　命的隱現，他人的存在

　　我和媽媽更是常年糾纏在一起。我都成家立業了，甚至當上了爸爸，媽媽還是離不開我。諮商師說我們母子是一種共生的關係，是一種無法分離的相愛相殺。具體地講就是「我的事也是你的事，你的事也是我的事，一切都是我們的事」。

　　諮商師說，有些母子關係看似很緊密，例如有一位媽媽曾非常自豪地宣告天下：「我家孩子沒有祕密，什麼事情都跟我說，日記也給我看。」其實，在心理諮商師眼中，這是不正常的關係，顯示出病態共生的端倪。

　　心理學家瑪格麗特・馬勒（Margaret Mahler），將 6 個月前的嬰兒期稱為正常共生期。而以後的共生，都是病態共生。正常共生的基礎是，嬰兒是無助的，能力是最差的，他必須和媽媽共生在一起，依賴媽媽的幫助，透過「剝削」媽媽才能生存下去。隨著孩子不斷長大，有了獨立的基礎，就該逐步和母親分離，如果沒有分離開，就是病態共生了。

　　共生關係中有兩組心理矛盾，一是付出與剝削，二是控制與服從。即誰剝削，誰被剝削；誰說了算，而誰只能聽話。嬰兒需要這種感覺：我無情地剝削媽媽，我還得說了算。這樣，他可以形成一種無所不能感，意即我可以自由地使用這個世界。不過，嬰兒一旦有了基本能力，隨著他能力的增強，母親和其他養育者就需要不斷教給他，「我和你」之間有界限，你能自己做的事，盡可能自己去做，我不允許你繼續無情地使用我。

　　如果沒有界限，共生關係就演繹成了一種巧妙的依賴關係，一方極度無能，另一方強制性照料，以滿足自己的精神需要。共生的本質是一個人無法靠內在的自我或自身完全的意志來決定自己的行動，他的行動和自我價值都依附於另一個人。共生關係是合謀關係，在關係中扮演「助人者」角色的一方，往往依賴著「受助者」對自己的依賴，他們把過多的注意力

放在另一個人身上，給予他並不需要的關懷，為此可以完全忽略自身的需要，同時又帶有強迫性的控制欲，痴迷於控制對方的一切。他們祕密地達成了互惠的共謀，事實上，沒有真正的受害者，都是同盟者，他們攜手建立起了降低焦慮的機制，避免和對方分享真實的感覺，儘管這種機制會使關係變得冷漠和令人窒息。

在傳統文化中，聽話是褒義詞，家長誇獎孩子時，常常用的詞就是「聽話」和「乖」了。在親子關係中，太聽話，孩子就被「殺死」了；但若不聽話，父母就想「死」。父母以絕對權威自居，打著為孩子好的旗幟，用各種方式頻繁地侵犯孩子的邊界，就是在施加精神傷害，輕則導致孩子出現心理問題，重則導致孩子完全喪失活下去的勇氣，傾向自毀。深度的共生關係只能以撕裂來脫離，痛到極致，卻不得不為之。

我不是一直在抗爭，要和母親分離嗎？我需要在內心中殺死媽媽，在行為上和媽媽劃清界限。否則我根本無法從憂鬱中掙脫出來。

存在的焦慮

媽媽意識到我憂鬱的嚴重性，她和爸爸商量了幾次，終於下定決心，和我一起走進了諮商室。我很少見到媽媽如此焦慮，她一定覺得自己掌控不住一切了。我知道她本意是不願我去找這個諮商師的，因為她不喜歡他。

我們一家人一起坐進了諮商室。諮商師只是淡淡地招呼了一聲，沒有過多的熱情。

媽媽急迫地問道：「孩子到底為什麼會這樣憂鬱呀？」

諮商師清了清嗓子，以非常慎重的口吻回答道：「因為他是一個迷路

第五章　命的隱現，他人的存在

的人，找不到回家的路，只有在毀滅的感覺和掙扎中，才能體會到一絲存在感。」父母不太能明白這句話的含義，我卻一下子像被閃電擊中，身體打了個顫抖，我深刻體會到，我有家但並不是真正的心靈之家，我想突顯自己的存在感，卻沒有人聽到，唯有憂鬱才能吸引父母的關注，在我的意識中，毀滅是最好的呈現。

諮商師耐心地回應著父母的問題，他談到一個人的根基是面對存在的焦慮，通俗地講，存在有本真的存在和非本真的存在，本真的存在就是肯定自己，面對焦慮，非本真的存在就是否定自己，逃避人生。面對生存的焦慮，意味著將生活視為一種探險，而不是躲在安全傘下。

諮商的目標就是促使來訪者面對自身的焦慮。當然，在最初面對的時候會帶來更明顯的憂鬱感，但這不是壞事而是好事，只有這個時候，個體才會開啟內在世界的多扇門窗，遭遇更多的掙扎，挖掘自我實現的更大潛能。一句話，憂鬱症患者的走出之路，就是要先覺察自身發生的一切，然後找到地圖，確定方向，一步步腳踏實地走出來。諮商師簡單介紹了憂鬱症患者是如何沉入沼澤地中的，也談到了如何進行艱難的抉擇，其間可能會經歷的痛苦感受。明白了整個過程和步驟，就不會病急亂投醫，也知道堅持走下去總會看到黎明。

父母聽後，心裡踏實了，然後提出一個問題，「他們應該做什麼？」看來父母是真的想幫助我走出來的。諮商師堅定地說：「你們支持他做自己就夠了！」

諮商師強調：「憂鬱症患者能否走出來，方向很重要。如果方向對了，就一定能走出來；如果方向錯了，自殺會是必然的結局。」這句話簡短而有力，父母沉默了，說明他們也真切地領悟到了真相。

存在的焦慮

　　媽媽也提到了那次空椅子諮商經歷。諮商師表示，空椅子是格式塔療法（也稱完形療法）中的一項技術，創始人弗里茨·皮爾斯（Fritz Perls）是一個偉大的心理學家。如果對這項技術理解透徹，是有效的，但那個女諮商師沒有掌握本質，所以對於我來說，不但沒效，還進一步壓抑了我的憤怒。

　　提到弗里茨·皮爾斯，諮商師補充說，格式塔療法中的能量觀可以很好地詮釋憂鬱症的形成機制。人的能量是一個系統，就如同個體的血液循環系統一樣，血量是一定的，如果血液主要供應到身體某些部位，另外一些部位就會缺血。我的憂鬱之所以形成，正是因為我的大部分能量都用在了維護自我的感覺上，並沒有把能量用於打造真實的自己。隨著時間的流逝，真自我會越來越弱，而面具我變得更膨脹，我可以欺騙得了全世界，卻欺騙不了自己。正如柏拉圖所說，人們無法對自己的靈魂撒謊。最終真自我將徹底枯萎凋謝。

　　諮商師轉向我，示意我談談自己的想法。我怯生生地說出了我對父母的真實感受：媽媽對舒雅的攻擊讓我看到了她的自私和虛榮，他們沒有真心地愛過我，我對他們很失望。我還講了自己對他們的討好，以及無窮無盡的壓抑。說著說著我哭了，「討伐」的聲音也越來越大，媽媽有好幾次都想打斷我，諮商師示意她不要那麼做。

　　我最後說：「這世上，只有舒雅是真正愛我的，我已經失去她，我要重新尋找我生命中重要的他人，哪怕背叛父母；但這種背叛是對自我的忠誠，對自我忠誠並不是自私。」

　　這是我從來沒有說出口的話，父母聽後非常震驚。諮商師說：「你們對他的傷害可能是無意為之，但是既成事實！察覺到這一點是很重要的。

第五章　命的隱現，他人的存在

真正的愛和幫助，不是替他做什麼，而是讓他去做他想做的事情，不管是什麼事。這是在修補，這個修補過程是必需的，否則事與願違，只能讓憂鬱掌控他的命運。」

媽媽是我們家庭中的核心人物，這次諮商結束後，媽媽大病了一場，爸爸擔負起照料她的責任，父母的感情越來越親近了，我的內心也有陽光照射進來。

我決定，一邊讓自己不斷強大起來，一邊繼續整理這一段時間的諮商體會。

第六章
衝突的症狀，因果的倒置

> 如果他想要在頭腦中或自己狹隘的英雄史詩中取得對於生與死的勝利，那麼他必須首先付出代價，這一代價就是精神官能症症狀。
>
> ——奧托・蘭克（Otto Rank）

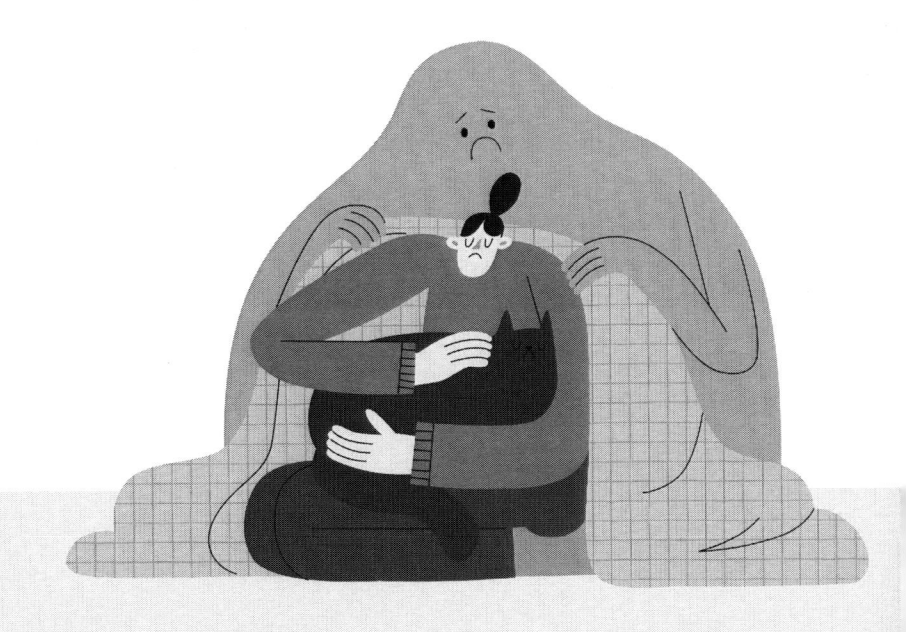

第六章　衝突的症狀，因果的倒置

憂鬱症患者的雙重痛苦

　　憂鬱症導致的痛苦是一種無形的、難以言說的、時時刻刻存在的折磨，是一種讓人寧願患上癌症也不願意承受的痛苦，這是我想結束自己生命的最大原因了。沒有體驗過的人很難理解我的這種感受。

　　我問諮商師：「你是否懂得這種痛苦呢？」這句話彷彿是一種探討，卻隱含著強烈的沒有緣由的怨恨之意，極具攻擊性，無論他如何回答都避免不了被攻擊的結局。假如他說懂得這種苦，我會說：「你又沒有得過憂鬱症你怎麼會懂？」如果他說不懂，那麼他有什麼資格來幫助我？

　　我內心一直認為諮商師挺可憐的，他為了我的「戰爭」而不斷付出著，但是，當症狀的痛苦淹沒我的時候，我會情不自禁地仇恨一切沒有和我一樣歷經受痛苦折磨的人，諮商師首當其衝受到波及，我哪裡還顧得上可憐他呢！

　　諮商師並沒有直接回答我的問題，他只是描述性地說，憂鬱症患者的痛苦是雙重的，第一重是憂鬱症本身引發的痛苦，第二重是這種痛苦不被周圍人理解的痛苦。有些精神性痛苦可以被侷限在一定範圍內，而憂鬱症患者的痛苦因為沒有自我來承載，四處漫溢，汙染周遭的一切，是極其難以化解的痛苦！

　　我不得不佩服諮商師說話的藝術，他避開了我的攻擊，卻又巧妙道地出了我痛苦的根源所在。在生命關鍵時刻，諮商師給了我沉重的希望，我倒發自內心地佩服起他來。

　　他讓我意識到，痛苦的根本原因就是自我的喪失。看似我是最有自我的人，但外人不知道，我的自我如同玻璃一樣易碎。

憂鬱症患者的雙重痛苦

　　我知道臨床上關於憂鬱症有明確的診斷標準，其中最突出的症狀是情緒低落，程度可起伏波動。具體表現在以下幾個方面：一是興趣減退甚至喪失，對日常活動和娛樂的興趣明顯減退，感受不到樂趣和愉快。常常迴避熱鬧的場合，也無意留戀美麗的風景。二是對前途悲觀失望，認為一切事物都毫無希望，個人前景黯淡。三是感到精神疲憊，精力明顯不足，打不起精神，想振作也振作不起來，什麼都不想做，也不想動。四是無助感，對自己的痛苦處境感到無力自拔，即使別人幫助自己，也感到無濟於事，只能聽之任之。五是自我評價下降，過份誇大自己的缺點，常常自卑、自責、內疚，認為自己是無用的人，看不到自己的優點與長處。六是覺得生命缺乏意義與價值，認為活著已沒有任何意義，常認為活著不如死了好。遇到事情老是往壞處想，甚至企圖自殺，但在具體行為上，則又顯得顧慮重重……

　　可只有描述有什麼意義呢？特別是對於像我這樣陷在絕望的痛苦中的人，我堅信尋求內在的原因更加重要。

　　我並不認為憂鬱症患者對什麼都沒有興趣，他們只是因為過度孤獨而渴求理解卻又不得才會喪失興趣，那是無奈的放棄，是一種對人們冷漠的反抗和發出的無聲吶喊。

　　人生難得遇知己。在與諮商師的探討中，我感覺到絕望漸漸遠去，我已經打定主意，無論如何我都要堅持諮商下去，把發生在我身上的這一切搞清楚，或者說挖掘出一個我能夠接受的解釋，把這一切記錄下來，寫成書，為那些真正關愛憂鬱症的人提供一個路標，讓走不出絕望的人們有個參考。下面是我整理出來的和諮商師關於痛苦的探討內容。

　　諮商師首先在我語無倫次的述說中，抽絲剝繭，總結出憂鬱症患者痛

第六章　衝突的症狀，因果的倒置

苦的四種表現，讓我的痛苦被真正看到。

第一種表現是孤芳難自賞的糾結感。

憂鬱症患者自造了一個世界，他在自己的世界中擁有著高高在上、與眾不同的神的感覺，在內心裡對周圍人是鄙夷的、不屑的；但現實是他必須生活在凡塵俗世中，需要贏得他人的認可作為自己的心理養分，害怕被人群排擠，為此只能假裝出謙遜、卑微的樣子，生活在痛苦的糾結中。

第二種表現是無處話心聲的淒涼感。

憂鬱症患者的痛苦是常人無法理解的，總被認為是在無病呻吟。有病的人才知道病痛，無病的人很難有切膚之感。就好比憂鬱症患者本是一個衣食無憂的人，卻整日裡哀嘆生活的不如意，對於那些忙著養家餬口的人來說，這無異於是在顯擺和炫耀；而對於憂鬱症患者來說，確實是感到不如意，因為他們要的不是有吃有穿。患者說出來真實想法，他人無法理解；不說出來，又痛苦萬分，只能無處話淒涼。

第三種表現是無處可容身的恐慌感。

憂鬱症患者最大的夢想就是過上自由自在的生活，但現實中患者創造的無解衝突總是開著冷酷的玩笑，「要什麼沒什麼，不要什麼卻有什麼」，無論如何掙扎，其一生就是夢想難成真，無處可容身。

憂鬱症患者如住無人小島一般，孤獨無助，他們身邊不是沒有親人，只是不能好好相處。關係近了，就折磨式地糾纏於「應該」的指責中；沒有關係，就無原則地討好他人，試圖取得他人的喜愛、認可，但可悲的是即便獲得，也根本沒有享受的心情。因此，患者在人群中顯得極其孤獨。

第四種表現是天下無一知己的苦悶感。

憂鬱症患者看似不需要他人的理解，其實內心最渴望的就是被理解。

憂鬱症患者的雙重痛苦

但是他們對理解的要求很高,尤其對親人的理解要求十分苛刻。外人的安慰對於患者來說無異於隔靴搔癢,很難入其心,難以排解那種如細絲繞頸讓人窒息般的痛苦。

憂鬱症患者的思維和反應形式是獨特的,無法用正常人的思路去理解。其實患者的思維不單單常人無法理解,患者相互之間也不能理解,他們只能孑然一身獨自品嚐痛苦,不得不清高脫俗。

諮商師總結道:「總之,憂鬱症患者因為生而為人,卻要當神,滋生了很多精神痛苦。與人無法交流,與神聯繫不上,還得承受著無人述說、無人能懂的更多痛苦。從道理上來說,只要他們放棄當神,回到人間,一切痛苦就都化解了。但他們曾經承受的無數痛苦已織成王冠,戴在頭上,反倒成了憂鬱症患者成神的資本,他如何能輕易摘下來呢?」

是呀,這麼看來,「成為神」是憂鬱症患者的人生目標,痛苦讓他感覺離神更近了一步,怎會輕易放棄呢?可是,人都會有精神痛苦,為什麼憂鬱症患者的痛苦如此氾濫?因為他們沒有盛裝痛苦的容器,所以痛苦四處流淌,把整個精神世界都汙染了。

自我是盛裝痛苦的容器。水需要杯子,氣體可以充進氣球裡,而痛苦倒進自我裡,就好處理了;否則,就跟我一樣,沒有自我,整個人都被痛苦腐蝕。我的自我呢?諮商師推薦我去看一本書,伯納德‧派里斯(Bernard Paris)所著的《一位精神分析家的自我探索》,我把書中關於自我是如何喪失的內容,摘錄如下:

我原先的生活,它出了什麼事?……怎麼可能喪失一個自我呢?這場背叛,不知不覺,不可思議,開始於我們童年時候的祕密精神死亡──當我們得不到愛,當我們與自己自發意願隔離的時候。想一想,我們還剩

第六章　衝突的症狀，因果的倒置

下些什麼？什麼都有，好像沒有失去什麼，但是我們的魂丟了。主要源於父母的期待，他人的期待。他們期待的是成為他們的延續，而不是成為一個自己的我，他們的期待又來自哪裡呢？當時的社會習俗和主流文化的崇尚以及父母自身的功利和其他更多無形的因素。於是，他們將期待融合在管理中，悄悄地扼殺掉多事的自我，然後，就可以順理成章地完成期待，這種扼殺如同一種古代的去勢術，也就是弗洛伊德所稱的閹割，這一切在悄然中完成。最常用的一種方法就是愛他、改變他。哦，他們「愛」他（指孩子），可是他們要求他、強迫他、期待他成為另外一個人！因此，他必須得不到認可。是他自己學會相信這一點的，最後他甚至認為這是不言而喻的。他已經真正地放棄了自我。無論他現在是否遵從他們，無論他現在依賴他們、反叛他們或是逃避他們，這些都無關緊要，他的行為、他的表現，這才是重要的。他的重心是在「他們」身上，而非在自己身上。

　　看似活著，他其實已經死去，而最後的自殺無非是一場告別儀式而已。一切都顯得很正常。沒有任何犯罪意向；既然沒發現屍體，也就沒有謀殺。我們看到的只是太陽如常東昇西落。然而發生了什麼？他被遺棄了，不僅被他們，而且被他自己（他實際上已沒有了自我）。他丟失了什麼？正是他身上最真實、最有活力的東西，即他對自己的肯定——這正是他成長的能力——他的根本體系。可是天哪，他沒死，「生命」還在繼續，所以他也必須繼續活下去。從他放棄自我的那一刻開始，隨著他放棄自我的程度與日俱增，他全然毫無知覺地塑造並擁有起一個偽自我。但這是一個權宜之計——這個自我是沒有願望的。這個偽自我不得不愛（或害怕）一個它本來瞧不起的人，它不得不把弱者當成強者，它命令你經歷種種場面（可是它們其實只是一場場滑稽戲！），不是為了樂趣、快活，而是為了生存；並不僅僅因為它想運動，而是因為他必須服從。這種必要性不是生活——不是他的生活，這是克服死亡的防禦機制，也是死亡的機制。

憂鬱症患者的雙重痛苦

喪失自我會產生絕望,但這種絕望既不會喧嚷,也不會尖叫。喪失自我使我們失去意義、方向和價值,並受相互衝突的神經質解決辦法之要求的控制。

人們繼續生活,彷彿他們仍和自己活著的重心保持直接聯繫。任何其他損失——比如失去工作,或者失去一條腿——會引起更多的關注。自我是全世界最不願被問及的東西,因此,最大的危險,即喪失自己的自我,會毫不引人注意地悄然發生,就像什麼也沒發生一樣。

我反覆閱讀了這一段文字好幾遍,頗有感觸,我的真自我早已被媽媽的高期待扼殺掉了,我的精神已死,只是肉體還沒有離去而已。

諮商師繼續說:「並不是所有的人都會選擇失去自我,有些人堅持自我,即便失去生命。但這種選擇與自殺有著實質的區別,在《一個始終如一的人》一書中,湯瑪斯·摩爾（Thomas More）爵士十分現實地在危機四伏的世界中周旋,在不放棄自己原則的前提下盡可能委曲求全。但是當在某些場合說『是』意味著背叛自己的價值觀、自己的世界觀、自己的自我感時,他選擇說『不』,他說:『當一個人宣誓時,他雙手正捧著他的自我。就像這手中的水一樣。如果他張開手指,那麼,他就別指望再找到自己了。』摩爾爵士從容選擇了死而保有了自我。」

「談及喪失自我時常會有這樣的失誤:好像這個人已經有了自我,最後喪失掉了。其實不然,喪失的前提是有自我,然後才有喪失的資格,沒有自我而空喊喪失自我的人是一種很奇怪的現象,就如同死嬰根本沒有活過卻被稱為夭折。」

「憂鬱症患者成為自己的路很長遠,先消除虛我,再形成自我,保持自我,最終成為自我。」

第六章　衝突的症狀，因果的倒置

「形成真自我，必須建立在人生的體驗之上，而這是你最缺乏的。你的人生體驗大都在書本中，在現實中的體驗極少。體驗是逆流而上的挑戰和產生的各種不同感受。每日重複性的事情，體驗價值不大，憂鬱症患者幾乎沒有各種體驗的累積。心理學家卡倫・荷妮（Karen Horney）曾說，憂鬱症患者以拋棄其真實感情和發展複雜的防禦策略，來應付心理需要得不到滿足而產生的焦慮。這是自我喪失的起點，也是精神自我開始的起點。全然地放棄虛幻的自我，重新造一個真正的自我，只要依從現實的原理，從哪一點開始都可以。生命的原理是反向的，反著自己的模式，逆向而行，就可以獲得全新的生命。過去的你一直在壓抑，討好父母，現在勇於表達內心真實的聲音，擁有一種新的感受，累積起來就是一種自我的再生。除此之外真的沒有其他路徑，即使不真正相信也得搏一次，否則隨著時間的流逝，就再難以回頭了。」

症狀的本質

痛苦是我最主要的憂鬱症狀，諮商師依照我的情況，討論症狀的本質，這些內容和醫學上的分類有所不同，但對於我來說，更容易理解。

症狀是一種貌似疾病而非疾病的衝突結果，是以「焦慮」為核心的，在生理、心理以及人格三個層面呈現出的各種痛苦形態群。

在諮商師描述的體系中，症狀被分為三種類型：一是常見的精神官能症症狀，如焦慮、憂鬱、恐懼、強迫、疑病、身心疾病表現等；二是模式化症狀，也可以叫強迫症，它是為了應對內外壓而形成的機械強迫式的各種模式，比如武斷、刻板、霸道等，模式緩解了焦慮，卻惡化了生命；三

是人格症狀，以人格的方式融入個體的生命中，常說的人格障礙就歸屬於此類。

症狀的表現形式千差萬別，但核心根源都是因為內心的衝突長期沒有化解，達到臨界點之後，最終呈現出不同的形態。如同醫學中的疝氣，它是循著人自身的薄弱點而突出的。由於不同的個體有不同的心理薄弱點，所以不同的個體有不同形態的症狀。

作為個體生活在世界上，都會產生許多衝突，如果能及時面對、化解或者放下，會讓人變得強大，或者意識到自己只是一個普通人，這是正常人的處世之道。

然而憂鬱症患者走的不是常人路線。他們因為目標高，現實中遇到的衝突會更多，無力化解就逃避，一旦形成習慣性逃避，衝突就越積越多，個體為了內心的平衡，就啟動防禦機制，把意識層面中的各種衝突壓入無意識層中，本該面對、化解的衝突就這樣銷聲匿跡了，人的焦慮暫時得到緩解，但是壓入無意識層中的衝突會不斷發酵和毒化，最終噴湧而出，透過個體不同的薄弱處進入意識層面，形成以某種症狀為主的不同組合式的衝突症候群，如黑洞一般，強力吸引著個體本就匱乏的生命能量，去試圖對抗症狀。但這是一條死胡同，症狀後面是衝突，唯有化解衝突，症狀才能消失，否則是在促使個體生命更快地衰弱死掉。

衝突症候群與個體的個性特點、應對模式、所處的文化環境、遭遇的衝突類型及其他許多因素都有關，這些因素可總結歸納為三個方面。第一是個體自身的薄弱點。壓抑的衝突能量即便是相同的，但是能量變形時遇到的個體是不同的，從不同的薄弱之處噴發出來就變成了不同的症狀。第二是個體的潛在利益。患者一直在投機取巧，症狀出現，本是訊號，

第六章　衝突的症狀，因果的倒置

如果選擇成長，就會變得強大，但是患者會選擇看似有益實則有害的「利益」，只為了緩解眼前的焦慮，進行著各種不可思議的組合，從而形成了千姿百態的症狀。第三是個體的模式。症狀的產生與個體的思維、行為、反應模式相關，比如一個嬌生慣養的人，習慣於依賴他人和控制他人，這樣的人很少會形成自身強大的能量，他的症狀也是為了吸引他人的無償付出，利用人心來得到自己想要的一切。

症狀的表現形式不同，但實質都是對自身不足的虛掩。經研究發現，學生們大多是投入到「遊戲」、網戀或色情影片中；江湖人士喜歡酒精、菸草、性及毒品；文化人喜歡深沉、優雅高尚的東西，於是就會有點憂鬱；道德感強的人士多因自律的衝突和儀式的不得不而導致強迫思維、強迫行為；深受壓抑之苦的人容易偷梁換柱，不但欺騙了別人而且連自己也欺騙，陷入疑病症狀中；自戀者常常會因各種原因陷入嗜吃或厭食的困擾中，從而出現各種進食障礙；另外，有一族漂泊者，會裝瀟灑地什麼都不在乎，什麼都不需要，其實是在強撐自尊，容易陷入無感覺症中，出現空心狀態。

諮商師強調，在現代的背景下，除了憂鬱症因為自殺的因素而受到社會一定程度的關注，其實焦慮症、強迫症、疑病症也是廣泛存在的，但是並沒有引起足夠的重視。為了更深入了解憂鬱症，去辨識焦慮症、強迫症、疑病症等也是非常有必要的，它們都是同門師兄弟，本質一樣。

▆ 焦慮症

這是一種以焦慮情緒為主的內心衝突症。常表現為情緒不安、提心吊膽、肌肉緊張、恐懼死亡等，患者因難以忍受不安又無法解脫而感到十分痛苦。焦慮症的本質是對無常的敏感，因自我過度虛弱產生一系列擔憂，

虛耗了精力，陷入迷失的漩渦中。

　　在遇到危險情境時，人們會有足以解除危險的（與危險程度相當的）應激反應。這是一種天生的能力，大多數情況都能應付自如，有驚無險，或者化險為夷。但是，當危險超出了人們想像的程度，按照過去的預想所做的應激動作失效時，這種能力就受到了挑戰，多次經歷類似的失敗後，不免產生矯枉過正的過度反應，甚至在沒有危險時也有一種危機感，並對某種假想的危險做出反應，這就是焦慮症人格的真正來源。

　　焦慮症患者用擔憂代替了個體對未來的真正嚮往，就如同那些吃著乾草的駱駝。駱駝是一種憂患意識很強的動物，據說駱駝常花一整晚慢慢嚥下幾公斤苦澀的乾草，卻不為貪圖美味而吃鮮嫩的青草，因為它害怕主人第二天就會讓它穿越沙漠，而胃中的乾草要比青草耐飢。無獨有偶，還有一種動物也是如此。在撒哈拉沙漠中，存在著一種土灰色的沙鼠。每當旱季到來之時，這種沙鼠都要囤積大量的草根，以準備度過艱難的日子。但有一個奇怪的現象，就是沙地上的草根已經足以讓它們度過旱季時，沙鼠仍然要拚命地工作，將更多的草根咬斷運進自己的洞穴，似乎只有這樣，它們才能感到踏實，否則就焦躁不安。研究證明，沙鼠的這種行為，出於一種本能，是由一代又一代遺傳基因所決定的。沙鼠所做的事情常常是多餘又毫無意義的。曾有不少醫學界的人士想用沙鼠代替小白鼠做醫學實驗，因為沙鼠的個頭很大，更能準確地反映出藥物的特性。但是沙鼠一到籠子裡，就表現出一種不適的反應。儘管它們在這裡根本不缺草根及食物，但它們還是習慣性地不能踏實，最後沙鼠一個個很快死去。它們是因為極度的焦慮而死亡，焦慮源自心理的自我威脅，而這種威脅並非真實的生活狀況。這與現代人的焦慮、擔心有著驚人的相似。

　　沙鼠的焦慮可以讓它喪命，駱駝的憂患意識也讓牠成為永遠的苦行

第六章　衝突的症狀，因果的倒置

僧。人們面對飛速發展的時代，也必然患得患失、要強而自卑、追求完美而又力不從心，永遠做著患病、遲到、落榜、不及格、被追趕之類的噩夢。這是一種對我們當下處境和前途的深層擔憂和恐懼，一種想要抓住自己的頭髮使自己飛離地面而不能的無奈和疑惑，一種讓我們遠離幸福感、擁有而不能享有的根源。

■ 恐懼症

恐懼症是一種以不合理地懼怕外界客體或處境為主要表現的內心衝突症。明知沒有必要，但患者仍不能防止恐懼發作，常伴有顯著的焦慮和自主衝突症狀。患者極力迴避所害怕的客體或處境，或是帶著畏懼去忍受，其表現是多樣化的。

比如說場所恐懼症，害怕對象主要為某些特定環境，如廣場、封閉空間、黑暗場所、擁擠的場所、交通工具等，其關鍵特徵是過分擔心處於上述情境時沒有即刻能用的出口。

社交恐懼症害怕對象主要為社交場合，如在公共場合進食或說話、聚會、開會，擔心自己做出一些難堪的行為等，怕與他人目光對視等。

還有一些人害怕的對象是特定物體或情境，如昆蟲、鼠、蛇、狗、高處、黑暗、雷電、鮮血、外傷、打針、手術或尖銳鋒利物品等。

恐懼症的本質是害怕死亡，不管具體害怕的對象或處境是什麼，最終的落腳點是生死衝突。

■ 強迫症

強迫症指一種以強迫症狀為主的內心衝突症，其特點是有意識的自我強迫和反強迫並存，二者強烈衝突使患者感到焦慮和痛苦。患者感受到觀

念或衝動來源於自我，違反了自己意願，雖極力抵抗，卻無法控制；也意識到強迫症狀的異常性，但無法擺脫。大多以儀式動作為主來減輕精神痛苦，但社會功能嚴重受損。常表現為機械儀式類、洗滌潔癖類、檢查計數類等形式。比如出門必須先邁左腳，否則就得重新來過、反覆洗手、反覆計數……等等。

強迫症的本質，是內心高度的自律，超我不允許本我呈現，以機械僵化形式來化解內心焦慮，找到某種完整感。強迫症以儀式感替代個體的無力感，成了現代的通行人格。我們的時代是一個突飛猛進的時代，是一個天天都在發生奇蹟的時代，是一個變化速度超出人們承受力和想像力的時代，因此，我們這個時代，人們整體的精神面貌就是浮躁、焦慮、自我要求過高，強迫症從某種意義上說，正成為我們這個時代人格的某種特徵。

疑病症

疑病症是極度壓抑之人，向內攻擊自己，拿自己設定苦肉計形成的一種以擔心或相信自己患嚴重軀體疾病的永續性優勢觀念為主的內心衝突症，患者因為種種不適反覆就醫，醫學檢查多次正常和醫生的反覆解釋，均不能打消其疑慮。即使患者有時存在某種軀體障礙，也不能解釋其所訴症狀的性質、程度，或患者的痛苦與優勢觀念，常伴有焦慮或憂鬱。可涉及身體的任何系統或器官，最常見的是胃腸道不適（如疼痛、打嗝、胃食道逆流、嘔吐、噁心等）、異常的皮膚感覺（如搔癢、燒灼感、刺痛、麻木感、痠痛等）、皮膚斑點，性及月經方面的主訴也很常見。

內心衝突症的家族裡還有空心症、彼得潘症候群等。

諮商師告訴我，他之所以要聊焦慮症、恐懼症、強迫症、疑病症等，就是讓我看到儘管這些症狀名稱不一樣、表現的主要症狀群不一樣，但其

第六章　衝突的症狀，因果的倒置

本質都是一樣的。我現在的診斷是憂鬱症，也許過一段時間，我會表現出焦慮症、強迫症，我必須要對此有所警覺。他曾有位來訪者，一開始是憂鬱症，後來自覺憂鬱情緒好了，就自行停止了諮商，過了不久，又回來了，說是出現了強迫洗手，殊不知，原來的憂鬱症並沒有真正根除，只是變形為強迫了。

症狀就像黑洞，吸引個體的能量去對抗它。如果不化解衝突，症狀是不會消失的，或者看似消失了，實際是變形為其他症狀了。

除去有明顯醫學特徵的內心衝突症，還有很多現實生活中常見的變化多端的症狀。

壓力症，也稱壓力癌症。在醫學研究中發現精神上的壓力會干擾免疫系統的正常機能，降低防禦外來病毒及自身體內細胞癌變的敏感度。問題是，為什麼不同的人在同一條件下感受到的壓力大小有著天壤之別？壓力的不同僅僅是生理上的問題嗎？顯然不是的，壓力與心理因素有密切的關係。

斯德哥爾摩症候群，是指被害者對於犯罪者產生情感，甚至反過來幫助犯罪者的一種情結。人質會對劫持者產生一種心理上的依賴感，他們的生死操控在劫持者手裡，劫持者讓他們活下來，他們便不勝感激。他們與劫持者共生共死，將劫持者的前途當成自己的前途，將劫持者的安危視為自己的安危。於是，他們把解救者當成了敵人。這種情況很容易辨識，問題是為什麼會發生這樣的情結？原理是什麼？研究者從進化心理學角度來解釋，新生嬰兒會與最靠近的有力的成人形成一種情緒依附，以採取最有利於周邊成人的態度，實現他能生存的可能性，斯德哥爾摩症候群可能是由此發展而來的。

生活中還有各種變態類和人格障礙類的癥結，比如過動症、抽搐症、自閉症、摩擦症、戀物症等。也有不少近年來才出現的新標籤，如傲嬌症、拖延症、恐婚症、倦怠症、性飢餓症、愛缺乏症等。

諮商師說：「任何事情都不會憑空出現，它總是有來龍去脈的，儘管這種探索極其複雜艱難，但是，了解它才是解決問題的核心。作為心理諮商師不能給來訪者貼個醫學標籤就行了，上述各式各樣的症狀表現和我們的生活息息相關，一定要去探索其內在本質。來訪者生活在症狀碎片當中，沒有地圖，就不可能走出內心衝突的迷宮。」

世界上有不少一線的心理諮商師，執著探索著症狀背後的本質。

丹・凱利（Dan Kiley）博士，美國著名心理學家和臨床心理治療師，伊利諾州立大學的心理學博士。他在臨床實驗中發現，自己治療的很多男孩子都面臨著成長的困擾，拒絕長大、拒絕承擔責任，很像世界名著《彼得・潘》（Peter Pan）中長不大的主角，於是深入研究，出版了《彼得潘症候群：不曾長大的男人》（The Peter Pan Syndrome: Men Who Have Never Grown Up）一書。

他在前言中寫道：

它威脅不到生命，所以算不上是一種疾病；但它危害人的心理健康，所以又不僅僅是一種麻煩。就它的症狀來說，幾乎人人都見識過，所以我不敢把它算成是我個人的發現。但是，蒙在它頭上的面紗，卻從來沒有被揭開過，所以本書也絕非是老調重彈。

這是一種心理現象，雖然無法把它歸入任何已知的類別，但沒有人能否認它的存在。做我們這職業的，常把一種異常現象命名為某某症候群。用標準的專業術語來說，症候群是指以某些類型的社會形態表現出來的一

第六章　衝突的症狀，因果的倒置

系列症狀。我要介紹給你的，是一種在社會上正引發大量問題的症候群。我們都知道它的存在，但是至今還沒有人給它命名或做出解釋。

我研究這種症候群已經很多年了，一直試圖搞清楚這裡面錯綜複雜的因果關係。在很長一段時間裡，我一直懷疑我遇到的那些案例都只是個案；然而，在過去的 20 年到 25 年間，現代生活的壓力讓引發這種症候群的因素更加普遍了，它的出現頻率有了急遽增加。毋庸置疑，在可預見的未來，情況還將進一步惡化。

透過多年來為青春期的孩子、大學生和年輕的已婚夫婦提供諮商，我累積了許多經驗，對成年過程中的煩惱和磨難有了更深入的了解。我漸漸得出了一個令人吃驚的結論：相當數量的年輕成年男性並沒有真正成熟起來。這實在是很蹊蹺。

本書將帶你去關注那些從未長大的成年男性，帶你了解他們是怎樣走到這一步的，以及在面對這樣一個男人時，我們應該怎麼辦。等你讀完本書前兩章，你可以試著去辨認身邊是不是有誰在承受著這種症候群的折磨。當你突然了解了這個人的行為，我想你肯定會恍然大悟：「啊，原來如此！」

因果的倒置

誰能說坐在我面前的這個諮商師不是丹・凱利呢？我說出了這一想法，他聽後並沒有像我們傳統美德倡導的那樣謙虛推讓一下，而是愣在了那裡，顯然我說的這句話深深觸動到他。他點了點頭，用一種特別的眼神盯著我看，我熟悉那種眼神，孤獨到極致，希望仍在眼中閃爍著，相信能找到知音的眼神。

因果的倒置

　　我確信他知識淵博，頭腦睿智，但是，我並沒有覺得他是偉大的，他接下來的話讓我震驚。他非常嚴肅地說：「人們常把偉大的發現比作蘋果，伊甸園中有了第一個蘋果，砸在艾薩克·牛頓（Isaac Newton）頭上的是第二個蘋果，而追求精緻、改變人類生活方式的史蒂夫·賈伯斯（Steve Jobs）命名了第三個蘋果，我認為，內心衝突症體系的創立就是第四個蘋果。我為此付出了整整 21 年的艱辛探索，繪製出一張清晰的地圖，能幫助許多人走出精神痛苦的迷宮，重新找到自己的人生之路。」

　　我覺得他是不是有點太狂妄了，第四個蘋果？怎麼可能呢？

　　諮商師看出了我的不屑，坦誠地說：「我希望你堅持走下去，你會有更加深刻的體會，我之所以能如此了解你彎曲的心理軌跡，就是根據在衝突症體系之上所做出的標記。我先給你介紹一個概念，因果倒置。」看來他已經多次遭受過他人的嗤之以鼻了，所以並不太在意。

　　諮商師以一個故事開始了講述。

　　有一次，他和一位著名精神病醫院的院長探討關於憂鬱症的治療話題，他談到了因果倒置的觀點，引起對方極大的興趣。他說對於憂鬱症的治療，大多方向是反的，效果當然不盡如人意。根源在哪裡？憂鬱症的起因是個體在應對衝突時，選擇的是逃避而不是面對，久而久之，無解的憂鬱痛苦會越來越濃烈。人體是一個相互影響的系統，長期浸泡在憂鬱情緒中，神經傳導物質當然會發生些變化。現代醫學中，人們找不到一個明確的病因時，會更加地依賴生理指標。於是，本來是因為個體的內心衝突導致了憂鬱症，這是個「果」，但一旦醫學診斷出來後，個體反倒一下子輕鬆了不少：這不是我的錯，是因為我有病了，「果」變成了「因」，他們可以更加心安理得地逃避了。因果倒置的創造者正是憂鬱症患者本人，是他

109

第六章　衝突的症狀，因果的倒置

們無意識和有意識共同參與的創舉，為了活得更好卻悲慘地死掉了。正可謂一招不慎滿盤皆輸，一念之間一生盡毀，一個轉身的好機會喪失了。這正是很多憂鬱症患者用藥緩解過後，往往再度復發的根源，用藥只能緩解痛苦的情緒，不能化解內心的衝突。

院長對這個觀點非常認同，臨床上的情形確實如此。不過院長也表達了臨床治療的困境，一個精神科醫生每天要面對大量的患者，他們根本沒有精力去鑽研、處理如此複雜的內心工程，何況對於臨床醫生來說，用藥是最簡潔、最安全的途徑，可以最大程度避免醫療糾紛。

說到這裡，諮商師提到一本書《危險的心理諮商》，書中講到一位女心理諮商師治療一位憂鬱症患者的案例。諮商師給予患者無微不至的關心，允許患者隨時隨地電話聯繫自己，儘管已經嚴重干擾到自己的生活品質，也堅持付出著。不幸的是那個患者還是自殺了，並且留下了一封遺書，說諮商師對他有非分的想法和性騷擾，為此，諮商師丟了自己的執業執照，還被不知真相的人們唾罵。聰明的臨床醫生或心理諮商師不會為了憂鬱症患者而毀了自己。

我確實理解到心理諮商師是個高危職業，就比如我，如果真的自殺了，我的媽媽是不會放過諮商師的，想到此，我不禁打了個冷顫。

諮商師感慨道：「因果倒置是一個偉大的發現，但不可能在社會上得到應有的肯定，因為這個真相很多人並不想接受。如果接受了，憂鬱症患者的內心就會更加不安，無法再自欺欺人、躲在病裡躺平；精神科醫生也無法坦然自若地用藥了；心理諮商師只能面對憂鬱症的深層原因和生死選擇等問題進行討論……這就如同皇帝的新裝，大家看到了也不想戳破。然而，受害的是患者，他要在黑暗的迷宮中，耗盡自己精力，本來還有的希

望之光也會因為人們的漠視而徹底消失。」

真正的心理諮商是個孤勇者的遊戲，同行者不會很多。我有些理解他為什麼不願意寫書了，如果真寫了，會招來多少的非議啊，如果是我，絕不會做這麼不明智的事情。

諮商師說內心衝突症就是過去所指的精神官能症，他曾在多年前發表過一篇論文〈為精神官能症更名：內心衝突症〉，用內心衝突症替代了精神官能症的稱呼，因為一來精神官能症在國際診斷標準中已慢慢淡化，二來內心衝突症更加精準地詮釋了這一類病症的本質。

諮商師詳細地向我說明內心衝突症的發展變化軌跡，讓我看清楚因果是如何倒置的，我的很多困惑徹底消散了，總結如下：

人們因為本體的焦慮而進行防禦形成了無盡的壓抑，導致各種形態的衝突，這些衝突再經過過度防禦，就形成了衝突的循環，隨著時間的流逝，患者的症狀會改變，最終導致失去了各種功能，無力的絕望感又會推動下一輪的循環，直到走上自毀的盡頭，這就是患者悲慘的生命軌跡圖。

在惡性循環圈中有幾個節點。

第一個節點就是壓抑生衝突。

患者面對現實生活和自己內心高理想的強大壓力時，根本無法消化，又無法放下，必然形成衝突，為了維護自我內心的寧靜，無意識地創造出固化思維，於是固化思維和壓抑相互配合，不斷循環，孕育了更多個無解的衝突。

第二個節點就是衝突生症狀。

當衝突無限增加時，為了緩解內壓力，衝突必須尋求出口，這個出口就是症狀，症狀暫時緩解了壓抑的焦慮，以便騰出空間進行更深層次的壓

第六章　衝突的症狀，因果的倒置

抑，直到生命的最後能量衰竭時刻。

第三個節點是症狀強化固有的思維。

症狀製造出諸多痛苦，必然引誘患者的關注，激發出急於去除症狀的強烈願望，就會把症狀當成「因」，出現因果轉換，既可以暫時緩解焦慮，又可以進入第二次的逃避階段，「我有病了，我也沒有辦法再去做什麼了……」症狀帶來的這種新的逃避藉口，會不斷強化成為固化的觀念。本來是因為患者在現實中逃避而拖欠的衝突無解之帳，積壓到無法支撐的時候，出現症狀，這是「症之果」。此果，因壓迫窒息，讓個體無意間將它轉換變成一個事情的「因」，從而將自己從「現實的衝突」中解脫，陷入「幻化的衝突」中。這樣的結果，只能暫時緩解些痛苦，但是患者不得不遁入精神障礙的掩體中，更難以透過外力來解決內心的衝突了，無形間又加劇了衝突的程度，繼續累積直到下一個改變的到來。

第四個節點是固化思維衍生出衝突，從而形成衝突閉環。

固化思維，導致原有的衝突沒有化解，更誘發新的衝突，衝突生症狀，症狀強化了固化思維，衝突、症狀、固化思維三因素形成惡性循環，就這樣，患者的能量無時無刻不在加速流逝，沒有補充，生命衰竭，唯有自殺才能終結痛苦的循環。

患者常見的固化思維有很多，例如：

「認為自己一定能找到一條康復的奇蹟之路！」所以虛擲大量能量，就是不想用到提升能力化解衝突這條路上。好比秦始皇派出大量的人尋找長生不老藥，而沒有把能量用於發展醫術和提升自己健康水準。

認為只要症狀沒了，一切都會好起來，形成去除症狀行動上的固執，在除症的過程中，患者越來越受困其中而不能動彈。比如我因為害羞不敢

交際，於是用對著鏡子練習、自我激勵等方法試圖去除害羞，認為只要害羞克服了，我的人際關係就自然和諧了。能量專注於去除症狀，而不是去實踐，方向反了。認為症狀會隨著時間自動好轉。內心衝突症症狀的一個最大特點，就是它自身能變形，從而給人造成錯覺。比如反覆鎖門的強迫症，不知怎麼就消失了，看似好轉了，其實出現兩個新的症狀——洗手和強迫計數，好轉是假象，本質是症狀裂變了。如果不能看透本質，患者就會產生「只要堅持對付這些症狀，最終我就會勝利」的感覺，強化了與症狀對抗的固化思維。

諮商師詮釋完理論，舉了一個非常具體的案例，就是「社交恐懼症」，讓我更加清楚因果倒置的變化過程。一位來訪者因為沒有社交技巧（因），害怕與人交往（果）。沒有人天生就會社交，努力去實踐是化解害怕的手段。但是來訪者會逃避，無意識把因果倒置：因為有社交恐懼症（果當成因），所以不敢社交。這樣發展下去，患者只會更加恐懼社交，形成心結，然後又把全部精力投注到這個「害怕」心結上，更沒有能量去提升社交能力了。

結合著諮商師的介紹，對照自身，我有了很多覺察。

憂鬱的痛苦，既讓我擔憂，也掩藏著某種竊喜。喜的是我不用面對各種現實壓力了，只用去求醫問藥即可，父母和妻兒對我都是百般謙讓、噓寒問暖。還記得剛拿到醫院的憂鬱症診斷證明時我內心的複雜心情，當時我長嘆一口氣，既有些害怕，又感到踏實了，畢竟不是什麼絕症，吃藥就能緩解，如果效果不好，也不是我的問題，是醫生能力有限。

當我有病了，沒人敢指責我。醫生不敢，父母不敢，妻子不敢，公司的主管也不敢正常安排工作，同事們更是躲得遠遠的。

第六章　衝突的症狀，因果的倒置

　　人們因為不了解內心衝突症的變化之複雜、變化之規律，所以不敢輕易斷定症的原因，也就沒人敢說症不是病。症確實不是病，從漢字的含義來說，症是正常人戴著一頂病的帽子，症的特點是自作自受，而病是無能為力。

　　錯在誰呢？社會有責任，父母有責任，個體也有不可推卸的責任，這是以個體為主導三位一體的合謀。社會為了推脫自己的責任，為患者貼了一個合情合理的「憂鬱症」診斷標籤。權威的醫生會因為各種現實原因去附和「症是精神障礙」，從而從醫學的角度確立了症是「因」的合法性，用各種藥物和儀器處理症狀就是了。對這個標籤父母也無法再說什麼，因為父母有說不出口的隱密心思。許多父母早就被折磨到失去了耐心，渴望早日做一個了斷，一旦有個明確的診斷結果，就可以認命了。因為是病，父母不用反思自己的錯位教養，不用承擔再培育的巨大工程，不用內疚，只是繼續陪伴患者吃藥看病即可，這是最省心的一個選擇。患者更是樂其無責，即便感受到自己應該承擔責任，應該改變行為模式，應該去儲備現實能力，也不願去做，畢竟那樣太苦太難。最難的恐怕就是心理諮商師了，不指出患者因果倒置的逃避手段，症狀就成了一個新的死結。若指出來，需要諮商師能看透本質，還需要諮商師有真正的擔當。

　　諮商師完全沉浸在自己的描述中，就如同一個藝術家在展示自己的作品，陶醉而忘我。最後他說生命是一個有機體，固化思維是一把雙刃劍，可以是內心衝突症患者走出困擾的基地，也可以是內心衝突症患者滑入深淵的推動力。他所做的工作也是讓患者形成新的固化思維，那就是真正轉變症狀的做法——強大自己。

　　內心衝突症不是絕症，只要內在能力提升，就會阻斷無意識的焦慮驅使。但是必須附帶一個條件，即把自己過去逃避的一切連本帶利地還回

因果的倒置

來,並兌現「實現自己偉大夢想」的承諾。患者不走過地獄,就永遠到不了自己渴望的天堂,諷刺的是患者往往不想穿越地獄,試圖直達天堂。諮商師就是要讓患者認清現實:開啟成長之路,別無他法,只能從穿越地獄開始!

第六章　衝突的症狀，因果的倒置

第七章
自毀還是自救

> 生活不可能像你想像的那麼好,也不會像你想像的那麼糟糕。人的脆弱和堅強都超乎自己的想像。
>
> ——居伊・德・莫泊桑(Guy de Maupassant)

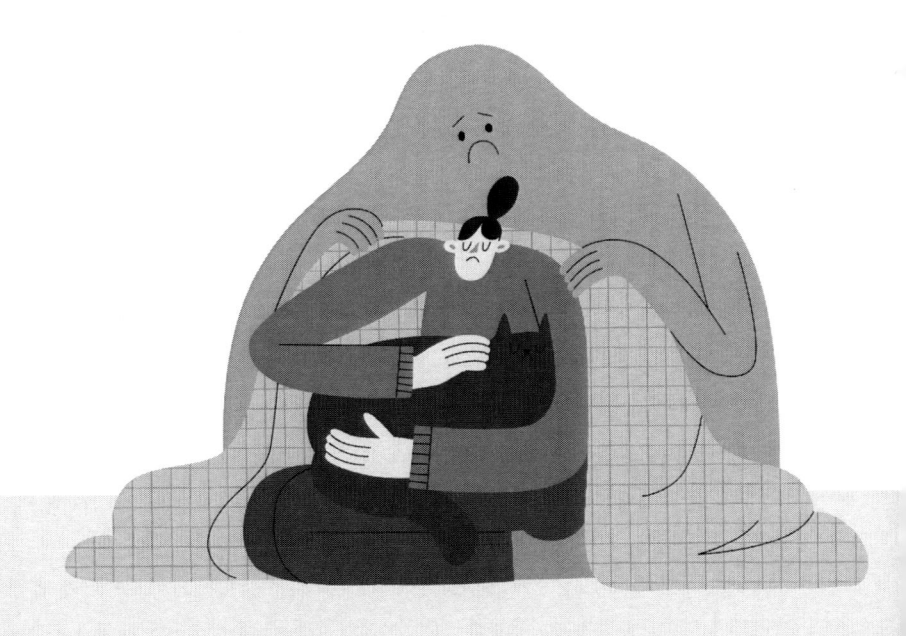

第七章　自毀還是自救

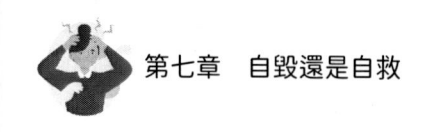

只能毀掉自己

「生存還是毀滅，這是一個值得考慮的問題。」莎士比亞在《哈姆雷特》中借用王子之口，說出史上最著名的這句話。

我的情況不正是如此嗎？在我長達一年時間的諮商裡，有三個問題始終在我的腦際中盤旋。之前的諮商師總是顧左右而言他，今天我想知道面前這位諮商師的答案。

諮商師看起來神清氣爽，他告訴我，一位來訪者在他的陪伴下，心智獲得很大的成長，今天發來訊息說考上研究所了。對於諮商師來說，看到一個生命重新站立起來，這是最大的慰藉。諮商師很有信心地對我說：「你也一定能站起來，而且還能綻放出最閃亮的本質。」

我堅定地點點頭，表示出決心。說：「今天我想問三個問題，它們一直困擾著我。」他看著我沒有說話，等待我開始提問。

「第一個問題是我會不會死？」我盯著他問。「你必然會死。」他的話很平靜，但還是讓我的心不由得抽搐了一下，從來沒有一個人如此回答過我。儘管我們都明白，我談到的這個死，不是所有人最終都會走向的終點，而是說，作為身患憂鬱症的我的提前求死行為。「如果你繼續沉溺在憂鬱中，你必然會死，不過死的方式不同，自殺只是最常見的一種。其實不用問我，你早已經知道了答案。」

短暫的沉默，諮商室裡的光線似乎都變暗了，空氣有些凝滯。這的確是一個艱難的開始，但他的回答毫不遲疑，看來過去曾經很多次面對類似的提問。

「如果我的回答是否定的，你接下來可能會問：我會不會瘋掉呢？如果

只能毀掉自己

我仍然以否定來安慰你，你最後很可能問：我會不會爛掉呢？然後，就沒有然後了，你有了一絲絲安慰，諮商師也會如釋重負地避開一個讓人很是頭痛的問題。」我本能地想回答說：「是的，就是這三個問題，可是，你是怎麼知道的呢？」我沒有問出來，因為我也知道諮商師了解我的內心軌跡，知道什麼問題會一直困擾我。

關於「我會不會死掉」這個疑問，盤旋在無數憂鬱症患者的心頭，但是很少有人能問出口，除非到了逼不得已的地步。為什麼大多數的患者反覆地思考這個問題呢？因為太怕死了，可這世上少有人是不怕死的，只是懼怕到了無法正常生活的地步卻是很少見的。從深層心理來看，對生命如此敏感的人正是那些沒有真正活過的人。人生時間有限，荒廢就會陷入無法成為自己的惡性循環中，於是就非常害怕死掉，騙不了自己的不安就會讓患者想從別人處獲得安慰，因為很少有人能夠說出「你不僅會死掉，而且會死得很慘」這樣的真相，然而這句話正應該是諮商師要說的一句最為關鍵的話。患者在求取別人答案的時候內心也是糾結的，既想得到客觀的答案，又想得到否定的安慰。諮商師勇於告訴真相，就能化解患者就此的糾結，推動諮商深入。

憂鬱症患者本能的依賴會讓他總是想把自己完全地交付給別人，但內心又不敢相信，也無法相信對方，患者糾結在人際提防中，焦慮不安。

衝突的毒化、無盡的幻想、漫無目的的掙扎……最終防禦失效，能量耗竭，死亡的焦慮就如影相隨，無法驅散了。這個陰影讓現實的生活變了模樣，「苦的不再苦，甜的不再甜」，證明患者的心已經死掉了。

憂鬱症患者的死亡有三種形態，瘋掉、爛掉、死掉，也即精神的死亡、心理的死亡和肉體的死亡。第一種形態是精神的死亡，生命雖然存活著，但是其思維以及高級思想活動已經停止，或者停止其正常範圍的追

第七章　自毀還是自救

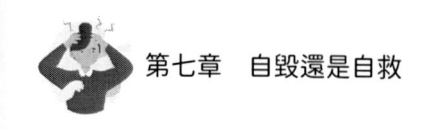

求。第二種形態是心理的死亡，是由於自身精神惡化不可控制造成的心理封閉和人格喪失。精神惡化不可控制的原因通常是思維陷入惡性循環，反覆循環不能跳出去，在人們陷入情感問題（失戀等）時常引發這種現象。心理封閉是情緒上對外來事物的牴觸和抗拒。人格喪失是指惡化的精神狀況使人的情緒、思考能力和性格完全扭曲，與心理健康時的自己判若兩人。第三種形態是肉體的死亡，也就是徹底的、全然的不存在。

我發現諮商師有一種強大的能力，他能夠配合我的語言特點與我對話，這讓我感覺很溫暖，感覺被深深理解到了。他用著哲學的語句，和我談憂鬱症最終的死亡結局，闡述得非常細緻。我明白他是讓我懂得必死的軌跡，也讓我領悟到如果想活出自己，應該從哪裡下手阻斷死亡趨勢。

我看到我極度想尋死背後的動力，看到自己的生命是如何一點點地剝離破碎。當生命沒有能量充盈的時候，無論它的色彩多麼亮麗，都如同鬼火般是短暫的閃爍而已，無法持久，縱然有父母或伴侶強大的能量補給，終究不是自己的能量，是有限的，仍難持久。沒有能量的我還會時不時萬念俱灰，傷者自傷，最終只能拖著殘軀以乞討維繫，全然不能活出一點點自己。此時無論給予我怎樣的鼓勵，只會引來暴怒的反應，除非有人願意陪我一起消失。

憂鬱症患者在走向肉體死亡之前，會先選擇另一個通道──瘋掉。

憂鬱症患者必然會陷入固執之中，否則自己虛構起來的世界會在瞬間崩塌。極度的固執是一種保障，讓患者只看到想看到的，忽略掉不想看到的。患者獨有的辯論才華和情緒化的反應，阻止周圍人給予他真誠回饋，讓他可以心安地沉睡在自己的固執中。

固執到一定的程度，意味著自己和他人的內心、和自己的內心、和世

界斷絕了聯繫。此時，患者無須再用什麼方法就可以完全地沉浸在一個無人能懂的世界裡，出現飄忽的分離感，如浮萍一樣任命運驅動，內在的分裂就會讓自己跌入精神的毀滅中。

精神分離的瘋狂是一種解脫，哀莫大於心死，此階段患者已無力前行。精神不可能離開內在能力和能量的支撐。當精神分離之時，也是一個人真正消亡之時，縱然活著也如同行屍走肉。精神萎靡至分離、死亡是一個必然的過程，分離就是枯萎無生命的精神與自身的剝離過程，一步步走向衝突的最後歸宿。患者雖然用一生演繹了一曲抗爭上帝而自封上帝的獨角戲，但落幕之前躺在那裡不解的是自己的迷惘和聰明，橋歸橋路歸路，自欺的泡沫終歸無法遮住太陽的光芒。

如果內心衝突不是極致到高純度的精神海嘯，大多數人選擇的仍然是一種慢性自殺式的自毀，讓自己一點一滴地爛掉，嘗試用生活中的各種麻醉品、酒精、毒品、賭博、網路、放縱性慾等來作為新的依託。這些自毀行為產生莫名的快感，誘惑著患者瘋狂而沒有理性地投入、沉溺其間不可自拔，完全顧慮不到死亡的臨近，看似在延續著生命，其實是因為沒有更大的勇氣求生，跌落到死亡和瘋狂的夾縫中的妥協。

患者用盡各種聰明的伎倆，然而生活的回饋總是失敗的味道，希望都轉化成了絕望，不用任何人提醒，患者很清楚自己是現實中的廢物，所有的掙扎對自己的生命來說不僅毫無價值，還是一種加速自己生命腐朽的催化劑。

為什麼會如此呢？我用我感悟到的一些新想法來詮釋他所說的這一切。

我知道，我骨子裡是一個想依賴而把自己交付出去的人，我不想獨立，我渴望能讓人脫離現實的種種沉溺，我尋求親密關係，我玩遊戲，都

第七章　自毀還是自救

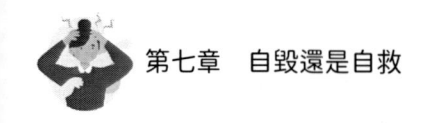

是沉溺的表現。

不去適應現實是對生命否定的開始，個體有什麼資格成為超越現實的超人呢？那只是自詡的一種優越感而已。我曾堅信自己是一個不同於他人的特殊之人，有著特殊的使命，卻沒有特殊的能力。成熟的稻穗是低頭的，成熟的人是謙卑的，能力可以讓個體更加務實，而好感覺，就像一個氫氣球，越飛越高，最終會在半空中炸裂。

幾年來，這三個問題一直在那裡，伺機糾纏我、騷擾我，今天我終於面對它們，把它們放下了。心頭有了些許如釋重負的輕鬆，就彷彿一股細流攜帶著憂鬱緩緩流出了體外。

諮商師說，現在社會大背景中的很多流行詞彙，比如喪文化、躺平、娛樂至死等，都滲透著濃重的沉溺感。他接著講述了當今社會中沉溺的三種變異結局。

存在必有其存在的理由，社會的多元化成就了新的沉溺土壤。

1995 年，美國舊金山舉行了一個會議，集合了全球 500 多名經濟、政治界菁英，其中包括喬治·沃克·布希（George W. Bush）、柴契爾夫人（Margaret Thatcher）、比爾蓋茲（Bill Gates）等。菁英們一致認為，全球化會造成一個重大問題——貧富懸殊。這個世界上，將有 20% 的人占有 80% 的資源，而 80% 的人會被「邊緣化」。屆時，極有可能發生卡爾·馬克思（Karl Marx）在 100 多年前所預言的你死我活的階級衝突，將面臨一個「要麼吃人、要麼被吃」的世界。

茲比格涅夫·布里辛斯基（Zbigniew Brzezinski）及時獻計獻策，誰也沒有能力改變未來的「帕雷托法則」，解除「邊緣人」的精力和不滿情緒的辦法只有一個，便是推出一個全新的策略，即在 80% 人的嘴中塞一個「奶

只能毀掉自己

嘴」。當然這是一種想像的說法，就是採取溫情（色情）、麻醉、低成本、半滿足的辦法卸除「邊緣化」人口的不滿，確保80%的人口安分守己，20%的菁英可以高枕無憂。

「奶嘴」的形式有兩種：一種是發洩性娛樂，比如開放色情行業、鼓勵暴力網路遊戲、鼓動口水戰；一種是滿足性遊戲，比如拍攝大量的肥皂劇和偶像劇，大量報導明星醜聞，播放很多真人秀等大眾娛樂節目。

不僅僅是娛樂新聞、明星雜誌，隨著科技的進步，在眾多手機APP的推動下，「奶嘴」恍然間已經向著自動化邁進！每一個人都可成為明星！網紅、直播主、小影片主角等，這是社會進步的必然結果，還是完全失去理智的狂熱？

在這樣的背景下，內心極度衝突的人們，又有了緩解內心折磨的新港灣，孤注一擲玩一把生命新遊戲。任何有理性的人都不敢把所有資源投入到虛幻的世界中，因為那樣會讓自己陷入絕境。但是患者因不能自控和不管未來的盲目自信，可以輕易地不理性，而在理性的世界中換回自己想要的一切，失敗了不過也是另一種毀滅，不損失什麼，倒可能豪賭成功呢。

患者的人生，從衝突結形成的時刻起，就注定了沒有未來，「沒有未來就破罐子破摔」，這成了一個理由，讓他逼迫周圍人為自己的人生負責任。心腸軟的親人會因為責任、不忍心、內疚等各種原因，奉獻出自己的資源、努力，甚至是生命，來接管內心衝突症患者的一切重擔。患者虛耗完自己的能量，也耗盡了幫他的親人的能量後，會變得無比慘淡，正常情況下，人生不得不謝幕了。

然而，在當今社會大背景下，內心衝突症患者的無心無情無底線，加上社會整體價值觀的模糊，唯利益至上的群體，合力創造出「浴火重生的

第七章　自毀還是自救

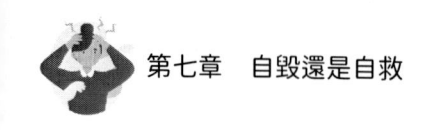

成功典範」，讓內心衝突症患者可以繼續掙扎於世，甚至控制更多的人。

在功利社會中，什麼都可以出賣，只要找到好買家，從買家身上換取患者想要的生命能量，患者絕對服從買家即可。巴爾札克的小說《驢皮記》，就講述了一個出賣自己生命而達成願望的故事；歌德所著的《浮士德》，也是同樣的題材，出賣靈魂而獲得現實的成功。成功的內心衝突症患者也是利用自己特有的資源獲得生存最大化，從而形成了新的三個變異臺階，三個臺階對應三種結局。

臺階的達成是與患者的欲望度及控制力密切相關的，用公式表達的話，就是：

臺階達成從容度＝控制力÷欲望度

患者的控制力由他的陰柔操縱、玩弄心理遊戲的技巧來決定，力度大小與掌握的權力和資源有關；患者的欲望度在自斂與放縱之間搖擺，根據患者所能支配的資源而隨機地縮小和放大。

沉溺的第一種變異結局：無風無浪，希望人生就是永遠的和風細雨暖洋洋。

有些內心衝突症患者很聰明地壓縮著自己的欲望，控制親人的手段也比較稚嫩，兩者處於一個相對平衡狀態。患者在一個極小的範圍內做著白日夢，風平浪靜地度過時光，身邊只要有一個寵愛自己的重要親人，平衡不被打破，自己就可以低價值地活著。

但如果患者欲望增加了，就會陷入痛並快樂著的輕度憂鬱中，對生活、環境、他人不滿，感到悲痛，而悲痛的題材對於患者來說是取之不盡的，他看似麻木的心有一種隨時在汲取痛苦的能力，以此作為道具，讓生活的悲劇演繹下去。

只能毀掉自己

沉溺的第二種變異結局：親人陪葬。當患者的控制力強大時，就會加速欲望的擴充，肆意地奴役、支配和玩弄他人，特別是關注著自己的親人。

患者有一個很強硬的理由：「你把我生下來，就要管我。」對於患者來說，只要有一個人可以隨意去榨取、隨時去侵擾、隨地去糾纏，就會感覺來日方長，而聽不到毀滅的腳步聲。能榨取就會認為有無窮無盡的資源，只要心狠就可以了；能侵擾就會認為有控制的力量，藉助這個被控制的人去肆意侵擾其他的關係，最後有人買單就行了；能糾纏就會認為錯都在別人身上，不用面對自己內心深處的絕望。

患者會用自殺作為武器，把親人牢牢地掌控在自己手中，他讓周圍的人覺得自己極脆弱，一點輕微的碰觸就會毀掉，從而讓親人替他擔負起外界的壓力，親人隱忍著不敢發作，生怕是自己把患者逼死了。

控制到最後，親人被掏空，變得麻木、冷漠、心寒，甚至內心想著「為什麼他不早點死掉呢」，親人與患者之間的愛已蕩然無存，蛻變成完全的控制和糾纏。

沉溺的第三種變異結局：由掌控親人到玩弄自己和社會。

某些高級別的患者把自己造就成控制人心的藝術大使，把自己出賣成社會的玩物，比如某些公眾人物或者宗教領袖，他們控制社會，瞞天過海，手握大量資源，既可實現外在夢想，又可透過對周圍人的虐待得到內在滿足。

還有一些患者，有好的家庭背景、好的機遇，可能混進官場，占據社會資源，並獲得不少人的頂禮膜拜，從而獲取大量的「血液供給」，把毀滅推延到根本無須擔心的未來。

談完上述三種級別的沉溺結局，諮商師說：「我發現一個很奇怪的現

第七章　自毀還是自救

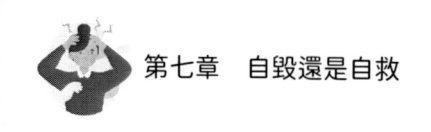

象,就是陷入衝突很深的人,都會用不同的方式、不同的用語問著我同樣的問題,甚至順序都一樣,這個現象很值得思索。他們會先問自己是否會死,然後是會不會發瘋,最後是會不會爛掉。

「在我諮商經驗不足的時候,我怕擾動來訪者太深,一開始,不敢直說患者會死,而且死得很慘。他們就有些心安地問下一個問題,我會說發瘋並不那麼容易。最後說到爛掉,我盡可能選擇一些平和、不刺激的詞彙,比如『會活得很痛苦,會沒有活力』等,這是來訪者很容易接受的。但是整體下來,諮商效果並不好。我逐漸意識到,一般來說,人們不願面對最嚴重的事態,但是可以面對不太嚴重的事態,這樣患者透過這些小伎倆,誘惑著他人虛假的包票,可以繼續自欺了。

「後來,我給予最真實冷酷的答案,倒驚醒不少來訪者。第一個問題的回應是『不死才怪』,凋謝死亡是一種無奈的必然。第二個問題的回應是『早晚之事』,固執到極點,不可能不瘋掉,瘋正是固執的解脫。第三個問題的回應是『爛到無形』,沉溺只是一種臨死前的掙扎和亢奮。

「我們兩個在諮商室裡也演繹了這個過程,你很清楚效果如何!」

自毀的軌跡

談論自己將如何毀掉,這會是一種怎樣的感受呢?對於一般人來說很可能是個沉重的話題,但是對於我來說,內心竟然產生暖暖的眩暈,一種很獨特的痛感。我知道這種感覺顯得令人不可思議,但是,毀滅就是能夠給我帶來更深刻的存在感,生死如夢一般朦朧,給我平淡的生活塗抹了一絲亮色。

自毀的軌跡

很多人都想跳脫自身的圈圈，脫胎換骨成為另一個人。我很清楚應該做一個完整的人，但我就是沒有力量去實現。力量是命運軌跡的推手，是掌控自己的資本，然而力量是長期儲備的結果。如同兩個人參加馬拉松比賽，在最後的衝刺時刻，僅僅相差幾步之遙，場外的人們會對著後面的選手大喊：「咬咬牙，再加一點勁，你就會超過他了。」但是有過比賽經驗的人都知道，加這一點點勁是很難做到的，而能夠做到的人，是為此早有準備的人！

我想弄清楚，我是如何一步步地走向自毀的路徑的？談及此事，諮商師告訴我，任何事情都不是空穴來風，如果你去關注和研究，會發現都是有跡可循的。他讓我敘述我人生關鍵時刻的心境，就此，我提供了很多資訊，最後，真的出現了一張自毀的行程圖。它是以心境狀態呈現的，由自主力和自驅力的較量來推動這種狀態的變化，我把它梳理成六個階段，患者就是如此一步步跌入深淵的。

首先介紹一下自主力和自驅力的基本內容。自主力就是自我掌控的能力，是一種成熟人格具備的能力群，包括基礎能力、現實能力、成人能力等。自主力並非天生的，需要特別地培育才能提升。早年家庭是否具有培養自主力的意識，對個體的一生影響巨大。如果缺乏這種意識，會把本應投入培養自主力的精力消耗在發展外在目標上，比如好好學習、好好工作……等，導致自主力的耗竭。而自驅力是一種自主耗竭過程中自然生成的、帶有毀滅性質的力量，是一種身不由己、不依自己意志而行的難以控制的力量。

人生的命運之舵就取決於這兩種力量的較量。當自主力占了上風，命運之船就駛向目標，經歷風雨見彩虹，收穫幸福；當自驅力占了上風，命運之船就飄搖不定，沉溺、焦慮、痛苦不堪，最終結局是早早毀滅。

第七章　自毀還是自救

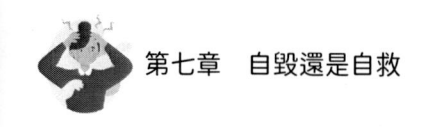

　　有了上述的基本認知，就可以正式闡述自毀六階段。

　　自毀的第一個階段是開心自醉的狀態。自毀開啟於美好，只是美好時光轉瞬即逝，此時自主力大於自驅力，患者呈現的是快樂輕鬆的樣子，世界、未來是由親人們為自己撐起的一片光明，縱然有一點陰影出現，只需用「憤怒」控制一下，就會讓親人們快速地掃除。個體把所有的資源，甚至透支未來的資源，全部投注到自我美好的感覺上，但是隨著長大，人生的各種現實壓力劇增，自主力又不可能瞬間提升，於是臨近失衡之時，患者一生唯一的快樂時光就終結了。我小的時候，家裡經濟條件優越，自己學習成績好，是鄰居心目中的標竿孩子，那時外界壓力小，有事父母出面解決，我就處於第一種狀態中，這是我人生少有的快樂回憶。

　　這個階段，如果持續陶醉在自戀中，就必然會進入自毀的第二個階段，而如果能意識到儲備自主力的重要性，會逐漸走向獨立。獨立和自戀是人生的基本色，選擇獨立，就能延續開心快樂；選擇自戀，就進入自毀。

　　自毀的第二個階段是鬱悶無解的狀態。自主力漸漸無力支撐住自驅力的壓迫，而現實又有了許多必須要自主力去面對和解決的問題。自主力已無法勝任，加之因自己的偽裝，父母和老師等增加了新的期待和壓力，個體真切地感受到了自主力的不足，但又無法立即提升，也曾經嘗試過努力與現實相處，但是，放不下曾經的榮耀，也沒辦法接受自己夢醒後本是個窮光蛋的真相，必然總是挫敗，一而再再而三，也就從心底裡決定放棄面對現實形成自主力的嘗試了。

　　這種鬱悶無解的感受，通常表現為「快樂不再」的迷失。我在國高中時期，在學校裡，維持優秀的學習成績已感吃力，喜歡的女孩子又在媽媽

的干涉下遠離；在家裡，父親時常見不到身影，偶爾回來，感受到的是父母相敬如賓的冷漠；本身青春期就是迷茫的時期，我就更加孤獨和無助。

這個階段有兩條路可以選擇。一條是成長之路，面對現實問題，提升自主力，但是需要承受住很多的焦慮和挫折；擁有了自主力，才能維持舊日的輕鬆快樂。另一條是自毀之路，自主力不足，就提升控制能力和造病能力，這樣就解決了所有的現實問題，自己還可以隨自驅不費力而行，但是淒涼的感覺已繞身難解，不可能再輕鬆快樂了，強迫、憂鬱、心身疾病等的萌芽就在這個時刻開始形成。兩條路就擺在患者面前，毫無疑問，按照慣性，患者會走上自毀之路。

自毀的第三個階段是導火線狀態。這是自主和自驅的力量達到臨界點，即將發生改變的時刻，一根稻草就可以壓死一隻駱駝，一件微不足道的事件、一句話、一個眼神、一個想法，都可能引發個體的崩潰，而且這種狀況一旦出現，就像一個人不慎摔入精神深坑，必須依靠自己的力量爬出來，別人是沒有辦法拉他出來的，如果患者存在讓別人拉自己出來的幻想，只會失去爬出來的機會。

某事件成了崩潰的導火線之後，患者逐步陷入痛苦的沼澤地和內心衝突症的漩渦之中，無法自拔。然而導火線引發崩潰的真相是因果倒置，是自身的衝突無解造就了「個體無能」，反映出自主力的缺乏，這是「因」；「導火線」是「果」，是患者的逃避藉口。其實，很多人，包括諮商師，如果沒有看透本質，就屢次錯失了讓患者轉身的機會。

患者提升自主力，讓自主力占上風，就會回歸正常道路；然而現實是，很多患者，在諮商師的陪伴下，花費95%以上的精力，去重新體驗導火線事件，以為這樣就可以讓自己獲得痊癒，哪怕這個導火線早已消失在

第七章　自毀還是自救

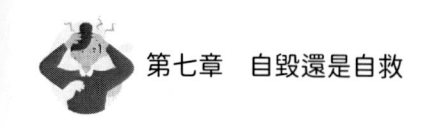

過去雲霧般的歲月中。兩人「合謀」花費了無數的精力資源，得到的是患者走向自毀的沼澤地，下一個傾覆性的深淵就在不遠處，那是更讓人痛苦不堪的症狀了。

關於導火線狀態，我是深有體會的。來找諮商師之前，我一直認為失戀是我憂鬱的根源，如果化解掉失戀的痛苦，我就不憂鬱了。現在我懂得，失戀只是我自毀發展到這個階段的導火線事件而已，如果沒有失戀這件事情發生，還會有其他的稻草，如工作中的挫折、人際中的衝突等，讓我墜入糾結的泥潭中不可自拔。

自毀的第四個階段是症狀形成狀態。患者無法應對現實的種種壓力，失去了輕鬆的外部環境，試圖擺脫成人世界對自己的期待，卻又無能為力。此時把小時候所用的撒潑胡鬧、撒嬌賣萌、裝病纏人等手段複製過來，大多時候都不再管用了。於是開始小心翼翼地運用他人極其關注的事件去製造事情，把在成人世界裡能讓成人害怕的事情拿來嘗試，比如亂性、吸毒、沉溺網路、拒絕上學、酗酒、自殺、自殘等。患者在沉溺中終究會消耗盡自我的資源，再沒有可用的能量，唯一可能的來源就是進一步榨取親人的能量，讓他們為自己續命，於是變得更加冷酷麻木；但是為了長期被輸血，也需要給周圍人一個理由，於是「我有病了」成為最無法指責的理由。隨之出現憂鬱、強迫、身心疾病等，這樣，患者可以理直氣壯地享受自己的「不為」，更不用費時費力地形成自主力。症狀形成狀態，讓人看到因果倒置的「妙用」再次呈現，如同乾坤大挪移，衝突變成症，症又成了「因」。這個演變規律，讓患者既能逃脫焦慮的壓迫，又能獲得各種新的支持和包容，親人也因為對精神領域的本能恐懼，再也不敢施壓促其成為或回歸成年人了。

當我拿到「重度憂鬱症」的診斷書時，心情非常複雜，有些恐懼，但

更多的是鬆了一口氣的輕鬆感；過去對父母亂發脾氣的內疚感，也消失得無影無蹤了——我控制不了呀，因為我生病了，我是一個病人了，我需要的是休息，需要的是被照顧。

自毀的第五個階段是在沼澤中掙扎的無望狀態。此時患者自主力遠小於自驅力，患者雖逃過了外在的現實壓力，但是內心衝突強大的力量，讓自以為聰明的患者一下子跌入到苦不堪言的沼澤中，心想事難成。受到自驅力的推動，患者專做對自己不利的事情，比如，繼續逃避，使自己的自主力更弱小，直到徹底的自毀。大量的症狀誕生，患者方向更迷茫，行動更衝動，越掙扎下墜的速度越快。

此時，患者若能選擇面對衝突，不理症狀，仍然有轉身的餘地。然而，患者往往會按照慣性，加大釋放出絕地反擊的希望，周圍人因為已經付出很多也不忍輕易放手，所以他人的心軟成為患者下墜途中的暫時支撐，但終究抵不過自驅的力量，患者迎來的是加速自毀的命運。

此階段的患者面前有三條路通向不同的終點。第一條路是個體死亡或以精神死亡形式出現的精神障礙，也就是前面提到過的死掉、瘋掉。這條路是患者依賴症狀生成的獲益，繼續得意地控制他人，戲弄世界，獲得自己的放縱，而不知反思，不知形成自己的自主力，最終必滅亡。第二條路是個體已警覺到滅亡，為了推遲滅頂之災到來的速度，開始收縮自己的欲望，學著討好現實，完成一些小角度的自我改造，加之周圍親人的協助，會出現徹底躺平以求內心解脫的半死狀態，慢慢爛掉。第三條路，患者在症狀持續的折磨下，覺察到了自身命運的歸宿，因而堅定轉身，要成為一個真正的自己（自生），開始沼澤中的博弈之旅，漸漸形成內在能力的累積，最後成為一個卓越之人。走上第三條路的患者很少，且這條路崎嶇漫長，有不少分岔口，需要有高水準諮商師的陪伴和引領，一旦成功就是一

第七章　自毀還是自救

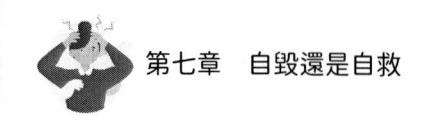

個人生大逆轉。

諮商師非常鄭重地看著我的眼睛，說：「你目前就走在這條路上。」是呀，我走在第三條路上，儘管非常艱難，時常想退回老路，但我深知退回去就是深淵，在諮商師的陪伴下，我必須咬緊牙關負重前行。

自毀的第六個階段是生死選擇的臨界狀態。悲劇的種子悄悄地發芽、長大，耗費了人生的能量，自主力消失，自驅力肆虐，患者已經到了無可退的最後境地，向後退必然墜入深淵，精神死亡或者肉體消亡；向前行會獲得新生，但是極其痛苦和艱難，必須有地圖，有嚮導，有堅定的信念，才能成功。

此時的決定，對於患者來說，是決定生死的選擇，是最後轉身的機會了。我慶幸，我沒有在自毀的路上繼續下墜，而是選擇了一條重生之路。

生死選擇的唯一動力

在前面的探討中，明顯呈現出患者三次最關鍵的選擇。

第一次選擇就是出現「導火線」事件之時，如果意識到導火線現象是對人的第一次提醒，應該做的是去挑戰，去提升自主力，就抓住了轉身機會；但若沒有這樣的意識，會外歸因，認為都是因為某事某人導致自己痛苦，輕易忽略警示訊息，失去轉身機會。

第二次選擇就是在症狀形成之時，症狀形成說明自主力已經失去了彈性，如果不補實自主力的話，就將要付出更大的代價；若因果倒置，躲在病中繼續逃避，會再次遺憾地失去轉身機會。

第三次選擇是在改變的臨界時刻，此時人們仍可能習慣性地用一句

生死選擇的唯一動力

「我命不好」來自我安慰，讓自己墜入萬劫不復的深淵。

可人們為什麼會如此愚蠢，一次次做出錯誤的選擇呢？這是一個很好的問題。

內心衝突症患者之所以如此選擇，是因為其內在固有的邏輯。這些邏輯夥同自驅力一起，推動著患者根本無法在選擇的岔路口站住腳停下來，而是一路向著自毀滑去。

這些邏輯包括：

絕對的一致化。人是一種很特殊的動物，有別於其他動物的是：人有自我意識。若自我意識過於強大，追求絕對一致，人就出現了異化而變成了非人。比如，一個精神分裂的人，是絕對內外一致的人，在別人的葬禮上，他只要感到高興就會大笑，不管不顧他人的感受。而一個成熟的個體，會考慮到適應環境的變化，在面對現實時，既能保持自我，又能超越自我做到自我分離，正如查爾斯‧達爾文（Charles Darwin）所言「物競天擇，適者生存」，如果不去努力適應環境，人是無法生存的。

錯位的固執化。對於一個成熟的個體，堅持己見是有原則守底線，是自我在經受外界洗禮後的選擇，這種堅持是難能可貴的，而且往往是真理的推動者；而一個幼稚之人的堅持己見，則全然是一種自我主觀的混合物，是一種對己對人都沒有好處的愚蠢固執。

常言道：「天不言自高，地不言自厚。」傲慢之人才會擺出一副「趾高氣揚，不可一世」的態度，排斥非我的自然回饋和人文回饋，秉持以自我為中心的強大意念，一意孤行，這就是固執。這讓他們常常遭到別人的反感，他人的抵制。在個體能量很少時，只會傷及自己，若其能量很大甚至居於高位，會傷及眾多無辜。

第七章　自毀還是自救

　　掙扎的被迫化。個體一出生,就被賦予了一定的內在能量,這是人生的啟動資金,本該投入到提升自主力上,這樣才能獲得源源不斷的能量補給。然而患者根本無視現實的規律,只知任性地揮霍已擁有的能量卻不補充,當能量衰竭之時,就靠控制親人和外界來攫取,以延續自己的自大瘋狂。彈盡糧絕之時,活著,要承受精神懲罰,畢竟在內心曾向冥冥中的更高力量做出了承諾,一定要實現高目標,沒能兌現,始終擔心會被懲罰,於是再難以品享人生的美味;死去,是自然的歸宿,但是懲罰讓其無法平靜死去,這成為患者最大的心結,不得不掙扎。

　　理想的幻滅化。衝突是一種強大的力量,本質是讓人面對衝突從而提升自己,塑造自己,形成自己的旅途。但患者因為懼怕衝突,會有意識地用大量能量巧妙躲避,因僥倖而逃避了懲罰,屢次得手後,逃避衝突的遊戲人生就此開始。為了內心暫時的平衡,動用大量的防禦機制,直到臨界點的來臨。

　　人們渴望奇蹟,但是不可能真的有奇蹟。患者堅決不做普通人,懷抱著高高的理想,極力推遲著幻滅的到來,但是這一天終將到來。

　　如果患者能警醒,在每一次選擇的時候剎住車,把握住機會,尤其是在生死臨界點時做出生的抉擇,還有實現理想、活出精采的可能性,當然這種可能性很小。如果有諮商師的指引,可能性就增加了,但是諮商師必須是能夠看透憂鬱症本質的人,否則也只是延緩些時間罷了,無法改變命運的走向。

　　比如有些心理諮商師會用積極關注之類的技術,讓來訪者感受到激情,促使其行動起來,然而效果並不持久。因為對於有內在能力的人,一旦點燃激情,會持續燃燒,然而大多數憂鬱症患者沒有能量,他根本就不

是蠟燭，點燃了芯，很快也會熄滅的。

那怎麼辦呢？正確的處理是不給激情，而是描繪一張自毀和自救的地圖，詳細地把各個岔路口、症狀標識、懸崖、終點、目標實現等標注清楚，讓來訪者根本無力否定、無法逃避，因為地圖不斷驗證著他行動的結果，預測出未來的結局，關鍵看來訪者自己選擇走哪一條路，自己做出承諾，效果才能持續。

還有些心理諮商師會採用信任、陪伴等溫暖的方式，讓來訪者自動自發地改變，效果也不佳。因為患者的思維方式與常人不同，他們就像吸血鬼，只要能吸到他人的血，根本不會自己去費力造血。世界上只要有一個人支持和關愛患者，或者說為其所控時，患者就會利用一切方法抓在手心，自己就是不改變。因此，看透本質的諮商師必須記牢，一定要切斷患者所有的供給。這個時候，諮商師根本不用人為干涉患者在臨界點的選擇，他很可能選擇不變，那就任其真的墜入深淵，只要不自殺，還是有一線促其爬出來的可能性。如果人為干預，逼他選擇轉身，即便當時沒有掉下去，但過後的痛苦他很難堅持，還是會不斷回到懸崖邊上的。

當患者努力從深坑中往外爬，絕望和希望不斷較量著，只要堅持，自主力會再一次地生成，而最終超出了自驅力，就如同獲得一次新生，爬出深坑的人必是一個常人難以企及的優秀之人。但是，要爬出深坑就像穿越地獄，不得不多次承受爬到一半又掉下去的失望感，這是一種難以忍受的痛苦，是不得不背負和承受的痛苦，否則患者只能爛在深坑中，一無所有而極度痛苦，他們情願患癌症失去生命也不願忍受這種痛苦，可想而知這種痛苦是如何的難以承受。所以爬出深坑是一種「不得不」和「沒有爭議」的選擇。

第七章　自毀還是自救

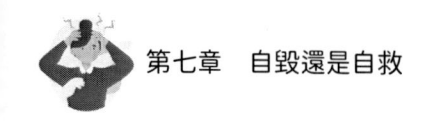

如果來訪者不選擇，其實就是在選擇自毀之路。因為內心衝突症就像癌症，不及時治療，癌細胞會擴散，吞噬正常的細胞，導致症狀越來越嚴重。各種衝突未化解，壓抑到無意識裡發酵、毒化，為了維持暫時的平衡，防禦機制隨之更新、耗能，患者越來越衰弱，小聰明換來的是大麻煩。患者自大到勇於挑戰人生規律，必遭受到無情的現實反噬，現實不可能有絲毫憐憫之意。諮商師最後說道：「每當看見患者在最後的時刻還沒有放下對奇蹟的幻想，真替他們感到悲哀。」

救贖的悲壯

當患者陷入絕境，幻想奇蹟出現，或者不選擇而聽天由命，本質都是在逃避，結局就只能是跌落在自毀的深淵中。讓自身強大是唯一的救贖路徑。

讓自主力孵化，最初這個過程是艱難、緩慢、看不到希望的，就像毛竹的根，在地下扎根四年，地面上都看不到明顯變化，一旦破土而出，竹子就突飛猛進地瘋長。同樣，患者也要忍受這個漫長的轉身之路。自我救贖的力量悄然孵化，重生也分六個階段，即六種狀態。

重生的第一個階段是覺察的狀態，即覺察「我」。覺察主要包括三方面的內容：首先是覺察自己正走在自毀的道路上，不遠處就是懸崖峭壁；其次是覺察到內心大量的衝突，了解自己必須形成化解衝突的能力；再次，覺察自己是人，人們意識上都知道自己終究會死，但是無意識中又似乎相信自己是個例外，不會死。只有真正覺察到會死，才不會再用幻想和奇蹟麻痺自己，行動也會更加堅定。

救贖的悲壯

　　重生的第二個階段是辨識固化觀念和模式狀態，即辨識「我」。辨識方向永遠是第一位的，如果方向錯誤，走得越遠越偏離目標。當患者開始轉身行動的時候，經常會遇到困惑，因為徵象一直在旁邊干擾，誘惑著患者回到自毀的路上。徵象，是諮商師自創的一個詞語，指所有阻礙患者走向獨立的因素，這些因素非常多，例如症狀，例如固化的思維，例如過度的防禦機制，例如僵化的模式等。辨識徵象，是患者前行中始終貫穿的一項任務，確保患者在濃霧中不會迷失。

　　模式辨識的本質就是行動指南，最簡單的方法就是反其道而行之，逆著原模式而做。比如患者的舊有模式是「以想代做」，覺察到之後，就要變成「以做代想」，如此堅持一段時間，綜合想和做兩種行為，有些時候該先想再行動，有些時候該先做起來再反思，這樣兩極的模式就會衝撞出一種新感覺，個體就獲得了某種自主力，最終一個新的自我形成了雛形，患者也有了越來越強的信念和力量。

　　重生的第三個階段是波折前行的整合狀態，即整合「我」。在求生的過程中，人們的心態常呈現出急躁的直線狀態，努力就想馬上看到效果。患者因為生命即將毀滅，所以為了救助自己，顯得更加急迫。急迫會導致動作變形，不能接受失敗；愈發加劇的急躁心態，會形成新的徵象以及放棄的念頭，讓患者重新跌入衝突的漩渦中。

　　所以，在行動開始之初，就標識出波狀前行的反覆態，患者進行大量的嘗試、反思，並接受進兩步退一步的曲線狀態。由急忙做成事情轉變到開始做事情，不論結果如何，只要啟動，做過去沒有做過的挑戰之事，就是成功。波狀前行是現實規律，可以有效調節患者的急躁心態，讓患者學會承受過程的等待。一旦有了這個心態，患者開始與現實接軌，就是站在了現實的土壤上，發芽結果是遲早的事情。

第七章　自毀還是自救

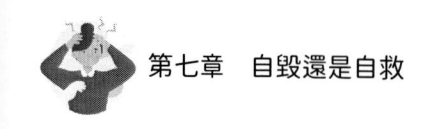

　　重生的第四個階段是累積內在能力的狀態，即發展「我」。因為患者面對的是自我改造這個極其龐大的工程，一開始，會有不知從何入手的迷茫，此時，只要做過去逃避的事情，就會開啟局面，形成點狀累積；慢慢有意識地設計目標，覺察哪些是目標下的不足，必須彌補，逐漸形成線狀累積；最後是點線組合，組裝成新能力，獲得內能量，患者有了信心，有了一些自我強大的扎實感覺。

　　重生的第五個階段是新感覺產生的狀態，即確認「我」。患者改變時，必然伴隨著一種全新的感覺，彷彿新生命的萌芽破土而出，在陽光雨露之下，茁壯成長。這種覺察會為患者帶來積極主動的心態，使其更有激情去迎接挑戰，累積的衝突紛紛消融，自我質疑減少，自我確認增加，真實的自我逐漸顯形呈現出來。當然這個過程是一次次的蛻變，就像青蛇蛻皮，一次次脫去虛幻自我的軀殼，長大變強，持續活在真實的世界中，喜怒哀樂都是看得見抓得住的，終於擁有了與過去虛幻世界截然不同的人生體驗。

　　重生的第六個階段是重生自由的狀態，即自由「我」。這是經歷前面五種狀態的累積，患者獲得新生的靈魂自由狀態。舊日的衝突結如同千年寒冰不斷融化，新的現實衝突雖然仍會出現，但是已有足夠的內在力量去面對和處理，患者孕育出成熟的個性，對他人也表達出真正的愛。不經歷風雨難以見彩虹，如果沒有地圖的指引，患者就是經歷再多再大的風雨，也是在趨近死亡；而像我一樣的人，是幸運的，找到了地圖，在地圖的指引下，一切的精力和體驗都化作成長的營養，促使自己早日迎來重生。當然，在未來的路上依然有諸多的困難和痛苦，但我能掌控自己的命運，不辜負每一天，畢竟我活過了。

　　自毀和重生各自呈現出的六個階段（六種狀態），正是諮商師內心衝

救贖的悲壯

突症心理學的一個整體變化圖，每個階段、每一次選擇，都是人生命運的岔路口，既可成就自己，也可毀掉自己。衝突，是促使個人成熟的磨刀石，若不去除，就如同被遺忘的重物長久地壓在一根彈簧上，導致彈簧失去了彈性。彈簧可以更換，而人的一生只有一次，無法更換，只能重新塑造，這是一場不得不進行的戰爭。

最後諮商師強調了幾點。他說：「第一，如果把患者的一生用公式來表示的話，會更清楚、更具有震撼力。」

「患者的一生＝自我麻醉＋控制他人和世界＋矯揉造作＋痛苦無限＋個體分裂＋自殺死亡。」

「第二，患者如要再生只能選擇自己行動，沒有一個人能替代，起步越晚，損失越重，復原越難；越有人可控制，自己越想走捷徑，越易毀滅。」

「第三，患者自己選擇，自己承擔，命是自己的，別人無須內疚，正如古語所說的咎由自取。」

我心驚，我的命運是如此危機四伏；我感恩，我擁有了走出泥潭的地圖；我警醒，不能再耍聰明把自己賠進去，必須要一併還清原來人生的欠帳；我堅信，有如此睿智的諮商師陪伴，我一定能重獲人生，成為自己心目中渴望的樣子。

第七章　自毀還是自救

第八章
重新審視我及我的現實

「由出生起,我們就開始探尋真實的自我,但面對精神創傷,我們開闢出生存下去的方式。通常,我們把自己分成一片片,先拋棄自己最柔弱的部分,將它打包裝進許多小盒子,然後拋到腦後。接下來,我們花一生去找尋這些包裹,希望有人能幫我們找回這些遺失的碎片。」

——美劇《倒錯人生》(United States of Tara)

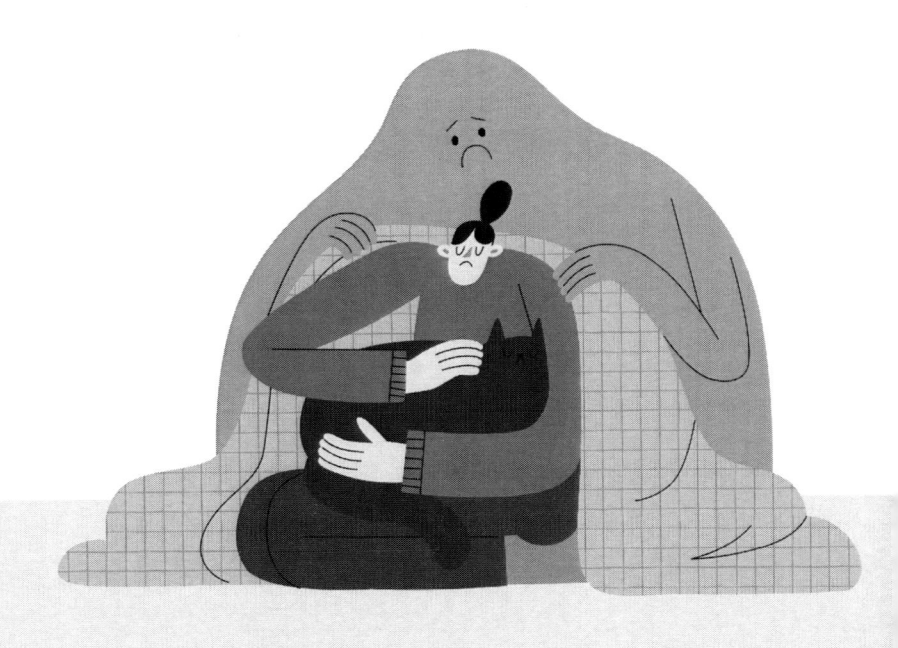

第八章　重新審視我及我的現實

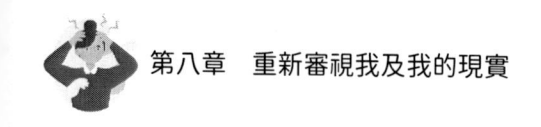

重新回去工作

作為長期沉浸在痛苦之中的憂鬱症患者，我了解毀滅的六個階段，親身體會到其中的痛苦心情和心理變化軌跡；和諮商師一起探索走出憂鬱症沼澤的重生六個階段，也覺得非常有道理。當時，非常有信心和動力，可是諮商結束沒兩天，我就感到一點力氣都沒有，這可怎麼辦呢？

自小，我就有強烈的無力感，要做好一件事，我需要醞釀很長時間，一旦完成，別人的表揚和認可會讓我得意一時，但是馬上就開始擔心下一次做不好怎麼辦。在外人看來，我是對自己要求高，追求完美，我自己深知我是不能承受失敗。這種無力感一直壓在我的心頭。

經過這一段的諮商，我明白了一個道理，就是在人生成熟的過程中，並不真正想知道真相。因為一旦知道了真相，就不得不去採取行動，否則心會不安；而不知道真相，糊里糊塗的，還可以心安理得地逃避一些時日。

現在，我已經沒有了選擇，必須做力所不能及的目標下的事情，否則只能眼睜睜地看著自己墜入毀滅深淵。不選擇就是在選擇自我毀滅，這個真相真讓人受不了。

我要重新回去工作。父母聽到這個消息後很開心，但也擔心我是否受得了。受得了還是受不了，對於我來說，都是一樣的，我只能咬著牙先去工作再說。

公司裡的工作多是細碎的事務，做起來不累，事好做，人難處，同事、上司關係令我頭痛。

諮商師說：「工作職位是一個人成熟的重要修煉平台，需要理性，在規律下做事，最大的禁忌是感性。你首先需要注意的是放下好惡評判，理性定位自己的職場角色，擺正周圍同事的位置，確立應當做的和不應當做的事情，也要適時放棄習慣式的笑臉，這樣，工作中的格局才可能打破。」

我們部門一共五個人，一名課長、三名職員和一名借調人員，工作任務主要由我們三名職員分擔。其中一位姓劉前輩非常有能力、講義氣，深受課長倚重；而另一位姓魏的前輩在我們部門裡年資最長，做事取巧，愛占別人便宜；借調來的是個很精明的女孩子，姓白，她人前話不多，對誰都禮貌有加，對任何工作都積極主動。

本來部門裡分成兩派，一派是課長和劉前輩，劉前輩一個人承擔了我們部門70%的工作量，課長當然偏愛他，這引起魏前輩和小白的隱隱不滿，所以他們兩個自然站在了一起。我並不想參與任何一派，試圖和所有人搞好關係。但是兩派都有意無意地來拉攏我。魏前輩總是指使我去替他做些私事，我覺得自己年輕，舉手之勞，做了也無妨，但是劉前輩看不過去，時常在我面前說魏前輩在欺負我，讓我學著要拒絕。我不敢，但是做得多了，內心也確實很不舒服。

劉前輩對我很好，經常幫助我，但是我總有一種被控制的感覺。現在想來，是心理學的移情吧，我對媽媽的關心和照料很反感，也對劉前輩的好意不願接受。

小白情商比我高，善於處理各種事務，她對劉前輩交付給她的工作處理得非常盡心，對魏前輩也顯得尊重有加。以前我覺得她人挺不錯的，經常在她面前發些牢騷，後來，感受到課長和劉前輩對我有些疏遠，應該是她把某些話傳了過去，看來她很有心機。

第八章　重新審視我及我的現實

　　諮商師幫我把綜合排序部門裡的人員，按照各自的權力資源、職場年齡、個性特點和未來的發展走向來看，課長第一，劉前輩第二，我排第三，魏前輩第四，小白第五。但是小白因有野心而利用我來離間關係，讓課長和劉前輩都疏遠我，我的地位就下降了；魏前輩總是用各種事情來壓制我，我不敢反擊，我的軟弱又一次導致我在課裡的地位下降，這樣我就排到了第五。自己在這樣的職場環境中，當然內心會非常不舒服。何況請病假一年，地位早已邊緣化，如果不看透，不去重新爭取，恐怕就難以翻身了。此次恰可利用生病來為自己做鋪陳，把魏前輩和小白重新打回原位。怎麼做呢？

　　辦公室政治是我最反感的事情，現在我知道，反感是因為自己不擅長。現實是我自己抓到一手好牌，打得太爛，我必須提高牌技。職場中人們沒有什麼對錯好壞，一味指責小白心機重是沒有意義的，職場如戰場，大家都是為了生存，不管自己是否喜歡，必須接受這一點。之前的我，從不考慮什麼勾心鬥角或者爾虞我詐，認為只要自己行得正就不會有人非議，經過諮商師的分析，我領悟到自己必須要學會自我保護了。

　　決定重返工作職位的那一刻，我就彷彿一個即將上戰場的士兵，抱著視死如歸的悲壯決心，甚至感動了自己。我知道前方的路會很艱難，但這是不得不完成的任務，幸好有諮商師的鼓勵和陪伴，我一定要堅持，不能退縮。最初幾天，熟悉的厭煩、無力、糾結等感受，不斷地造訪我。有必要對同事存著各種心機嗎？有必要和同事鬥個你輸我贏嗎？類似的質疑拖著我的後腿，幸好諮商師已經將整體地圖交給我：我可以選擇退回去，那會痛；選擇堅持下去，也是痛。但後者是有希望的痛，我只剩下了一個動作，那就是低頭咬牙堅持。

　　按照諮商師的建議，第一步，我找課長和同事彙報一年來的情況，非

常謙卑地告訴他們，自己患上了嚴重的憂鬱症。這是一個策略，可以讓課長和劉前輩釋然，原來我曾經的一些怨言是疾病使然；對於魏前輩來說，這是拒絕他的繼續支使的最好藉口，甚至還可以請他幫點忙，這樣他就會遠離我；而小白，也會因為我有病了，不敢再編造我的故事了。

剖開自己的傷口給別人看，這對於我來說，是巨大的壓力。我一直戴著厚厚的和善面具，就是要把真實的自己掩飾起來，現在倒好，要扒開傷口去展示。諮商師說，挑戰就是做自己不擅長的事情，完整就是做自己過去沒有做過的事情。我只有實踐了，才會產生新的感覺，形成新的能力。於是，我臉紅心跳地完成了任務，儘管很多話說得不是太合適，但是敢說出，就是成功。

課長本身就和我母親有私交，劉前輩又是一個情商很高的人，他們二位的情感砝碼立即向我傾斜。魏前輩在課裡倚老賣老，大家本就反感，現在他不得不收斂，不好再指派一個病人做額外的事情了。小白在我請病假的一年裡，分擔了不少的工作，非常樂得我回來減輕她的工作負荷，也表現出極大的善意。我一出招，獲益良多，位置重新回歸到第三了。

我開始做著過去不屑做的事情，說些同事們愛聽的溜鬚拍馬之言，臉上掛著虛情假意的關愛之貌，但內心裡是撕扯的痛苦：我真的變成自己討厭的小人了嗎？我時常與舊有的「應該那樣，不應該這樣」的心態強硬地對抗著，很是不安，但是我也發現，不安僅限於我的感受，每個人都有自己的事情，很少有人關注到我情緒的起起伏伏。

「演好你的角色是你人格趨於完整的主要途徑。」再次探討職場話題，諮商師非常明確地說，「這是你走出憂鬱沼澤必須要穿越的現實，這是一個人的人格成長的磨礪臺階。心理學中有個人格理論，把人出生的起始人

第八章　重新審視我及我的現實

格叫做未分化人格,這個人格的特徵是自己和他人沒有分開,是自戀人格的雛形;當孩子三歲左右,正常開始和父母人格分離,但是若沒有實現,自戀延續,就不可能形成人格的成熟,停滯在自戀人格階段。你就是如此,接觸現實少,靠著父母的庇護過活,雖然已經到了而立之年,心智卻非常幼稚;隨著慢慢長大,進入學校,開始學會適應環境,遵守各種規則,形成尊奉人格,也就是做一個聽話的乖孩子。你自我覺察一下,是不是有著明顯的尊奉人格,聽話、懂事、順從,在家裡是好孩子,在公司是好員工,在社會上是好公民,尤其是對你媽媽的要求,一點不違背。尊奉人格的人會極度壓抑自己的個性,失去自我的主張;若有能力逆反,就形成自居人格,自己與自己的對抗,最後那個符合社會規則的子人格戰勝感性的子人格,人格在不斷成熟中。自居人格的人能扮演好自己的社會角色。假如你是個領導者,為了群體的利益,必須要堅持原則,做出冷酷的舉動,你做得到嗎?諸葛亮揮淚斬馬謖,就是自居人格的體現。過了自居人格這個坎,就是獨立人格、自主人格、自實現人格。自實現人格就是你想達到的最高境界,也是所有人都渴望達到的成熟人格。人格的成熟是一級一級進化的,你現在必須打碎自戀人格,從尊奉人格中掙脫出來,勇於跟父母和同事說『不』,做好自居人格的任務,慢慢才可能跨入獨立人格的臺階。」

我把諮商師向我講述的憂鬱症地圖畫了出來,掛在床頭,每當我想要放棄的時候,我就會對照重生的六個狀態來為自己打氣。覺察,打碎固有的模式,進兩步退一步的波狀前行節奏,真是煉獄般的三部曲。我公開自己的憂鬱,將僵硬的笑容轉換為自然心情的流露,拒絕魏前輩的指使,說著言不由衷的話等,這都是在累積內在能力。

重新回去工作後,我的父母非常高興,媽媽又習慣性地指點我,我很

嚴肅地回饋她：「我知道你們替我操了很多的心，也想為我好，但我已經三十多歲了，請讓我按照自己的步調進行。」媽媽聽後很失落，甚至坐在那裡不停掉眼淚。我知道一定會遇到這樣的場景，諮商師早就預測到了，但堅持自己的主張，就是擺脫尊奉人格的努力。

現實的本色

透過諮商師的闡釋，我了解自己的人格停滯在自戀階段，必須在現實中摸爬滾打，沾上一身泥土，才可能敲碎自戀。

我三十多年的人生，活在虛幻中，感受中的現實是文學中的浪漫主義現實。為何會如此呢？我仔細反思，梳理出幾個原因，竟然得到了諮商師的認可，他多次讚許我有很強的洞察能力。

第一個原因是用浪漫的眼睛遮蔽了現實。

奧古斯特．羅丹（Auguste Rodin）說，生活不缺乏美，缺乏的是發現美的眼睛。然而，如果眼睛自帶浪漫的光芒，不但不能發現美，反而將真正的美扭曲、幻化成一派假象。

現實就在那裡，但是距離我希望的現實太遙遠，愈發顯得無趣和平淡，我不得不透過一雙粉色的眼睛看世界；為了能生存下去，我擁有了一顆極其浪漫的心，我的浪漫，是沒有經過現實檢驗的浪漫，是一種虛幻的浪漫，是超越現實的藝術家的獨角戲。

真正的浪漫是挖掘到現實本質的浪漫，知道了生活的真相，仍然愛它，這才是浪漫。現實的真相像地球深層的石油，需要找到、挖掘、提煉，才能發揮巨大的作用，而整個過程是艱辛的。成長是需要在現實的洗禮中，

第八章　重新審視我及我的現實

經過漫長的過程才可能真正地達成,並且還要衝破內心的層層障礙,對於我來說,這是個要命的旅程。我不可能走一條普通人走的路徑,我要和現實保持著矜持的距離,只想透過走捷徑的方式來掌控他人,實現自己的夢想,於是媽媽成了我和現實溝通的橋梁,可以說,沒有媽媽的幫助,我很難在現實中存活,而要得到媽媽的支持,我只需要露出燦爛的笑容就可以了。媽媽的存在讓我有了脫離現實的資本。

第二個原因是忍受不了現實壓力的衝擊,對現實過敏,所以總是極力避開。

現實是客觀存在的事實,現實很冷酷,你要生活,就必須打拚,要想生活得好,就必須適應環境。所以,人必須學會適應現實、接納現實,人格成熟了,才能站立。現實中有假、惡、醜,也有真、善、美,但對於我來說,現實往往如巨大海嘯的衝擊,激盪出無數痛苦的泡沫,我承受不了痛苦的重壓,本能地想找到一個避風港,媽媽就是最好的避風港,幫我搞定一切。

隨著年齡的增長,儘管身後有著媽媽這個強大的保護傘,但我還是不得不去面對升學、考試、就業、婚姻等生活壓力,這一切對於我來說過於殘酷了,我只有將自己的感覺變得遲鈍些,才能忍受住現實的醜陋。於是我盡可能躲著現實走,戴上厚厚的面具,既欺騙世界又欺騙自己,對外讓大家覺得我開朗陽光,對內讓自己感到溫柔善良。然而心中還是有太多的欲望,要取捨放下才能獲得內心的寧靜。我無法取捨,更放不下糾結,無力控制的欲望時時擾得內心無法平靜,於是我愈發要遠離現實了。

第三個原因是無力獲取自己想要的夢想,於是隨心所欲地怨恨現實。

金礦位於地球的某個地方,你是否能得到金子,在於你是否有能力找到、挖掘出來;同樣,夢想根植於現實,你能否實現它,在於你是否有實

現的各項能力儲備。對於患者，只是在自己的大腦中形成了一個幻想，然後寄希望於奇蹟發生，奇蹟自然不會呈現，夢想未成真，就去怨恨現實的不公，而沒有想到自己應該承擔的責任。

我渴望擁有深層的親密關係，渴望有人真正理解我，這是我的夢想之一。若想實現，我需要在現實的人際交往中了解他人，學會真正理解他人。然而我是把自己沉浸在書本中去尋找知音，為此我讀了很多書，希望有人被我的知識吸引，陪伴我孤獨的心靈。真正的關係建立在深知之上，而不是想當然的漠視之上，對於我來說，如果能把書籍作為了解世界了解他人的工具，把所思所想與人分享，並真正關注他人的心靈，也許藉此真能找到知音，起碼是共同愛好的朋友，但是我把書籍當成了自己的避難所；正因為讀了很多理論，反而離現實更加遙遠，怎麼能找到渴望的關係呢？我怨恨現實太貧乏，知音無處覓，卻沒有想想自己是否能成為別人的知音。

渴望親密關係卻不可得，讓我愈發想得到，這成了一種執念。我幻想著擁有刻骨銘心的真愛，我是白馬王子，只要有一個願意全身心奉獻給我的美麗天使，我就可以實現這個夢想。從國中到大學，我都沒有遇到真正愛我的天使，只能孤芳自賞地獨自哀怨，幸好有媽媽在身旁，我就緊緊抱著這個依靠不撒手。媽媽不能理解我，我也不理解媽媽，但是畢竟我需要依靠她，這緩解了自己內心不少的痛苦和失落，讓渴求愛情的心願有些冷卻下來。

當渴望總是枯竭，嚮往總是夭折，活著的意義在哪裡？所到之處都是了無生機的毀滅和糾纏，看似我生活在人群之中，看似周圍的人都喜歡我的微笑和禮貌，但我知道我和他們的心是阻隔的，我生活在自造的感覺中，沒有溫情和愛。幻想著等工作以後或者結婚以後就會有所轉變，但是

第八章　重新審視我及我的現實

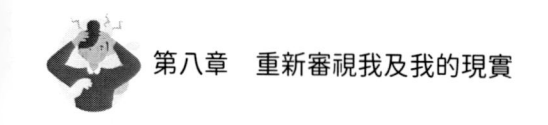

　　一切都沒有改變，反而更加孤獨和落寞。

　　正是因為我的浪漫不落地，現實壓力的嚴酷，讓我的理想不斷地幻滅，所以我根本無法融入現實，更不可能從容地面對現實和穿越現實了。但是我又想達到夢想，這就必然形成衝突結。在我的深層意識中，自認為我是個特殊的存在，能迎來奇蹟。俗話說，不到黃河心不死，不見棺材不掉淚。如果不轉身的話，我就會用一生來求取非凡之路，直到夢盡心碎也不會甘心。

　　討厭現實，又避不開現實，看不到奇蹟的蹤影，我只有暫時將自己的欲望壓縮，才可能在現實中獲得一點生存的空間。如果不壓縮欲望，我無能的底牌立即就被掀開曝光，所以在這種本能的威脅下，我透過壓縮欲望，實現了給自己賦予聖人光環的效果。一般人都在追逐名利和欲望，而我卻勇於放棄，這是多麼高的道德水準。自詡為「我不需要」，然後看都不看一眼地離去，仿若真的不需要一般。事實恰好相反，只是為了本能而不得已，可見我的犧牲有多麼大。「我不需要」成了我進入不了現實的藉口。

　　壓縮欲望需要耗費大量的能量。內在能力在欲望的衝擊下才能獲得，而我不但沒有用欲望去激發內在能力，反而耗費大量的能量去壓縮欲望，這是對精神核心最大的傷害。

　　在現實面前，我既無力又絕望，既貪婪又苛求，既恨自己又恨一切，忍不住地宣洩著攻擊、自傲、訴苦、詛咒、糾纏……讓人厭惡。有媽媽的羽翼，我有條件躲在非現實的自我世界中哀怨著、麻木著、痛苦著、孤獨著。

　　因為沒有人生體驗，沒經歷過風雨，當然就不可能真正地成長成熟。無論如何，我不得不走到現實的海洋中，這是我必須要做的，縱然放棄生命也要補回認識現實這一課。

自我掙扎的個性

逃避造就了我衝突的個性，如果想換個活法，改變個性是關鍵的第一步，而且是不得不做、別無選擇的第一步。

透過諮商師的剖析和我的自我探求，我非常認可自己的個人特質，包括認真細緻、固執完美、敏感豐富、務虛避實、難以捨棄、優柔寡斷等，這些特點必然導致憂鬱情緒，積鬱成疾。那麼我為什麼有這些人格特質呢？個性真的如老話所說「江山易改，本性難移」嗎？常聽人說有九型人格，人格是否就是個性？

諮商師聽我一連問了幾個問題，看得出他很開心，他說：「你真的願意面對自己的內心了。人們有個認知錯誤，就是個性不能改變，其實不然。個性和人格是兩個概念，人格中包含著個性，人格由氣質、能力和個性三部分組成，氣質是先天的不能改變，能力是後天訓練得到的，而個性是習慣性的行為、應對模式，習慣當然是可以改變的。所以說，個性可以改變，人格相對而言比較穩定，不太容易改變。」

諮商師接著分析了我的幾個主要個性特質。

我為什麼認真細緻？外界的要求內化到了內心深處，成了自己的固定指令。若不遵照指令，就會產生強烈的不安，因為不能忍受焦慮，只能壓抑真我的衝動而變得機械異常，久而久之就會形成認真細緻的個性特質，不管對待重要的事情，還是不重要的事情，都會自動自發、被迫地認真。這種個性在職場上受領導歡迎，但是有時也會耽誤事情，工作效率低。

我為什麼固執完美？世上事情千千萬，有些事情值得全身心付出，追求卓越，如果凡事都要做到極致，那就是追求完美了。人的精力有限，在

第八章　重新審視我及我的現實

讓自我感覺好的事情上投入過多精力，就沒有能量用於自我成長了，所以需要先判斷事情的價值和意義。我沒有判斷能力，只有苛求完美而陷入自我世界格局中。固執與執著含義相當，區別在於是否有目標，無目標的執著就是固執了。我活得沒有根基，目光短淺，順著感覺做事，還非常偏執，聽不進外界的回饋，循著這樣的線路，就形成了固執追求完美的個性。

我為什麼敏感豐富？有能力有自我的人關注自身，傾聽內心的聲音，和自我同在，是一個很高的境界；而無能力無自我的人關注自我，就會因能量過多地分配到自我身上，敏感多疑，在無謂消耗能量，同時又得掩飾自己缺乏能量的事情，更是加劇能量耗竭的不明智之舉。沒有能量，更加沉溺在感受裡，與現實和他人隔離，充耳不聞，視而不見，逃避在自己的世界中，想得很多，表現出內心敏感、感情豐富。

我為什麼務虛避實？這是一個簡單的算術題。投機取巧的務虛可以快速得到自己想要的結果，沒有「延遲滿足」之能力、沒有正視自我之魄力、沒有抵禦誘惑之定力，所以只有務虛來呈現自己。虛之久矣，沒有實力的注入，就決定了一虛再虛。我實力不足而能量不多，自己很難接受這個真相，於是把能量用於虛飾上，更是內力無增，坐吃山空，最後只能選擇憂鬱來緩解。

我為什麼難以捨棄？有大量內心衝突的人總想著魚與熊掌都要，這是一種幼稚、全能的心態，沒有選擇取捨能力而逐兩兔者，無一可得，給我一個魚餌就可以虛耗我的一生。正因為沒有放下的能力，衝突更加無解。

我為什麼積鬱成疾？任何事物自有內在的規律，凌駕於規律之上，就會搬起石頭砸自己的腳。自以為是耍聰明，逃得過初一逃不過十五，最後

用痛苦的症狀逼迫自己還債。

了解到自身性格的主要特點後，我想知道我是出於什麼樣的動機而形成這些特點的，如果能夠弄清楚這背後的原理，可能對和我一樣的人有更多的啟示。

諮商師驚嘆於我挖掘問題的深度，他首先向我描述了我的五種獨特的感覺，這是一般人不具備的感覺。

第一種就是了解未來的預測感。我為什麼有比別人強烈的預言天賦呢？因為我一直想了解自己是誰？從哪裡來？要到哪裡去？所以特別關注內心的感受，甚至到了強迫的程度，對心靈中的蛛絲馬跡都非常敏感，可惜的是這種預測能力帶給我的不是快樂，而是一種自戀的使命感。

第二種就是拯救世界的使命感。我能夠看到別人看不到的未來，因此我將自己置身於超人之位，但卻只有偉大的感覺，沒有儲備超人的實力，始終被自己的承諾不能兌現的恐慌壓迫著，自己去行動太費時耗力，也不符合超人的人設，那就指揮著其他人去行動吧，上演一齣齣看似高尚的獨角戲，幫助別人其實是為了幫自己，讓自己完成拯救世界、拯救世人的宏偉使命，然而因為無能，不但拯救不了別人，反而讓自己更深陷於糾結之中無法自拔。

第三種就是渴望成為真正自己的本能感。弗里德里希・尼采（Friedrich Nietzsche）把人對生命毫無保留的肯定視為一切本能中最深刻的本能。成為自己，這是我的終極之夢，但我不願意付出艱辛，只能眼睜睜看著機會流失。為了自欺，選擇走投機取巧之路，真正失去了自身的和諧，我無法欺騙自己，卻又不能不欺騙自己，這才是我最要命的痛苦。

第四種就是做真實之人的純粹感。真實之人的純粹感應該如何形成

第八章　重新審視我及我的現實

呢？塑造一個真實的自我，並且保證它能存續下去，在存續的過程中利用一切來強大自己，從而形成純粹的自我，最終成為自己期許的人。但現實情況是，我將自己異化，訴諸種種策略，如自我讚美、獨裁的應該等，用以抹殺自己的缺點，並補償低落的自尊，在幻想中成為了自己，變成了好像已經成為真實自我的人。

第五種是希冀達到完整生命的歸屬感。尼采認為完整生命就是成為超人，有五個標準：

- 超人是超越自身、超越弱者的人，能充分表現自己，主宰平庸之輩；
- 超人是真理與道德的準繩，是規範與價值的創造者；
- 超人是自由的、自私的、自足的；
- 超人勇於面對人類最大的痛苦和最大的希望；
- 超人是在不利的環境中成長起來的，憎恨、嫉妒、頑固、懷疑、嚴酷、貪婪和暴力只能使超人更堅強。

超人不是那種卑微瑣碎、軟弱無力的人，超人是充實、豐富、偉大而完全的人。

所有這一切我都不具備，我和這些色彩正好相反。然而最具諷刺意味的是，超人正是內心衝突症患者自我救贖的歸宿，是我渴求卻自始至終實現不了的目標。

弄懂了這些底層的邏輯，我更能理解形成我這種個性的四個基本原理。

原理一：耗竭自我的成本原理。成本原理中有三個關鍵點。

第一是投入效應。一個人對於一件事情（無論是人、事業或者愛好、習慣等）投入過多，並且越來越不由自主地投入時，他在某種程度上已經

完全成為他所投入之物的奴隸；如果投在內在能力提升上，則會越來越強大。

第二是判斷能力，這是成本原理最重要的一環。如果對象判斷錯了，就表錯了情，入錯了行業。而內心衝突症患者的判斷力是很弱的。

第三是更新選擇的成本，隨階段不同而不同。初始的選擇成本很大，而到了更新能力強大的階段，選擇就成了一種無成本的選擇。更新選擇是必要的調整，我正是無力選擇的典型代表，故成本極高。

成本有四種表現形式。

第一是生命成本，是指用於自我實現的成本。生命成本用於提升內在能力，確立內在目標，堅持做目標下的事情。它對應的是內在能力。在哪裡投入越多，就會收穫越多。投入在內在能力上，必然收穫生命成本，反之則是虛耗成本和能量。

第二是機會成本。一個人花費了精力和時間去做A，就很難去做B，而B就成了選擇A損失的機會成本，所以說選擇很重要。選擇能力是一種主動作為，是從用心嘗試的過程中得來的，機會成本隨著選擇力的提升而降低。所以，機會成本對應的是選擇能力。

第三是效益成本，這是一種組合的最後結果，與有形的社會地位、經濟收入等無關，而與個體內在的滿足感相關，對應的是更新選擇的能力。比如一個人以喪失自我為代價，獲得了很多現實好處，然而擁有卻無法享受，最終的效益成本是巨大的。能否重新選擇生命道路，非常關鍵。

第四是成本比例。我幾乎很少有生命的成本、享受的成本，而內心衝突症成本是巨大的，包括虛耗成本、粉飾成本、炫耀成本、拖延成本、控制成本等，最終因成本極高，能量回報極低而衰亡。

第八章　重新審視我及我的現實

　　對於改變，一般人都有些排斥，更何況主觀意志更強的我，在自驅力的作用下，更不願意改變。不破不立，破是完全否定自己的過去，對於患者來說極難。但是不破就無法立，內心衝突症成本耗盡了生命的能量。

　　原理二：主觀世界的幻化原理。

　　幻化生命可以不停地推倒重來，最終達成美夢的結果。

　　幻化的第一種方式是對能量的幻化。能量越少的人，越沒有能量投注到現實自我的補給上，現實自我日趨萎縮，陷入能量衰竭、對無能的掩飾再耗能量的惡性循環，自身成了自動的能量消耗器，直到脫力（極度痛苦之時，想死而又極度恐懼死的衝突）不能自拔。

　　幻化的第二種方式是求助於神奇的「魔術」。患者的因果倒置就是典型的「魔術」幻化，由割裂思維和控制演繹出了人世間的大量「魔術」，當衝突累積到最後，個體我無所適從，仍怨責世界，就是不改變自己，導致以自我分裂為代價，徹底遠離了現實世界。

　　幻化的第三種方式是虛擬理想的幻化。人的能力越弱，虛幻越多，如同漩渦的黑洞，它讓人奔忙於各種事情之間，勞碌於為別人的充實之中，創造大量的悲苦之聲，彷彿有了自己活著的氣息，沒了靜思反省的時間，在心亡的忙碌中結束一生。幻化的終結者必然是死亡，為了「虛擬的理想自我」這個能量無底洞，投入的是精力和時間，得到的是虛妄無價值的感覺，並且樂此不倦，卻不自知。

　　原理三：自戀導致自欺的原理。

　　決定做某件事後，會不由自主地維護自己的決定，讓內心保持一致，已經形成的自我是不能變動和神聖不可侵犯的，這種現象叫做「信念固著」。這是一種防禦，不管外界是對是錯，全然掩蓋，只為了求取內心的

寧靜和平衡，從而失去了包容的能力和空間，最終會被任意一件小事情擊垮。

用自欺形成了獨特的邏輯，去解釋所看到的一切，自己看不到的就當作不存在，因此，自己生活得很快樂、無煩惱，但同樣困惑的是自己的看法總和別人不同，而自己看到的是什麼樣的東西呢？是自己想看的而不是事實本來的面目，因為那樣太費事、太沒有意思、太不值得，相信自己想的一切，這就是自欺而不知的邏輯。

自戀是自欺的動力，也是對自我的過度關注。

自戀的第一種方式是掩蓋真相，如果不強迫式地強化自戀，自欺的面紗早就被別人給撕破了；內心衝突症患者最擅長發送潛訊息給周圍的人，「不要理我，不要給我忠告，閉著你的嘴，是你愛我不是我勾引你，我的想法是純真的，我根本沒有那樣的想法！」一般的人就沒必要再去碰壁了，於是患者把這種自我封閉的景象解釋為真實的世界，從而提煉自欺的理由。

第二種方式是將自我陶醉固化成型，當沒有人再來打擾自己的想當然時，更加強化了已有的思維習慣，於是自我陶醉、自以為是的固執等性格形成，「一切都是我對你錯」成了無形的指令，而自己真的和現實隔離了。

原理四：能量衰竭的無效原理。當一個人做的一切都是無效的，那是一種什麼樣的感覺呢？

因為逃避而不能獲得能量和能力，然而心智又非常高大空泛，所以不能入世而立，無能又無根，志大才疏，只關注自己的空心而漠視他人，行極端控制之法，得勢後更不用自立，進而形成循環，更加無能心高。感覺自己錯生在人世的內心衝突症患者，適應不了現實，也不甘於融入現實，

第八章　重新審視我及我的現實

但可悲的是自己又沒有能力找到回天堂的路，更擔心死了會不會被扔在無人的曠野，只有等待、自欺、控制了。

渴求安全、緩解焦慮，無能又不負責任，所以只有把真實世界割裂成自己能夠握住的小方塊，讓自己安心，苟且偷安。

天堂之路其實就在我的腳下，但因為我的自以為是，營造了虛擬世界卻想要現實世界的果（無處不矛盾），我站在回家的路上而迷失，抱著大餅卻餓死，而死才是無效之原理的歸宿。

這些原理正是形成我憂鬱的最大基礎，導致了我的三大致命個性缺陷。一是盲目。該做的不做，不該做的做了許多。因心虛的自我掩飾，導致內在虛弱而外在強大，久而久之，虛耗盡自我的生命能量。二是好鬥。沒有人能夠贏得我永遠有理的辯論，辯言背後是虛無，所以總是贏，但是贏了之後，卻是看不到希望的黑，內心難寧靜。三是冷漠。沒有下文的空頭許諾，是一種非人的思維，有頭可以無尾。讓別人去實現自己的夢想，覺得是理所應當，永遠不承接別人的情，因為虛無而無可給予，只能選擇漠視。

因衝突，我形成內心衝突症的個性，因內心衝突，我的內心價值和外求目標永遠無法統一。

統一是一種強求的無分裂的原始狀態，尋求統一是幼稚的兒童態。隨著成長，人要有所分裂，經由分裂而又重新組合的有機體是統一的，尋求統一是發展和諧之源，合一就成了一種本體上的融合方式，是一種成人式的成長。

世界上有很多人活在精神的表層之上，沒有過深層存在的感受。即便能侃侃而談，那畢竟是紙上得來淺薄的理論而已。當淺知的人們被深層問題困住的時候，他的被困之謎無法解開，就只會用表層的理解解釋發生的

一切，而表層的現象是不可能解釋清楚問題的實質的，這個時候就只能求助於幻想和扭曲來化解，而幻想與扭曲是支離破碎的，那就堅信這種支離破碎正是真正的世界，於是困擾對於這些防禦的人來說，就永遠成了一個謎，類似的謎沉積起來，會從內心深處不斷地騷擾個體的寧靜。一個不防禦的個體，會因困惑而認知到世界的本質。

淺知的人們，因為防禦，即便身邊有人為他深層剖析、清晰展示，讓他看到困擾的本質，因他的心是扭曲的，根本聽不懂也看不明白，就如同對牛彈琴，這種防護罩讓他永遠無法知道事情的真相。

個性決定命運，個性衍生出來豐富多彩的世界，也就有了不同的命運歸宿。

我找到了自己個性的根源，我想結束這一切。我知道，我應該獨立起來！

找回讓憂鬱消失的現實

當我重讀亞歷山大・普希金（Alexander Pushkin）的詩歌〈假如生活欺騙了你〉：「假如生活欺騙了你，不要悲傷，不要心急！憂鬱的日子裡需要鎮靜。相信吧！快樂的日子將會來臨。心永遠嚮往著未來，現在卻常是憂鬱。一切都是瞬息，一切都將會過去，而那過去了的，就會成為親切的懷念。」不由得掩卷思考，我的過去是怎樣的呢？

過去的我是一個自欺的人，經歷了憂鬱的生死折磨，我對現實的東西有點開悟了，包括現實世界中的各項規則。

一些公開倡導的規則，以應該、必須、一定等詞語為特點，如果缺乏

第八章　重新審視我及我的現實

　　規則之下的執行手段，就會成為規則的犧牲品，甚至極度排斥規則。命運的小舟怎麼可能不翻呢？掌握和活用規則的人才是強大有實力的人，也是創造規則的人！

　　我希望世界是個純淨美好的世界，但是現實世界不是，它承載著無數欲望和掙扎，它不可能純淨如天堂，像我這樣缺乏應對手段的人，就會時常碰壁。我更加不願意面對現實，感到極其憤怒，憤怒社會的不公，憤怒自己不能改變規則，甚至成為規則的犧牲品。我渴求有一個公正的法官，把一切不公正消滅，但是回到現實中想想，我之所以能擁有一份好的工作，不正是母親藉助一些手段才實現的嗎？

　　還有，現實生活中無處不存在著大大小小的博弈，不懂得此道便屈居人生的下風。無論你扮演什麼角色，只要你還在與外界進行著資訊交換，就無法阻止心與心之間的較量，無法避開人與人之間的博弈！一個人時時刻刻都會受到外界的影響和操縱，比如，孩子會受到家長的操縱，夫妻之間會相互制約，員工在職場中會被他人利用。

　　比如拍馬屁就是一種操縱手段，你可以選擇不用卻不能不懂。如果對拍馬屁沒有敏感性和鑑別力，在其他條件均衡的情況下，就可能處於劣勢，因為你不用但其他人會用，這就是現實博弈。

　　安托萬－亨利‧若米尼（Antoine-Henri Jomini）在《戰爭的藝術》（The Art Of War）一書中寫道：「我們的訓練和準備都是為和平而做，卻沒有準備好迎接真實世界中我們必須面對的事情——戰爭。世界競爭日益激烈、手段更加殘酷。在政治、商業甚至藝術領域，我們都面臨對手，在競爭過程中，他們幾乎會不擇手段。但是，更麻煩、更複雜的情況是，我們要和同一陣營的對手作戰。有些人表面上玩著團隊的遊戲、表現出友好可

愛的模樣，背地裡卻在暗算我們，利用團隊謀取自己的利益。還有一些人更難發現，他們玩著消極進攻的微妙遊戲，要麼說好幫你卻不守諾言，要麼將你的內疚感作為祕密武器，表面上一切都似乎風平浪靜，但實際上卻是人人為己，每個家庭、每種關係莫不如此。文化也許會否認這個事實、呈現出更加祥和的圖畫；但是我們都知道，都能感受到，我們身上還帶著戰爭的傷疤。」

高超的博弈能力就是贏得戰爭的法寶。諮商師讓我在現實中學習博弈，無論勝負我都能夠有新的體驗，以前我會把博弈當成爾虞我詐，現在我知道那是我逃避的藉口。

小時候，媽媽告訴我〈孔融讓梨〉的故事，告訴我做人要謙讓、要分享。但是，在工作中，因為不懂得照顧別人的利益、不懂得別人的性格特點、不懂得別人的關係圈層、不懂得別人的博弈套路，我就如同一個睜眼瞎子，想當然地和別人互動，傷了自己也傷了別人，更傷了關係。課長和劉前輩一開始非常照顧我，後來都在疏遠我，不就是我不會博弈的結果嗎？做真正的自己，就是要把生活兵法化，只有這樣我才能夠保持我的邊界，才能真正地和別人和平共處，這時的謙讓才是真的謙讓，這時的分享才是真的分享。

未雨綢繆，凡事豫則立。我不具備「成事謀略化」的意識。看透、設定、達成，諮商師說這六個字是成功必備的能力。

再次進入工作狀態，我做了極具挑戰的事情，並咬著牙堅持了下來。對於我來說，有沒有成績不重要，重要的是我藉此更了解自己，打破了自戀；藉此探索世界，學習各種現實能力；藉此感悟世界，以迎接新生活的到來。

我堅信我能夠走出憂鬱症的泥潭！

第八章　重新審視我及我的現實

第九章
打破了自我，釋放了人性

「在我們力求舒適的世界裡，充斥著許多謊言。其中，戀情的謊言是最狡詐的了，那誘人的天真的念頭，認為世上有人能跟我們完全相配，有一個會讓我們完整的人。當然，這個錯覺，使我們永遠無法使自己完整，最後甚至鼓勵我們：鄙視我們的缺點、錯誤和一切讓我們成為人類的事，一切具有人性的東西。」

—— 美劇《六呎風雲》(*Six Feet Under*)

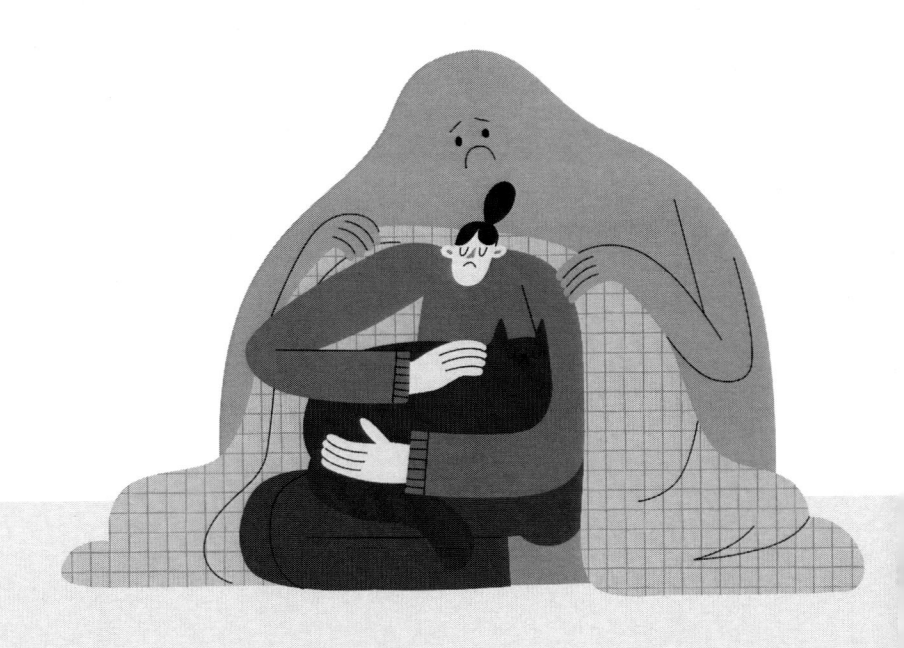

第九章　打破了自我，釋放了人性

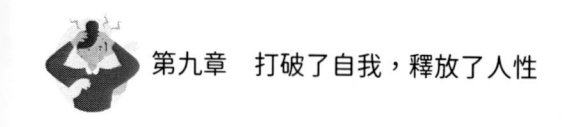

文化中人性的影子

　　尼采說：「其實人跟樹一樣，越是嚮往高處的陽光，它的根就越要伸向黑暗的地底。」經過重歸職場的歷練，我更加懂得這句話的內涵了。我心嚮往光明卻厭惡現實的土壤，這是如何才能化解的衝突呢？其實我以前根本沒有真正活過，所以即便死亡，結束的也不是生命而只是一具肉體。

　　現實中的一切映照出我的可悲可憐，醒悟後，我決定，一定要活出自己，要自我實現，那是我的使命！

　　現實社會中的人大多沒有真正的友情或愛情，只有利益的交易。自小根深蒂固的忍讓教育使得我膽小怕事，不敢得罪任何人，更不敢與他人爭搶什麼。所以只是守著一份薪水過著日子。

　　美國心理學家馬丁・賽里格曼（Martin Seligman）透過實驗發現了習得性失助的現象。在 1967 年，他用狗做實驗，起初把狗關在籠子裡，只要蜂鳴器一響，就施以電擊，狗被關著，如何掙扎都逃避不了被電擊的痛苦。多次實驗後，蜂鳴器再響，即便把籠門開啟，狗也不會逃跑了，還在未遭受電擊前就倒在地上呻吟和顫抖。其實這種習得性失助的現象在人類中也普遍存在著，我就是那隻狗，潛意識裡，在壓力未到來之前，身體就先患上憂鬱症，癱倒在那裡痛苦地等待著懲罰。

　　人如果沒有學會思考，就容易毀滅。《美麗新世界》（*Brave New World*）一書中提出一個偉大的論斷，人們感到痛苦的不是他們用笑聲代替了思考，而是他們不知道自己為什麼笑，以及為什麼不再思考。

　　我開始了真正的思考，這是一個新的突破。

　　亞伯拉罕・馬斯洛（Abraham Maslow）提出的自我實現金字塔，我早

已熟知，但直到現在才真正懂得了它的含義。

馬斯洛提出五層需要論，包括生理的需要、安全的需要、愛與歸屬的需要、尊重的需要和自我實現的需要，是逐級往上發展的。可是從來沒有人告訴過我，要達成這些需要，必須先掙脫下面的阻力，就如同人們要進入太空，首先要擺脫地心引力一樣。相對地，下面潛隱著的需要也有五層，那就是懶惰逃避的需要、欲壑難填的需要、早年情結的需要、掙扎衝突的需要以及自我毀滅的需要，這五層是逐級下沉的。

過去，我只是向上追求，但是身後拖著重重的負擔，想飛也飛不高。個體要成長必須先化解下面的內容，前期諮商做的工作就是針對下面五層的工作，我已經卸掉了不少重負。諮商師讓我覺察傳統文化中一些糟粕對人性的束縛，如果不突破這些束縛，那將是巨大的負擔，比如奴性文化。

奴性文化由來已久，它有三個特徵。第一個特徵是缺乏獨立的思想。這是兩千多年愚民統治的結果，罷黜百家獨尊儒術，一家思想獨霸天下。人民只能接受一種思想，不接受的話，就會招來牢獄之苦、殺身之禍。一場接一場的文字獄，讓人已經沒有了獨立思考的勇氣，甚至連思維能力都退化了。缺乏獨立思想的人，難以擁有正常的邏輯思維，阻礙了理性的發展，容易受到蠱惑而被人操縱。缺乏獨立思想的民族，很容易產生羊群效應式的盲從盲動。

第二個特徵是缺乏平等精神，它體現在既不能平等對待別人，也不敢平等看待自己。因為長期受到來自身體和精神的雙重奴役，造就了根深蒂固的不平等觀念。專制的權力把人分為權貴與平民，奴性文化把人分為君子與小人。制度製造出不平等，文化意識強化了這種不平等，讓人從心底裡接受了這種不平等，久而久之，不平等就變成天經地義的事了，變成了奴性的一種

第九章　打破了自我，釋放了人性

精神，造就了奴性的兩面性格，既自卑又狂妄。活在社會最低層的人，沒有勇氣平等看待自己，只能匍匐在權貴的腳下過極其卑微的生活，見到芝麻大的官都會感到敬畏，同時表現出不能平等對待別人，遇到比他更屬弱的人，立刻暴露出狂妄的一面。嘲弄殘疾、智障的人，就是這種劣根性在作祟。

第三個特徵是對權力頂禮膜拜。對權力的崇拜表現為平民的官本位意識和社會菁英追逐權力的熱情。人們對權力頂禮膜拜的思想根源主要是儒家思想，學而優則仕，將當官作為求學的目的，甚至作為人生的價值標準，用官階的高低評價人生的成就，當官成為人生追求的最高目標。權力成為圖騰，這就是所謂的官本位意識。

另外，千百年來，封建王權可以為所欲為，讓民眾對權力產生了極大的恐懼，對權力的殘酷非常無奈，久而久之，恐懼與無奈便轉化為敬畏了，正如人類對自然界災難的恐懼與無奈，轉變為對鬼神的敬畏而衍生出對神明的崇拜一樣。

讓人性真正地醒來，首先就要擺脫奴性意識，讓自我獨立，自己的命運靠自己。勇於拒絕，突破尊奉人格的囚禁，讓人性復甦，不再無謂地軟弱和逃避，不再壓抑或張揚人性，坦然地接受人性的不完美。

我的奴性已深入骨髓，我的憂鬱症不正是完全把自己的命運交付到別人手中的順從嗎？

我不再內疚

我剛從工作中獲得了真正活著的新感受，命運再次用現實的冷酷打了我一巴掌。

我不再內疚

媽媽偶然發現，我的妻子出軌了。妻子是父母強加給我的，我要的不是她，她要的也不是我，我到底要的是誰我也不知道。

妻子紅杏出牆，我稍感意外，不過也有些心理準備，畢竟我有著敏感的預言能力。當時母親有些歇斯底里地哭著告訴我，讓我挽救這段婚姻。我內心倒很平靜，因為我知道自己用冷漠將妻子往外推，這樣的結局，我還是個受害者，不用承擔什麼內疚的責任，達到目的了。妻子長久被我冷落，她在家中的付出也沒有被我看到，她一定非常渴望一個溫暖結實的臂膀，她的出軌看似是她的錯，本質是我的錯。我理智上可以接受，不過，作為男人，面子還是很難堪的，也擔心同事們會如何評論。轉念一想，這不正是現實的考驗嗎？

我們平和地分手了，孩子她帶著，我給不了她幸福，也給不了孩子幸福，這個結局也許對我們三個人都是最好的。我顯得比較冷靜，我的媽媽卻再次生病住院了。

當我獲得了自由，舒雅卻永遠地錯失了！她在國外讀書，有了屬於自己的新生活。

幾個月看似平靜地過去了，我已不再像以前那樣唯唯諾諾、曖昧懦弱、逆來順受、壓抑內疚，我感到我的人性開始復甦了，我允許內心的憤怒、自私、嫉妒、邪惡等所謂不好的東西在心中湧動，不再用道德的聲音「你怎麼這麼壞」急急地把它們壓抑到地下室裡，內心反倒感到輕鬆，行為也更加可控。

傻白甜是指那些沒有心機，甚至有些傻乎乎的，但是很萌、很可愛，讓人感覺很溫馨的人，我不是傻白甜，過去滿臉的笑容和友善並不是真正的我。我想做心機男，在人前楚楚可憐、人畜無害，背後工於心計。這更

第九章　打破了自我，釋放了人性

符合人性。

　　我不再壓抑慾望。弗洛伊德認為人們對原始性本能的壓抑，是實現人類最高利益與理想要付出的不可避免的代價。他在《文明及其缺憾》(Civilization and Its Discontents) 一書中寫道：「文明的進步，是透過對性罪惡感的強化和以剝奪了性快樂為代價而獲得的。」弗洛伊德還認為心理問題的根源都是性的壓抑導致的。慾望是自然的，性是人與生俱來的本能需要，也是人類繁衍的必要能力，是客觀存在著的能力，無須壓抑也無須放縱，按照自然的規律滿足就好。所以離婚後，我也在積極尋找合適的人去談戀愛，渴望建立新的家庭。

　　我不再隱忍曖昧。曖昧是昏暗、幽深、模糊、不清晰的，是因為我不敢直接說出自己的觀點和想法，我害怕被拒絕，害怕衝突，只能用暗示來表達，期望對方能夠理解並主動回應，但是世界上沒有讀心術。現在我有了能量，勇於直接說「不」或者說「我要」，人際交往明示化，大家都輕鬆不少。

　　我不再排斥灰色。灰色是豐富的，如果一個人做到能上能下、能大能小、能左能右、能前能後、能白能黑、能內能外，不就自由自在了嗎？這當然很難，現在的我還做不到。從傳統文化，從原生家庭，從早年的各種決定來看，我怎麼可能活出自己呢？彈性的根源在於力量和看透，能做到左右逢源，八面玲瓏，更利於事情的達成，也利於關係的維繫。

　　我不再遠離現實。很多哲學家關於現實都有自己的見解，G・W・F・黑格爾 (Georg Wilhelm Friedrich Hegel) 說凡是現實的都是合理的；羅賓德拉納特・泰戈爾 (Rabindranath Tagore) 說現實生活中不可能保持一塊潔白無瑕的淨土；尚-雅克・盧梭 (Jean-Jacques Rousseau) 說現實的世界是

有限度的，想像的世界是無邊際的。現實是此岸，理想是彼岸，中間隔著湍急的河流，行動則是架在河流上的橋梁。扎根現實，才能獲得能力和能量，重回工作職位就是回歸現實的舉動。

我不再懼怕黑暗。人類本能地懼怕黑暗，然而黑暗中有無窮的力量，黑暗是光明的前奏。過去我沒有能力承受黑暗，懼怕自身的惡，逃避、否認惡的存在，整日生活在「應該」觀念中，盲目為現實消毒，但真正的天使是兼具蛇蠍心腸和善良天性的美麗少女。我在職場有了博弈的意識，嘗試著維護關係，向課長建言獻策，自己活得自在了很多，魏前輩和小白對我也是尊重有加，我扎扎實實地坐回了第三的位置。

最後我要說的是，我不再憂鬱了，它如浮雲一般，就這樣飄離了，奇特之中自有它的理由。

找回來的碎片

我找回了我的人性！

它其實一直就在那裡，躺在漆黑的心底，被歲月的灰塵掩蓋著。原想釋放的人性一定很可怕，出乎意料的是，我感到了純然的快樂。

文藝復興時期的詩人弗朗切斯科・佩脫拉克（Francis Petrarch）說：「我不想變成上帝，或者居住在永恆中，或者把天地抱在懷抱裡，屬於人的那種光榮對我就夠了，這是我所乞求的一切，我自己是凡人，我只要求凡人的幸福。」我只想擁有凡人的幸福，擁有人性的美妙。

我失去了愛，現在我渴望重新擁有愛，我對情愛有了濃厚的興趣。

說到情愛，諮商師提到了沙特和西蒙・波娃（Simone de Beauvoir），

第九章　打破了自我，釋放了人性

我知道這兩個人，但是並沒有涉獵太深，顯然諮商師的內在功力極其深厚，他好像什麼都知道似的。

諮商師說這兩個人是近代對情愛探索最深而且實際踐行的人，是兩個值得尊敬的、勇敢的人。他們不是夫妻，死後被安葬在一起，就在巴黎市中心的蒙帕納斯公墓，一座再平凡不過的普通白色石墓裡，如果有機會的話，他真的很想去瞻仰一下。看到諮商師眼神中的渴盼，我也被他感染了，希望對沙特和波娃有更多的了解。

沙特是法國著名的存在主義哲學家和文學家，波娃是他的情人，同樣是法國著名的存在主義哲學家和文學家。

沙特說過：「愛情是衝突的，女人比男人的內心矛盾更強烈，她們既需要解放，又需要庇護所；既需要自由，又需要壓抑。」他從哲學的角度闡述愛情：「個體想要在另一個更高的層面上獲得自我、確證自我，首先需要在某種程度上，在某個方面放棄自我、否定自我，所以這其中的過程必定是痛苦曲折的。愛情在某種程度上就是對個體超越性的一種壓迫和束縛，超越愛情來獲得愛情。」

一生不婚不育的波娃說過：「女人不是天生的，女人是後天造成的。」所以波娃作為一個對自己性別角色有所覺悟的女人，終生都在與自己傳統的女性身分鬥爭，尋求自己作為和男人相同的一種獨立的存在，進而獲得解放或達到完善。

他們兩人擁有理想的愛情模式，卻不見得擁有完美的愛情生活。波娃說：「真正的愛情應該建立在兩個自由的人互相承認的基礎上；一對情侶的每一方會互相感受到既是自我，又是對方；每一方都不會放棄超越性，也不會傷害自身；兩者將一起揭示世界的價值和目的。對這一方和那一方

來說，愛情將透過奉獻自身展示自己和豐富世界。只有男人解放女人的同時，他才能解放自己。」這個讓她得到解放的男人就是沙特。

有一天，21 歲的波娃與 24 歲的沙特在公園散步。沙特議他們簽一個為期兩年的協議：這兩年他們將盡可能親密地相處相伴，但是不在一個屋簷下生活。波娃接受了沙特的方案。緊接著這個為期兩年的協議，他們又簽署了第二個約定：他們可以有各自「偶然的愛情」，但是必須要把自己的所有經歷及時坦率地告訴對方，永不欺騙對方，永不向對方隱瞞任何事情。波娃也接受了，因為她想以一個自由人的身分來感受愛情。愛情必須發生在兩個同等、彼此坦誠的人之間。沙特、波娃曾經多次分別與第三者建立關係，但是又回歸彼此，因為在他們經年累月形成的價值觀裡，已經顛覆了對快樂和痛苦的感受，在那套價值觀裡，「快樂與否」不重要，重要的是體驗的「新鮮性」和「深刻性」。他們不追求快樂的值，而是追求體驗本身的絕對值。

這兩個人不願向傳統和現實妥協，不願為婚姻和愛情所牽絆。

和諮商師討論這一點的時候，我有些不太懂。其實現實的愛情對我來說已經是陌生的了，更別說哲學視角的愛情了。但是諮商師說當我能從一個更高的角度看待愛情的時候，可能更容易理解和看透現實中的愛情問題。

諮商師將話題引向了婚外情。心理學家卡爾・榮格（Carl Jung）曾說：「我們無法改變任何事物，除非先接受它。譴責不是解放，而是壓抑。」婚外情常常被譴責，但是譴責的背後是什麼樣的原因，卻少有人去探索。

諮商師問我是否讀過弗朗西絲・普瑞弗所著的《大膽的女人》，我說沒有讀過，我今天回去就買這本書來看。諮商師點點頭，說：「作者有一段

第九章　打破了自我，釋放了人性

話讓人深思，大膽的女人選擇以婚外情的方式來沖淡自己的絕望。她們不是維持毫無希望或矛盾重重的婚姻中的惰性，以及無聲的絕望、不睦與痛苦，而是以婚外情來填充自己的生活。有愛的充實生活，儘管暫時會有痛苦，仍遠遠勝於沒有生氣的生活。」這句話我深有感觸，我的前妻就是源於此才選擇婚外情的，因為我們的生活出現問題，她才選擇婚外情，這也是個因果問題吧。一般人總認為是婚外情破壞了家庭，其實是因為家庭有了不和才發生了婚外情。諮商師連連說：「是這樣沒錯。」

有人認為婚外情就是為了追求性的開放，其實性愛世界不單單只是性，而是蘊含著人類的深層文化。

性自由或性革命，是 1960 年代發生在西方世界的一種挑戰傳統性觀念和性道德的社會思想和社會運動。性解放，是在性行為上完全拋棄傳統觀念約束的主張和實踐。人類物質文明極度豐富，人們追求的不再是單純的物質享受，而是更高境界的精神需求，而性是所有動物，特別是人類生活的重要組成部分。真正的性解放，不但要打破禁慾觀，以及封建道德對人性的壓抑和束縛，更要打破內心對「性」的束縛，即要打破外在與內在的雙重枷鎖，使人性達到藝術審美的高度，情感與慾望統一的高度，上升到道德自律自覺的高度，最終獲得人類真正的尊嚴，獲得高度覺悟、高度完善的人性。故而，性解放不是放任自流，而是自我精神的一個修煉過程，自我道德的一個完善過程。

這是一個尋找自我價值的過程，性狂歡後的探尋，人性復活的實踐，性愛迷失的反思，其根本目的是喚醒生命。

生命是用來創造的而不是用來浪費的，但是如果生命沒有滋養和力量，還能稱之為生命嗎？無路可走的人們只能讓自己夢不醒，在人的原始

需求中追求極致的吃喝玩樂。

回到我自己身上，我敢說自己享受過性，擁有過愛嗎？

諮商師用非常美好的語言詮釋著愛情，我能從他的眼神中看到光，他一定擁有真正的愛情。

諮商師說：「真正的愛情是一個靈魂放在兩個肉體中，你中有我，我中有你，相遇在人性的深處。看起來這是可望而不可觸及的境界，但它不正是人們所求取的嗎？物質的滿足最終是乏味的，而人性的味道卻是一種高峰的體驗，讓人回味無窮卻又無以言表。」

兩個相愛的人，從相識、相知、相戀到牽手、接吻、做愛，環環相扣，步步跟進，水到渠成，渾然天成。

真正的情慾是性慾的昇華，它一點點地臨近，潤物無聲，厚積薄發，兩眼相對，眉目傳情。每一個細胞都在相互感應著溫暖，每一處毛孔都在釋放慾望，每一個表情都在傳達「我愛你」。看著眼前人，慾望從內心最深處湧起，如同絲線，纏住了彼此，千絲萬縷，綿綿不絕。

但是人們很難達到愛情的高境界，因為人們偏離了性愛的本質。過度沉溺是逃避和消亡，節制的享受才是藝術。

性愛的替代品是絕對控制。當個體自己不完整，卻渴望完整，就追求掌控他人的權力，這種權力類似於讓自己感覺快活的春藥，春藥容易上癮，因此沒有本事闖蕩世界的陰弱之人，沒有能力獲得愛情的宅男宅女們，必在奴役他人的過程中感受自我的強大，在曖昧的沉溺中尋找存在感。

在現實中有許多女人為了愛而墜入成癮的深淵，她們一生只在追求愛的高點，感情卻沒有終點站。一直執迷於愛情，不斷地尋找可以依賴一生的男人，如同蝴蝶，為花而生，為花而死。一生因愛而高潮迭起，又因愛

第九章　打破了自我，釋放了人性

而備受傷害和打擊，無奈的是，在不斷的挫折與傷害下，她們看起來已經對愛情絕望，但實際上卻又不是真的絕望，對愛情的追求仍然像飛蛾撲火般不可自拔。失敗的經驗和教訓對這些女人都是枉然的，淚水沒有辦法讓她們學習到自我保護，或是對愛情產生新的認知，一生只是在不斷重複著相似的故事，咀嚼著痛苦更新後的悲傷。

最深層的慾望才最能勾起內心的悸動。我喜歡看電影，電影可以把我內心的慾望，透過角色表現出來，並在那個場景裡實現，某種程度上慰藉了我的心。藉助電影，讓我更加了解自己，覺察到自己沒有真正地愛過誰，包括舒雅，我只是瘋狂地渴望罷了，渴望愛情彌補我需要的一切。我也從來沒有愛過自己，一個自己都沒有的東西怎麼可能給予他人呢？我要先學會自愛。

從失敗的婚姻中，我反思性、反思愛，這讓我有勇氣接納內心深處的瘋狂旋律。

在黑暗中博弈，獲得人性的自由

真正的心理健康，不是正能量的堆積，而是在現實深層認知下合理運用能量的結果。真正的心理健康，一定要找回被放逐的「黑暗」，因為黑暗是光明的誕生之地，是我們力量的核心。

我們不願意接受和排斥的行為中，都有黑暗的色調。然而這世界的規律是，越排斥的往往是越需要的，事物的精髓常常包裹在危險的外衣裡。就像河豚味道極其鮮美，只有學會把毒性去除，才能享受常人享受不到的美味；失敗、死亡、不完美之中，有著豐富的能量，只要真正接納，收穫

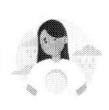

一定巨大。

首先，學習接受世界的不完美，接受自身的不完美，尋求完整性。

世界的不完美是人們意識中不希望存在的那部分，因為它總是提醒自大的人們，人不過只是大自然中的一小部分，是大自然孕育的一個物種。所以人們試圖用各種方式忘掉或隱藏它們，以使自己內心寧靜，但是不完美仍然透過各種管道頑強地展示它們的客觀存在。

面對和容納世界的不完美，需要個體具有勇氣和內在的力量；拒絕接受不完美的人，缺乏勇氣和力量。他們把自己裝扮成貌似純潔的完美之人，實則是糾結的無能者。他們的心太脆弱，在脆弱的同時，為了讓自己的脆弱不顯得脆弱，讓自己的無能不顯得無能，又會製造出扭曲的假象，放大世界的不完美。不接受自然負面的人們，卻可以接受自己造出來的負面，這種對負面的置換不正是完美主義者自弱的本質嗎？「上帝給你一張臉，你卻偏要再造一張臉」，人與上帝對弈，不輸才怪。

完美者分割一個完整的世界，扔掉不想要的那部分，人為創造一個完美世界，讓自己沉醉其中；割裂人性，不去面對自身的軟弱，不為真相焦慮，從而逃避對人性負面的承受，以免自己變得堅強。

然而人是世界的一部分，不完美、負面的部分恰恰是人自身存在的部分，人只有接納了負面的存在，才能成為真正意義上的人，否則就是不完整的。人可以追求卓越，但是追求完美，是不接納不完美的體現。隨著個體成熟，這是必須要放棄的追求，因為完美根本不存在，正如一塊真實的玉一定有瑕疵，而沒有瑕疵的玉，世上難有，要麼就是假玉。如果不容許瑕疵的存在就會把能量用在無意義的事情上，虛耗了生命。讓一個人消除追求完美的心理就是一種成長，容許瑕疵的存在，人才能把能量用於生命

第九章　打破了自我，釋放了人性

意義的追尋、真實自我的探索，以及內在能力的提升等。

第二，坦然接受失敗，排斥失敗會抽空自己的人生地基。

從小媽媽就不允許我考試成績不好，不允許我的表現比其他孩子差勁，我一定要做那個永遠不敗的神，所以我對失敗，即便是小小的挫敗，都是不能容忍的。一旦失敗，自己就會被全盤否定了，因為害怕失敗，我從來不會做沒有把握的事情，人生的體驗越來越貧乏。

現實中，真正飛得高走得遠的人，都經歷過無數次失敗再爬起來的過程。諮商師說，失敗本身真實的含義，是對人們的準備不充分進行的恰當回饋而已，它是一種啟示，是應該做適時調整的信號燈。失敗是我由完美走向完整的一個起點。

因為我害怕失敗，所以我在思維和行為以及反應方面，會製造出無數個冠冕堂皇的理由，扭曲真相，達到自欺的目的。比如我覺得「失敗是可恥的」，這個觀念的前提是我有能量、有認知、有能力防範失敗的出現，但是我沒有這個能力又想自己不失敗，必然會失敗，必然要找替罪羊，這就成了一條無形的枷鎖，本該找失敗的深層原因保證未來少失敗，卻變成了一種尋找替罪羔羊的內鬥。這個枷鎖讓我看不到事情的本質，失去了判斷力而增加了武斷力。

如何逃避面對失敗的焦慮呢？當我不能找到生活的替罪羊，我可以壓縮自己的欲望和需求，裝作自己本來就不需要，「我不想要」、「我討厭」……等，壓抑的同時，又讓自己感到超越的偉大，因為自己做了一般人做不到的事情，超越了物質的需要而進入到精神的自由境界。久而久之，這種逃避而自戀的感覺就會成為一種偏執而遁入幻覺。

不做事，找理由，這種逃避失敗的現象很容易辨識。但是生活中，患

者有很多巧妙的逃避失敗之舉，一般人是很難看透的，比如自我設限、預設恐怖、自實現預言、賦予失敗無意義感、極限挑戰失敗、失敗誘餌等。由此不得不感慨患者的奇思妙想，也可以看到他們把能量都投注到什麼地方了。

自我設限。自我設限就是假定自己的能力有某種界限。看似患者有自知之明，其實是巧妙的逃避，因能力不夠就不做挑戰的事情，不做，就不知道自己是真的無能還只是口頭的謙虛。儘管事實是真的無能，但卻給外人一種假象：患者只要去做，可能會成功的。這樣自我設限的結果是減弱對失敗的承受力而不是增強對失敗的抵抗力，從而讓自己永遠幼稚、無能、自欺下去。

預設恐怖。預設恐怖比自我設限更進了一步。在不能抵抗形勢逼迫的情況下，就事先製造恐怖，當然是誇大了的恐怖，目的仍然是為自己不做挑戰之事留下鋪陳。這是患者非常得意的做法，但也是不由自主的恐怖本能反應使然，是一種心安理得的扭曲方法。

自實現預言。患者經常用自實現的預言來驗證自己逃避事情的明智性。比如面對一件挑戰性的事情，自己逃避不做，但是當有人去做的時候，為了證明自己不做是對的，會不遺餘力地破壞他的成功。這種破壞力是巨大的、無底線的、不擇手段的，只是為了自己的防禦而犧牲了他人的努力。當他人失敗之日，就是患者得意之時：「你看，我說這件事沒辦法成功吧！」自實現預言真的實現了。

賦予失敗無意義感。患者經常說：「我從不做無意義之事。」具體地說，不做該做之事，封閉了失敗的路，同時也封閉了通向現實世界的大門，讓自己執迷不悟地停留在虛幻的世界中，直到最後眾叛親離，自我厭惡到不

第九章　打破了自我，釋放了人性

得不進行了斷。

極限挑戰失敗。患者還有一種極為得意的聰明之作，那就是一舉兩得地雙重證明自己：挑戰極限，做別人不敢做的、注定要失敗的事情，讓自己坦然接受「偉大的失敗」而不是「普通微小的失敗」，從雖敗猶榮中獲得「營養」，強化「我的形象多麼偉大，我做著驚天動地的事情」。

失敗誘餌。以失敗為誘餌，表現出極度的痛苦和不甘，來博得別人的同情。同時又可以以此為利器，控制親人為自己的失敗買單，這是一種很特殊的利用失敗的手段。

患者排斥失敗，就不敢投身生活，不敢做無把握之事，把自我束縛在不失敗的底座上，痛並快樂著。患者是一群耍小聰明之人，很少表現出明顯排斥失敗之舉，而常用一些暗含深意的伎倆，比如透過做根本不可能之事、凡事往極糟糕的結局思量等來達到排斥失敗之目的。

第三，包容「罪惡」。

此處所講的罪惡是內在的隱性罪惡，而不是指殺人放火之類的顯性罪惡。隱性罪惡無處不在，接納它的存在，就不會為此浪費掉太多的時間。

隱性罪惡主要隱藏在三種事中。一是難防之事，比如勾心鬥角、虛偽、狡詐等；二是恐懼之事，比如色情、婚外情等；三是衝突之事，比如化解不了的貪婪、嫉妒等。患者把這些通通歸為「罪惡」之事，貼上一個標籤，取名叫做「魔鬼撒旦」，然後抵抗它就行了。這樣可以安撫自己脆弱無能的心，約束大多數人不去涉獵「罪惡」，有利於患者繼續躺在虛幻的單純裡求生。

包容「罪惡」的實際意義是讓陽光照進來，陽光可以消融「黑暗」。首先讓「罪惡」進入意識，讓個體認識到它的存在；其次，把「罪惡」納入正

常的軌道。神話傳說中，人本身是兩個頭、四條腿和四條手臂的球形，因為眾神擔心無法掌控，就把人一切兩半，一半男人，一半女人，完整就是一方找到另一方，重新整合在一起。同樣，個體的成長就是把分裂的自我重新聚合成一個完整的自我，所謂的「罪惡」是強而有力的生存能力，只要個體能夠有效地掌控，在合適的時候拿出來保護自己，就會變得極強大。

人們經常評論某人是好人還是壞人，其實，這世上沒有絕對的好人，也沒有絕對的壞人，所謂的好壞是沒有絕對界限的。

一個人變「壞」了，對誰有利，對誰無利，評估這兩個因素，就能看出人際關係的利益所在。比如在職場中，下屬學壞了對管理者不利，管理者學壞了對下屬也不利，所以大家約定俗成在社會中人應當按照角色行事，大家都不學壞，這是個大方針。但是總有人不按常理出牌，這個時候，你不「壞」，就會助長劣幣驅趕良幣的現象發生。所以說學會了「壞」，對先使壞者不利、對無心者不利、對不尊重他人者不利。這些反證了，「學壞」是必需的，人「學壞」並非要處處使壞，而是作為一種儲備和自我保護的工具。

從本質上來說，「學壞」對自己最有利，可以讓自己成為一個完整的，有自我保護能力的人，活得真實自然。但是由於社會大環境、家庭教育等的刻意片面打壓，自己又沒有深入思索能力和嘗試舉動，許多人就沒能掌握「壞」的本領。

有些民間俗語，透露著人生智慧，也鼓勵大家「學壞」。比如男人不壞，女人不愛；女人不壞，男人不瘋。男人壞，可以無所顧忌地接觸大量女性，變得更懂女人纖細而敏感多變的心，而女人渴求的就是男人懂得自

第九章　打破了自我，釋放了人性

己，讓自己全身心地投入到對方的懷抱。同理，女人不壞，無以自保，更不能有智慧的魅力，在男人的世界中求取一塊靜地，難以撩起男人征服的雄心，所以當女人學壞的時候，不僅需要有勇氣更需要有智慧。在此界定，此種「壞」不是那種沒有良心沒有界限沒有規則的壞，不是顯性罪惡，此處說的「壞」，是指活出真實、自然、欲望呈現、靈活，是保護自己的「壞」。

個體「學壞」，要突破三種束縛。一是道德束縛。道德讓人們遵從一定的規則，利於社會的穩定，但前提是人們都如約遵守這種道德，一旦有人製造差異，吃虧的就是遵守的人，而不是那些不遵守的人。在不平等的社會中，「道德」成了一種對大眾的控制和束縛了，相反地，這也是大眾情願受束縛的自動表現。二是退縮藉口。人們遵奉社會的條約，可以讓自己心平氣和地生活在「應該」之中虛耗生命。因為自己的內在能力弱，不能和現實中的無形壓力抗衡，於是只有麻痺自己求得藉口才能心安。三是沒有實力。不會「學壞」的最終答案是人們沒有自我的實力，人格沒有超越角色層而前行到自主人格層。形成實力需要人的自身成長，而成長如同蛻變，是痛苦的，懼怕痛苦讓人喪失了自己。

做獨立完整的個體，必須「學壞」，用「壞」的利器保護自己。但如何使用「壞」，這是需要智慧的。就像很多國家掌握了核武，在世界上擁有了話語權，能保護本國人民的利益，但是核武的按鈕要掌握在民主的政府裡，否則就真的成為毀滅人類的罪惡了。

第四，穿越現實的黑暗。

黑暗是現實的根基。我們都渴望生活在美好的童話世界中，但是成熟的人知道那只是一個渴望而已，即便是童話，也有巫婆和惡魔。巫婆和惡

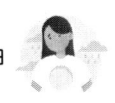

魔不見得一定會被仙女和勇士戰勝，這才是現實世界。

沒有黑暗的現實是蒼白和騙人的。勇者勇於在黑暗中起舞！

我不再恐懼，世界再不是原來那樣的陌生和無味，我選擇融入世界的美麗中！

諮商師告訴我，有三次迷失，讓我們一生都無從感悟「黑暗是我們自身的一部分」。第一次迷失是先天的無知。黑暗如同洪水，人們因為懼怕而沒有挖掘河道，從而讓我們的生命貧瘠。我們不知道這個道理，沒人告訴我們，社會文化也不會倡導，所以，我們始終矇在鼓裡，也沒有探索的精神和能力讓自己從第一次迷茫的混沌中走出來。

第二次迷失是問題出現後的忽略。當問題出現並衝擊我們的時候，我們會找出無數個理由來迴避自身的屖弱，從而導致第二次的迷失。我們強化已有的觀念和防禦，讓自己變得更加遲鈍和固執，最終成為一個社會無價值的小分子。

第三次迷失是強烈牴觸那些想喚醒我們的人和事。儘管有些時候我們很幸運，會遇到貴人，但是我們為了自身的和諧而強力排斥，根本沒有能力抓住機遇，從而失去了第三次機會。我們頑固地試圖與黑暗隔絕，卻沒意識到一生都生活在黑暗之中，沒有開化。

黑夜和白晝，互古不變地更替著。在遠古時代，因為人類太弱小，危險往往來自黑夜中的動物，所以我們恐懼黑暗、排斥黑暗；現在，有了燈光有了房屋，但我們的內心深處仍然對黑暗充滿了非理性的恐懼。正如榮格所講，對黑暗的恐懼融進了我們的集體無意識。但是，人們並不完全是因為無法認知和看守自然中的黑暗力量而恐懼，恐懼來源於拒絕看清真相，拒絕看清人們無法控制的東西，拒絕看清冷酷可怕的東西、野蠻的東

第九章　打破了自我，釋放了人性

西到底是什麼。人類其實是很弱的，內心衝突症患者本身更弱，所以不敢正視惡的誘惑、黑暗的誘惑，以及死亡恐懼的誘惑。當有能力穿越誘惑，誘惑就不再是誘惑了。人類沒有力量和惡相處，懼怕自身的惡，逃避否認惡的存在，於是整日生活在「應該」觀念中，生活在承受不住惡的恐慌中，生活在躲避惡的焦慮中。

沒有黑暗的人生充斥著永遠無法落地的空虛和不安，沒有黑暗的人生是蒼白無力的。這類人即便取得了一些成績，堅信生活中不需要超越黑暗也一樣可以活出自我，然而，必然會在生活中碰壁。在這個時代，自欺、欺人的理由很多，當一個人不醒悟，他永遠都會找到讓別人無法反駁而讓自己堅信的理由。自欺讓生命變色變質，最後以黑色的腐屍接近死亡。

生命來之不易。這世上，許多人根本沒有活過，生命之火就熄滅了，並釋放出毒氣汙染環境，讓更多的生命之火熄滅。就是在這樣可怕的環境下，仍有人真正地活出了自己，儘管極少，但這極少數的人正是未來世界的真正主人。

沒有真正活過的人，生命是蒼白無血色的，沒有負面經歷的人不可能會有正面的覺知，沒有覺知的人很難有深厚的內涵，沒有內涵的人本能地會用外在的事物來妝點自己、麻醉自己，讓自己覺得周圍就是一個沒有光的世界，無論多大的年齡都情願生活在童話的王國，而不是成人的真實世界中。一個沒有內涵而生活在童話世界的人，是矯揉造作、無聊至極的，有著難以填補的空虛；人因空虛而尋求刺激，刺激之後又是空無的寂寞，在其旋轉變幻的過程中，人失去了平衡，失去了掌控，如同一個機體流盡了血液，生命也失去了意義。貧血的人是沒有力氣在世界上雀躍歡騰的，個體只能在想像的空間中流連忘返，要麼進入意識渙散的精神病世界，要麼玩著無情的心理遊戲，害人害己。

凝視黑暗，不再恐懼，才能找回自我，釋放能量。接納黑暗中的生命力，才不會錯失讓自己走向光明途徑的時機。

被我們的意識排除在外的黑暗和負面，一旦任其在無意識區域氾濫衝擊，會給我們的生活帶來無數的問題和困擾。終於，我們開始醒悟，這黑暗的負面如奔騰的江水，如果利用得當，將會給我們帶來無窮的力量，一旦我們勇敢地進入到黑暗中，將更深刻地熟悉和掌握一些困擾我們的無形力量，最後我們也會智慧地走出黑暗。

第五，接納死亡。

人的生命有限，人都是要死的，這是自然的必然。死亡正是生命的一個特徵，沒有不死的生命。有限是一種存在，存在自有它的合理性和必然性。人們為了心安，就讓自己不去碰觸死亡的感覺，縱然不期而遇，也要盡快忘掉，很少有人真正地去體會面對死亡時刻骨銘心的感受。

馬斯洛說：「如果我們知道自己永遠不死，我們就不可能熱烈地去愛。」但是當我們去做自己的時候，就會從多個角度體會到死亡的存在。

生命的樂譜永遠是自己的作品，別人替代不了，因為生命的意義不是一個人站在什麼樣的位置，而是他走到了生命的哪一個階段。面對死亡如同面對生命一樣，都是需要學習的，死亡並不是那麼讓人恐懼。死亡是不可避免的，但是，人可以帶著尊嚴告別人世，有時也可以帶著一點幽默面對死亡。一般來說，個人面對死亡的方式反映他們的生活方式。不輕易言死之人和整天都在說死的人，都是不懂得死亡的人。有死亡之心，才有生存之志，面對有限去設定自己的無限，這是死亡之心永遠的主題。正如馬斯洛在心臟病突發後的休養期間，寫過一封信：「面對死亡又暫時從死亡中解脫，使世間一切事物顯得如此珍貴，如此神聖，如此美麗。我現在比

第九章　打破了自我，釋放了人性

　　任何時候都更強烈地熱愛這一切，更渴望擁抱這一切，更情不可遏地要投身於這一切。我眼前的江河從未顯得如此美麗……。死亡，及其突然降臨的可能性，使我們更有可能去愛，去熱烈地愛。我感到驚奇的是：我們居然能夠如此熱烈地去愛，居然可以達到如此忘情的地步，居然可以知道自己永遠不會死亡。」

　　活著會面對許多比死可怕的事物，只有一顆勇敢而高貴的心才能真正地體會到活著時的可怕，當你真正地活過之後，死亡不是一種解脫而是一種超脫。不免一死的意識，不僅豐富了愛，而且建構了愛。人從出生開始，就進入到死亡的倒數計時，生死對接只是一瞬間，而真正的意義在生的過程中，每一刻都是對生命的讚歌和展現，無論是成功還是失敗，甜蜜還是苦澀，高峰還是谷底，健康還是病痛，經由這萬千的變化，我們才漸漸地接近生命，懂得了自己。

　　人必須穿越現實，方能不為現實所困！

第十章
改寫憂鬱症的心理模式

通往地獄之路,是用期望鋪成的。

―― 克里斯多福・孟(Christopher Moon)

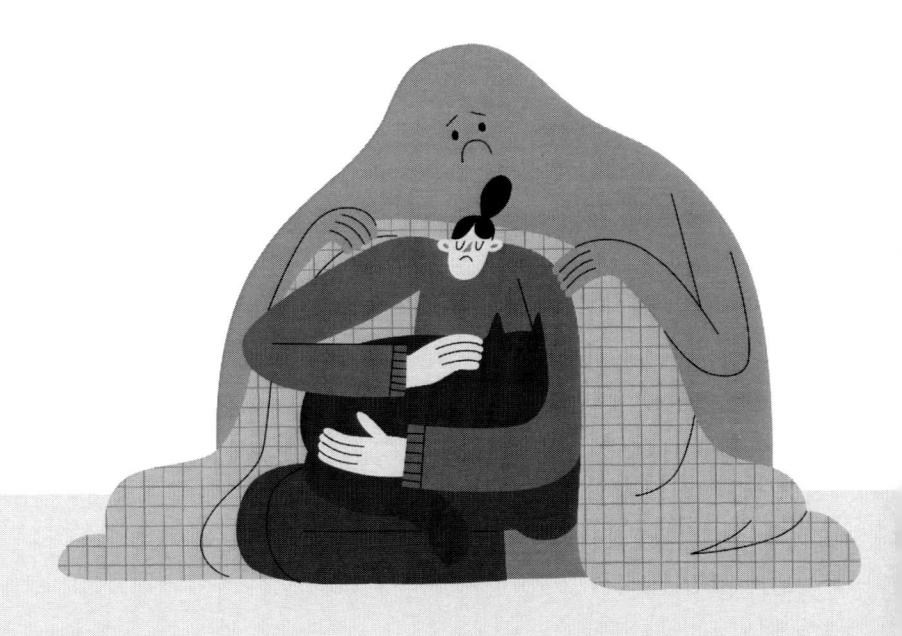

第十章　改寫憂鬱症的心理模式

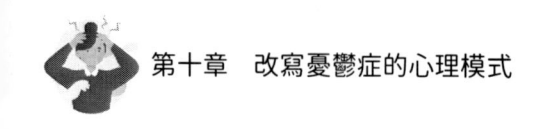

我看到了我自己

　　每個人都有自己獨特的習慣模式，如果不刻意去觀察，是不會輕易發現的。在諮商室，諮商師時常從各種資訊中擷取出我的模式呈現給我看，不管最初的我是否接受，反覆幾次後，它就如同烙印刻入我的腦際中，之後我的所作所為確實驗證了這種模式的存在。

　　從整體上說，我有三個根深蒂固的模式：

- 扮演上帝角色的自戀模式；
- 自我焦慮的迴避模式；
- 放棄真我的掙扎模式。

　　它們就如同三根支柱，共同支撐起我的憂鬱症總模式。如果想打破憂鬱症的捆縛，自然要首先打破這些模式。當然，我還有許多其他模式，但其他模式是依託在這三個模式之上的。一旦這三個模式被摧毀了，其他模式自然也就隨之改變了。

　　所有的模式都是我內心衝突的根源，過去我沒有意識到它們的存在，沒有意識到它們對我的深遠影響，我一直認為一切都是命運的結果。

　　常聽說人有兩次生命，第一次是被母親帶到這個世上，個體是被動的；第二次是個體對生命有所覺察和掌控的時候，此時完全由個體自己做主，來改變自身的命運。我要把握住自己的第二次生命。

　　根據諮商師的回饋和我自己的覺察，我來仔細剖析自己的三個主要模式是如何形成的，它們是如何影響我的。

■ 扮演上帝角色的自戀模式

「我是全能的上帝」這種意識始終扎根在我內心深處，從來沒有質疑過。是上帝，卻活在人間；渴望永生，卻不得不面對人生有限的生存焦慮，這是根本無法調和的衝突。要麼在現實中不斷地被打臉，認識到自己只是普通人，不是上帝；要麼只能活在自己虛幻的世界中，自詡為上帝。我選擇了後者，因為父母的過度保護，我沒能受到現實的暴擊，可以固守上帝情結，活在虛幻的世界裡憂鬱著。

上帝是至高無上的，上帝是全能的，上帝是完美的。因為上帝情結，我不能失敗，不能露怯，不能有人性的流露。我活得痛苦又壓抑，把全部的能量用於自我抬舉之中，真正的作為人的那個「我」愈發萎縮渺小，不堪入目。

■ 自我焦慮的迴避模式

焦慮是生命體最基本的存在狀態，能促進個體的生存和發展。然而過度焦慮，個體被焦慮淹沒掉，會有一種瀕臨死亡的感覺，很痛苦，於是就無意識地發展出防禦機制，隔絕焦慮。如果防禦過度，人把能量都投注到防禦中，沒有能量去處理焦慮的問題，就會更加焦慮。因此焦慮時人有兩種選擇：第一，選擇面對焦慮，承受焦慮，提升能力，化解矛盾。因為有能力的保障，人的焦慮感會降低。第二，迴避焦慮，加強心理防禦機制，能力沒有提升，衝突越積越多，會更加焦慮。

我因為不能忍受焦慮，為了緩解當下的痛苦，就走上了一條讓自己更痛苦的防禦之路，陷入惡性循環中，焦慮、逃避、內弱、更焦慮、更敏感、更逃避、喪失自我，結果跌落得越來越深。

第十章　改寫憂鬱症的心理模式

■ 放棄真我的掙扎模式

因為自戀和迴避焦慮，我不可能獲得真實的生活，但是，我又非常想要過真實的生活，於是不得不掙扎在真實與虛幻間，一會兒放棄真我，一會兒去尋找真我。但是真我一旦開始放棄，就像掉下來的第一塊積木，其他的積木也紛紛墜落，根本無法阻止積木大廈的坍塌。

放棄真我極容易，求取真我是一條荊棘之路，每一個步驟都需要堅持下來，否則前功盡棄。

第一個步驟是自我的覺察，覺察到自己放棄真我太多，現在在求取真我的路上；

第二個步驟是儲備內力，有儲備才有找到真我的資本；

第三個步驟是辨方向，堅持走下去，不被外界干擾；

第四個步驟是能夠認出真自我。

我如同演員一樣演著另一個角色，媽媽是我生命的靠山。我這樣一個內心極其清高之人又不得不在媽媽面前低聲討好，這需要高超的演技，才能誘惑著媽媽願意用盡一切力量支撐我的生活。索取是需要付出代價的，我滿足媽媽最想要的虛榮，扮演著一個陽光、懂事、學業好的乖孩子。

柔弱的我，全然地把自己交付出去，讓周圍的親人陶醉，而且是一副人畜無害的模樣，誰會不極力幫助呢？何況我還有著殺手鐧，剛柔並濟，沒有誰會拒絕我的請求。大家試想一下，一個沒有主見之人又要顯示出自己是有主見的樣子，該如何表現呢？拐彎抹角、含糊曖昧、察言觀色、時時變化。一方面表現出有主見的陽剛之氣，另一方面讓親人感覺到體貼入微的溫柔，這就是我的殺手鐧。像媽媽那樣有控制欲的人，感受到我發自內心的感激和因柔弱而無力背叛的忠誠，內心會獲得極大的滿足。

我看到了我自己

醉翁之意不在酒，是指人常別有所圖，而我的欲望被壓縮到無形，根本看不到，無欲則剛，我似乎超越了凡塵俗世，擁有著空靈的飄逸之美，這種內在的狀態，成為我獨特氣質的泉源。我只求有一個強大的人照顧我，而我的氣質一定能吸引來這樣的人與我同行，只可惜，我沒有能量維持長久的相伴，一旦有了關係，我就會情不自禁地要消融掉對方的自我，來成全自己的自我。而這世上，沒有人願意放棄自己的自我去成全他人的自我，所以很快，我就會喪失掉這份關係，不得不再去尋找下一個強者。不管遇到誰，我都會渴求把對方化作自己的一部分，這種心理，就像愛極了一個人只想把他吃掉。媽媽極度寵愛孩子令其無法離開自己，也是一樣的依賴到要吞噬對方。我的所求是無人能給的，我不單單需要一個強者照顧自己，我更需要扼殺一個自我填補到無我的世界中。一旦對方看透，定會紛紛逃離。

我一直沉浸在自己的表演中，只感受著自己的感受，不了解也不想了解其他人，我只想活在自造的天堂裡，現實之旅只會讓我痛苦。

諮商師送給我「五個無」，很具體，原來我是這樣無情無義無能的孤魂野鬼，還把自己當上帝，真是可悲又可笑呀！

我是無根之人。植物都要扎根在大地，人也需要和現實連結才能有能量和能力的儲備，而我一直飄浮在現實之外，靠著控制他人來生存，汲取著他人的血液來續命。

我是無能之人。我空有成為自己的偉大抱負，卻不具備成為自己的能力，我不願俯身深耕，卻想收穫飽滿的稻穗，這本身就是無法化解的衝突。

我是無力之人。看似我很善良，不會做壞事，其實不是我不想做，而是沒有做壞事的膽量和擔當，從根本上來說，我很無力。人微言輕，只能

第十章　改寫憂鬱症的心理模式

依賴，因此我的控制手段是極其高明的，使用得出神入化。我會表現出不再依賴、遠離的態勢，從而讓人內疚或不忍；如果被依附的人真正地狠起心來不再理睬的話，我會180度大轉彎，好像沒事人似的回頭緊緊抱著這份關係，然後再藉機無窮無盡地生事。控制是我生存下去的最重要手段。

我是無情之人。我表現得有情有義，尤其是言語上，「謝謝」、「你太好了」、「我愛你」之類的話掛在嘴邊，這都是控制他人的手段而已。一個自己沒有的東西如何給到別人呢？我根本沒有愛的能力，我的眼中只有利用價值，我的行為只為掌控對方，是決然的無情。我因為無情而超然，一個無情的人可以遠遠地超越情感中的波濤衝擊而顯得格外理性。一切行為都彷彿為了你好，後面竟然是一種細密織網的控制，其中沒有一絲絲的尊重，而只有捕獲。

我是無心之人。我的心已被衝突扼殺而腐朽，只剩一個軀殼而已。我無心，他人的喜怒哀樂、生死存亡，對於我都沒有絲毫影響。

別人只是獵物，我的誘餌有三種。第一種就是「扮可憐」，這種表演會勾起人的憐愛和保護欲；第二種就是「扮演神人」，因為仙風道骨、超凡脫俗，會引發人們無限的好感；第三種可以說是一種絕技，那就是給人種下無限的希望，餅畫得又大又圓，讓人心甘情願地無止境投入。

「五個無」的核心就是「根本沒有自我」。沒有自我與放下自我，兩者看起來都有著超凡脫俗的表現形式，但本質是截然不同的。放下自我，是已經形成了強大自我，在歷練中把自我放下。沒有自我，是自我就沒有誕生過，內在是中空的，不會受到自我的各種觀念和道德的束縛，可以做他人不敢做的任何事情，顯得更為灑脫。

內心衝突症的三類模式

用模式的思路和工具，我一下子看清了自己，當然這種自我了解令人難堪，不願接受，但我知道越痛越有動力改變。我對模式產生了濃厚的興趣。

諮商師把模式定義為無意識間形成的一種行為、思維和反應的習慣，並且固化下來而決定命運的走向。它是組成個性的基本結構，不同的模式組合，會在無意識間形成人們不同的個性特點。模式一旦形成，雖然很穩定，但是可以改變的，而改變的前提是要有足夠的能量和新模式的替代。

為了便於理解，諮商師將模式分成三大類：思維模式、反應模式和行為模式。

談到內心衝突症的模式，必須先了解一下模組的概念。

這就像積體電路一樣，一些模式會按照同類別、前後連續、功能互補等因素而聚集在一起，形成模組。

比如：想當然模式、無驗證變幻模式、標籤判斷模式等功能類似，因相近而聚合在一起，形成主觀模組。個體在面對客觀現實時，想當然，不會探索、不去驗證，習慣貼標籤，顯得很聰明、無所不知，其實與現實差了千里，完全生活在自己編織的虛像世界裡而不自知。

逃避模式、藉口模式、自欺模式、強化武斷模式是前後連續的，因相關性而聚合成逃避模組。個體為了逃避焦慮，又想心安理得，就會找大量的藉口來自欺欺人，當有現實回饋的時候，多表現出強勢的攻擊姿態從而使自己不紊亂，總之，都是為逃避服務的。

辨識模式的意義非常重要。俗語說「打蛇要打七寸」，對內心衝突症

第十章　改寫憂鬱症的心理模式

的認知，其關鍵就是對模式的認知，否則你就永遠讀不透那個世界的千變萬化和魔幻景象，也就無從和它對話相識，更不可能幫到內心衝突症患者。

內心衝突症的模式，本質是患者內在的「內心衝突」和外在的「壓力世界」的橋梁。也就是說，它是患者在內衝突和外在壓力的夾縫間尋求生機的一種習慣方式，其中摻雜了過多的無效和防禦的成分，所以模式成了一種無法長久應對現實和提升自己的危險橋梁。

模式是自然形成的，也是必須如此的。因為長期缺失內在能量，又要尋求虛假的外在光環，還要應對不斷生成的衝突，只有找來最低耗的模式應急，勉強支撐一段時間。這就像一個餓了很長時間的人，得到一份肥美的烤肉，明知道烤肉對身體健康不利，但是在當下可以果腹，就不會考慮那麼多，拿來就吃。然而要改變模式是需要耗費能量的。就算患者知道模式的弊端，若沒有內在能量儲備，也無力改變。

展現模式本質後就可以抓住事物的核心，以不變應萬變，最終能夠透析事物，起到綱舉目張之效。內心衝突症的模式很多，思維模式於無聲之處支配著個體，是一種決定性的隱性指令；反應模式是性格式的自然反應；行為模式成了應對短期焦慮的自然套路。

我在諮商師的引導下，剖析了自己的憂鬱症模式。

我從模式的本質、模式的形成、模式的目的三方面來分析，就能更深層地理解了。這是諮商師送給我的最重要的禮物，他讓我具有了看透自己的能力，也讓我有了能夠掌控自己命運的感覺。具體模式有很多，我在此只是總結了一些主要的模式類型。

內心衝突症的三類模式

■ 憂鬱症患者的思維模式

主要由五個基本模式組成。

應該（不應該）模式。世界就應該是這個樣子，所以對於我的思維來說，世界是靜止的，是按照我腦袋中既定的路線執行的，這樣，我不需要把握世界的本質，感受事物的脈動，更不需要容忍不確定的震盪了，可以心安理得地逃進虛幻的世界裡，眼不見心不煩，看不到衝突，衝突就不存在，還可以用「應該」來控制他人。我這個模式主要來自媽媽的影響，她是用「應該」來要求我、要求世界的。

想當然模式。我認為世界是這樣的，世界就是這樣的，我根本不會去驗證世界究竟是怎樣的。比如，我認為同學們都嫉妒我，於是我把別人的正常回饋也理解成嫉妒，不會接納、不會改善、不會調整。我習慣用學來的觀念做文字遊戲，將一切事物貼上標籤，然後用邏輯的膠水把那些標籤黏起來，經加工就形成了想當然的觀念。我看世界是隨意的、主觀的。這個模式主要是因為我生活體驗少，讀書多，為了掩飾自己的無知無能、彰顯優秀而形成的。

理想完美模式。理想完美是靜態而高不可攀的，是神的目標，是不可能的虛幻。我追求完美，這首先就體現了自己的與眾不同；其次，可以永遠在準備中，達到拖延不做的目的。因為追求完美容易（追求的是不可能的事，看似是難事，其實是簡易之事），追求卓越難（比當前更好一點的增長，需要時時的投入，看似容易，其實很難）。

負面纏繞模式。一是負面想法，包括悲傷的思緒、不可能達成的預言等，是一種無意識的直覺創新，可以輕易達到只想不做的目的。比如自我預設「我行」，事實上我不行，就映照出自己無能；而直接預設我不行，可

第十章　改寫憂鬱症的心理模式

以不做，還給大家一個希望，如果我做了，也許能行呢！二是負面情緒，「一人向隅，舉桌不歡」，可以勾引大家幫助自己，也可以顯示自己的不同，氣質深沉和超然。

明星焦點模式。其本質就是占據關注的中心和焦點。認為別人好的、不好的想法，都是專門針對著自己的，「我是萬物之王，所有的人都關注我。」這個模式源於太關注自己，自以為是，對待自己就像奉神一般，把全部的精力都用於外在的裝飾了。

在我和舒雅的關係中，我最初用柔情和細膩的情感迷住她，但是不能給予她想要的東西，還渴望她無私地理解我；我傷害了她之後，內心感到極度悲傷，表面來看，我非常珍惜這份感情，從思維模式來看，我把自己奉為神，對舒雅用「應該」、「想當然」來渴求，要求我們的關係必須純淨完美，而我常常用負面情緒控制舒雅，我們的感情怎麼可能維持長久呢？維持不下去，我就怨恨舒雅，就像嬰兒對媽媽一樣，既依賴又渴望遠離。

■ 憂鬱症患者的反應模式

主要有兩種。

促外力決定模式。做出決定是要承擔責任的，為了逃避這個責任，我會拖著不做決定，並發出曖昧的信號。

例如在職場上，有一個重要的會議需要我做彙報，但是臨近會議時，我表現出很緊張，課長就有點擔心，到時我出差錯怎麼辦？於是決定讓劉前輩來彙報，我巧妙地逃脫了，並表現出很難過的樣子，課長還需要安慰我。我和舒雅的關係也是如此，我內心早就想分手了，但是不想背負罵名，我表現出壓力很大很憔悴的樣子，逼迫舒雅先遠去，這樣，我不用感到內疚，還可以在內心怨恨她。

延遲反應模式。反應總是慢半拍，不能立即反應的原因是關注外界少、內在想得多、故作深沉等，外在表現出來的就是冷靜、嚴肅，讓別人無法理解、看透自己。而且假若對方無法忍受沉默的焦慮，還會急於表達。不是我不想立即反應，是沒有能力立即反應，卻意外收穫到成熟穩重等假象。在這點上，諮商師幫助我界定了有能力和無能力的區別。有能力立即反應，而根據情況選擇稍後反應，與我只能延遲反應，兩種情況有著本質的區別，因為前者是可以當下反應，也可以延遲反應。

總之，憂鬱症患者的反應模式是獨特的，有很多的內在小想法在干擾，反應弧，變長變複雜，最後的結果是他人或者外力推動事情發展，自己可以避免承擔責任。

憂鬱症患者的行為模式

主要有八種。

思維和反應模式是潛隱在心靈深處的，需要自我覺察和他人回饋。行為模式在人們的視野裡和意識中，是一個人的行為習慣，也是一個人向外展現自己的身體語言，更容易被覺察到，類型也更多。

逃避模式。這是內心衝突症患者最核心的模式。內心衝突之所以長期沒有得到有效化解，根源就是逃避、不面對。人生有兩條路，一條是面對，提升能力，擁有真我，這是一條布滿荊棘的通向天堂之路；一條是逃避，避免走向真實自我、獲得真實體驗、擁有真實人生的路途，此路暫時平坦易行，後面卻布滿了一生的荊棘，通向地獄。人性是趨樂避苦的，自然會選擇逃避之路，除非早年家長有意識地培養或者外界的壓力逼迫，否則就不可能選擇成長之路。長大後，為了避免暴露無能的自我，就找藉口不做或不屑、不願做，避開面對之痛苦和焦慮，在逃避之路上越走越遠。

第十章　改寫憂鬱症的心理模式

以想代做模式。想想就等於做了。患者經常做用意念統治世界的白日夢。形成的原因是高理想、低能力，高自尊、低承受。只知道侃侃而談，計劃周詳，實質空泛，根本無法接受現實的檢驗。

自我封閉模式。避開世界的風風雨雨，退而求暫安，麻木自己，沉浸在自我虛擬世界中，壓抑自己的欲求。患者秉持「人世間太多爾虞我詐，我要清者自清」的理念，殊不知許多清高之人實為不清不高的失敗者。

藉口模式。藉口很多，都是外歸因，歸為別人的錯、環境的錯，其本質就是為了讓自己心安，看不到自己缺點。

循規蹈矩模式。按照規矩機械地做事，內心有種極度的「控制感」，因為覺得循規蹈矩是好人，所以心安神定；而且規矩的結果確定，如此輸入，就如此輸出，不用承受不確定性。

依賴模式。就如同寄生蟲尋找宿主，它自身的弱使它本能地尋找強大而富有營養的宿主。依賴常以愛的方式出現，手法是混合的操控。但依賴的我從來不認為自己是個依賴者，我覺得自己是愛的使者、生活夢想的追求者、下凡的仙子、負有獨特使命的孤獨者、不為人理解的先知等。我讓對方幫我做事，是我看重他的表現。

矛盾的猶豫模式。因為無力判斷，無力割捨，被自驅力牽拉得不知該如何做。無論什麼事，什麼決定，哪怕小到無須考慮的事情都會想：「我去還是不去？」「為什麼要去，不去又怎樣？」總是尋找替罪羔羊，思前想後，尋找藉口，從而推卸責任重壓。

壓抑轉換模式。其本質是變形，把內心壓抑透過這個模式發洩出來。因無能、討好、怕失敗等各種原因生起的渴望，害怕得不到就壓抑，壓抑久了只有變形，然後是藉機發洩，目的就是外化內在的壓力，從而形成不

正視內在壓力和壓抑的存在，不正視自己無能和害怕的現實。討好他人，可能就去虐貓；百般服從上司，很可能回家就控制孩子。

憂鬱症患者的行為模式很多，都是為了達到一個目的：不做該做之事，依靠控制他人達成自己的目標。

精妙的招數讓我看不到真正的世界

迫於已形成的模式的支配，面對現實的壓力，我必須尋找逃避的藉口，以緩解內在空虛的焦慮，撫慰內心自欺的不安。我不得不把精力用於製造招數，從而贏得更多的逃避時間。我的招數也很多，一般人根本不是我的對手，但聰明反被聰明誤，我被囚禁在各種精妙的招數監牢中。

我的招數庫裡有不少的工具，都是有意識創造出來的，這是招數和模式的本質區別，模式是一種無意識的習慣。諮商師起個頭，我就心領神會了，盤算庫存，根據功能，我把它們分為主動進攻類、被動防禦類、控制人心類。接下來一一為大家展示。

■ 主動進攻類招數

強勢的攻擊。在生活、工作、人際交往中，尤其是在環境安全時，用指桑罵槐、打聽隱私、恩威並濟等手段，讓周圍的人感覺到自己的攻擊性，本意並不是要去傷害誰，只是因為自己內在衝突張力太大，需要宣洩，並發出「我不好惹」的訊號。

轉移目標。無力承受大壓力，就特意選出替代物來緩解壓力。比如我的缺點是職場博弈，本應投入精力用於職場人際，但我這個時候決定考研

第十章　改寫憂鬱症的心理模式

究生，把時間花在書本上，這就是用非必要的目標來替代必要目標。對外告訴大家，我不屑與你們鬥爭；對內安撫自己的心，我在努力考試，沒有荒廢時間。

利用弱點。我有雙銳利而細膩的眼睛，雖然讀不懂他人變化的真正含義，但是我能揪住引起他變化的那個節點，於是在合適的時候就拿來為己所用。比如我感受到媽媽愛慕虛榮，我就會在課長面前唉聲嘆氣，課長和媽媽有私交，會把訊息傳遞給媽媽，媽媽就會更加主動地關心我、幫助我，怕朋友說自己的兒子不爭氣。

■ 被動防禦類招數

外歸因。錯都是別人的，我盡力了。把「自己」這個重要的元素拉到事情之外，自己非常正確，一旦出現問題，肯定是外面的環節的問題。我參加公司內部競賽，成績不好，我會找到一大堆的理由：題目出得偏、監考老師不公平、這個競賽有幕後操作等，就是不會反思自己有什麼問題。

以說代做，以感受代做。以說代做，只說不做，語言上的巨人，行動上的侏儒。例如在諮商時，大談感受占用很多諮商時間，導致諮商進度緩慢；以感受代做，讓自己沉浸在痛苦的感受當中，別人看到自己痛苦，也不好再指責或要求什麼了。即便做事也是極其敷衍，把事情搞砸，不是我不做，是做不成，這樣以後就可以不做了。

自我壓抑，壓抑需求。人說無欲則剛，我的無欲是不得已的長期壓抑導致的無欲，因為有欲而無能力得到，迫使人不得不無欲。貌似無欲的表現還伴有無意義的空虛感、曲高和寡的孤獨感、欲罷不能的無力感等。

這些招數在「憂鬱症患者的行為模式」中也有類似的表達，表現形式看起來一樣，但是存在區別：模式是無意識的慣性做法，是不管外界如何

變化都會如此做的強迫，是更加根深蒂固的存在；招數是有意識的伎倆，是選擇做出的最有利於自己的反應，辨識和改變起來更容易。

■ 控制人心類招數

硬控制招數，包括指責、威脅、逼迫等。「你應該……」「你怎麼能……」「如果你……我就……」「你要不……我就……」是我常用的口頭禪。指責他人是打擊別人彰顯自己最經濟實用的辦法，也是漠視他人而加以控制的經典招數；威脅是直指對方的軟肋；逼迫是以自我作為工具的強迫控制。

軟控制招數，直擊人心。用無助示弱、展示痛苦等方法，喚起他人的憐憫惻隱之心或助人之心，從而讓他人不忍做一些理性的事情，放寬標準，放過患者。

討好招數。討好的目的就是為了去利用人，指向高於自身的個體或者權勢者，讓他們在滿足自我高高在上的需求之餘給自己一點好處。再說白一點，這是比較藝術的乞討，但也會遇到燒錯香磕錯頭的不幸，這算是討好中的不幸了。

自殘自毀招數，有破罐破摔式、自賤式、自殘式等。誰關愛自己就指向誰。

苦海無邊，回頭是岸

從平凡到非凡的轉變不會轉瞬發生，當我們欣然面對自己的本質，我們的潛能就是無限的，未來充滿了希望。但我們是否能真的改變自己？這

第十章　改寫憂鬱症的心理模式

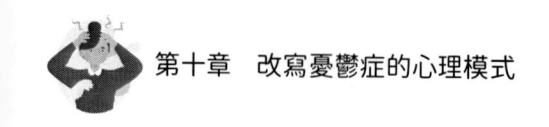

樣的質疑也時常跑到腦海中干擾著前進的步伐。

諮商師告訴我，能否改變的關鍵在於我自己的選擇，我只要堅持反著舊的模式而行，就一定能創造出來新的模式，累積到一定的程度，我就由平凡轉變為非凡了。所以說，改寫模式的第一步就是反向而為之。

我從來沒有真正地關注別人，我只關注我自己，但是，當我看到了重生的曙光時，我第一次發自內心想關注我的諮商師，他是如何引導我的，這是我最好奇的。

他告訴了我其中的原理，我不由得驚嘆，他和我說的每一句話、他的每一個動作、每一個表情，都是在通透了解我的情況下的精妙設定。人的精神世界太複雜了，如果沒有深厚的體系做基礎，諮商師根本不可能走進我心，幾個回合下來，就會敗給我的憂鬱症了。他說，沒有深厚的博愛之心和精妙的心理手段，諮商師是無法將患者從泥潭中引領出來的。

談起心理諮商界，他很坦然地告訴我，心理學的療法有三千多種，是否有效，關鍵要看來訪者這個人是怎樣的人，依據情況，給予他整體的治療措施，但是很少有這樣知己知彼的合格諮商師。目前，國內心理諮商處於起步階段，諮商師行業較混亂，有一些諮商師自己本身就屬於內心衝突症患者，而諮商的療效主要來自諮訪關係，諮商師自身就是工具，如果這個工具有問題，怎麼可能產生良好的效果呢？凡事都有兩面性，諮商師覺察到自身的逃避、機械套用理論、說教、追求完美等死穴，恰恰可以透過內心衝突症體系來先行解決，成為一個好的嚮導、陪伴、引領患者成長。所以說諮商是助人自助的行業，對於諮商師來說，這是人生非常值得為之奮鬥的職業。

有效的諮商靠諮商師的智慧，而智慧不是學來的，是在諮商過程中不斷累積沉澱形成的。第一步是自我更新、自我成長，第二步是和內心衝突

症患者進行內心最深處的互動，知曉糾結變化的原因和軌跡。

談起這個話題，諮商師真誠地說：「談行業的弊端本是個大忌，因為我先談弊端再談自己，就如同炫耀。但事實就是如此，諮商師良莠不齊，來訪者需要有明智的選擇，否則不僅僅是經濟的損失，還帶來生命成本的浪費。若諮商方向反了，那更是帶來可怕的後果。」

諮商師向我描述了諮商改變階段的四大步驟，他強調，在第四步驟，需要諮商師具備強大的理性和博弈能力。藉此，我真的看到高水準的諮商師是需要修練的。

第一步：框住滑膩無形的內心衝突症。內心衝突症如飄絮，如雲煙，如夢幻，如果你不能從這些虛無縹緲的境界中找到內心衝突症的活動主線，想出辦法把這條主線固定並且呈現出來的話，你根本無法和內心衝突症患者諮商下去，他會無情地嘲笑你。這是頗具諷刺意味的結果，最需要心理諮商師呵護的患者，會不由自主地出於防禦而傷害和捉弄諮商師，讓其無法靠近；而最想幫助患者的諮商師，又因自己無力、無能、無效固定住內心衝突症，也會防禦性地拋棄他們。於是患者們繼續在泥潭裡痛苦著，怨恨著；諮商師遠遠在岸上自我安慰著：沒辦法呀，他們真的不屬於心理諮商的範疇。

框住內心衝突症，關鍵的核心在於畫出內心衝突症的整體軌跡線。首先讓患者看到自己不斷重複著的模式，這些模式必然帶來的結果，諮商師的預測不斷地被事實驗證，讓患者不得不相信；這時給出改變的路徑，越早轉身越容易，不轉身的結局是什麼，讓患者自己選擇。尤其要注意，不進入具體細節的爭執，只談大的走向，否則就陷入和症狀的糾纏中，讓患者給跑了。

第十章　改寫憂鬱症的心理模式

　　第二步：辨識徵象。阻礙患者前行的徵象非常複雜多變，一不小心就會走錯路，比如我剛回到工作職位上，主要的矛盾是人際關係，而我把精力放在如何完美地完成一份報告，諮商師就指出這是徵象。我善於演講，公司有一個競賽，我想報名參加，諮商師說揚長避短又是徵象，在關鍵時刻，我們要揚長避短，而在日常，必須要補短、不避短。我不擅長組織活動，如果在競賽這件事情上，我把時間投入到做工作人員，其收穫遠遠大於我獲得冠軍。因為時間、精力有限，必須要界定自己的行為是面對還是逃避，是形成客觀思維還是主觀臆斷，是內力強化還是弱化。

　　第三步：共同探討深層原因。找到原因，精準發力。比如謊言下面是真相，掩飾之處是弱點，防衛底下是缺點，逃避之後是無能。這就像黑白顯影照片，越黑的地方，在現實裡越白，藉此就可以反其道而行之了。在成長階段，越是逃避的事情越要面對，越是掩飾的地方越要暴露。我一直糾結在和舒雅分手的痛苦中，這份痛苦後面有我關於感情的空白真相，深入挖掘，讓我更加了解自己。

　　第四步：看透內心衝突症的本質。內心衝突症就是內心集聚著長期無法化解的衝突，為了防禦，患者不做事，以避免失敗，還得能說會道，顯得自己英明。不得不做的時候，也只是儀式性地做一下，如果需要堅持做，就有無限的藉口，讓自己不做。

　　要做到和內心衝突症患者有效諮商，諮商師自我必須強大，否則諮商師的中毒是一種必然。助人者與拯救者是不同的，前者需要強大的能量，後者只需懷有一顆悲憫的心就夠了，前者以幫助對方為目的，後者以拯救內在弱小的自我為目的。諮商師為此總結了內心強大的八條要求和博弈的六項原則。

內心強大的八條要求

心不慈手不軟。心慈易受控制。內心衝突症患者最大的能力就是控制他人為己所用，他所有的資源都來源於受控者，他精通控制他人，諳熟人性、人心的弱點。古人說「慈不掌兵」，一旦有慈心，諮商的大思路就會亂，亂了思路就無法遵從行動的指南，最終因慈心而違背了原則。人非草木，孰能無情，但是情經常亂性；能克制情的困擾，又能承受應對人心的不忍，才能維護邊界，不讓原理變形。規律線是一根有著金屬色澤的線條，很硬也很美，從整體上來看，它是最有曲線之美的，如同大理石雕刻的藝術品，材質硬卻能展現最柔美的軀體。諮商師有愛，並且有大愛，這種愛是在內心衝突症患者成長之後才能給予的關愛，而不是成長之前在患者的控制下濫施的關愛。也就是說，患者得到愛的前提是真正的成長，否則不能以常人的禮遇待之。「他非一般的常人」是一個應牢牢記在心裡的信條，否則結局就如同農夫和蛇的故事。他成長前是蛇，成長後才是人，蛇變成人的轉變是艱難的。

「宜將剩勇追窮寇」的堅韌。根本不要去想著如何感動無心的內心衝突症患者。在實際的諮商工作中，諮商師極度刺激的語言，儘管常人根本接受不了，但是對於內心衝突症患者來說，卻是一劑有效的猛藥。諮商師如果拘於常禮，諮商根本無法深入。患者所揮發的人性迷霧是窮盡人類想像的，這種迷霧大多源自人性的黑暗地帶和邊緣地帶。黑暗之淵無人知，任其幻想；邊緣之地無人去，任其描繪。他絕望之時流的眼淚本質是想重新獲得控制權，諮商師稍一懈怠，就掉到了迷霧中，前功盡棄。對於內心衝突症患者，必須要「痛打落水狗」、「斬草除根」。

能夠參透對方的潛語言。所謂的潛語言是患者內心深處自己也不知道

第十章　改寫憂鬱症的心理模式

的感受，卻在無意識之中透露出來的含義，這是諮商師極難掌握的一門語言。歷經生活多角度多層次的歷練，才能參透這些語言。懂得潛語言就掌握進入患者內心世界的通行證，這是一個外人看不懂的世界，只有參透了其中的奧妙你才能盡得其味。就比如有一次，談起他人思維，我說：「了解他人太難了。」諮商師就藉此向我分析這句話的層次。第一層是表面含義：這件事情對於我來說很難。第二層是隱藏的含義，是我真實要表達的含義：我不想做這種費力的事情。第三層就是潛語言層，這是我自己都不清楚，而諮商師可以接收到的訊息：你這個人真是討厭，怎麼會建議我去做這樣的事情，我不想學也學不會，我想讓你難堪。當時我仔細思索這句話的滋味，只能理解前兩層含義，經諮商師一翻譯，我才覺察到確實有攻擊的意味。諮商師說我很擅長使用潛語言，我們之間的對話往往是在這個層面上進行的。

坐懷不亂的理性。諮商師的理性讓其強大而能洞察患者的內心變化，知道了變化就能看破，看破就有了落腳處，那是患者的恐懼之處、內疚之處、內弱之處、敏感之處、心結之處。知道了這些點，諮商師就不會為其控制，也就很清晰地看透他防禦的「伎倆」了，因為患者控制人的最大特點之一，就是讓被控制者先亂了陣腳。就比如患者主動投懷送抱，藉以考驗諮商師是否看透了。諮商師有三種境界，一是坐懷心亂，手忙腳亂，成了被控制者，這就沒有看透；二是坐懷心克制，而手足不敢動，這也是沒有看透；三是坐懷心靜，東摸西摸，真摸假摸，摸了白摸，無話不說，而內心無所焦慮，無所愧疚，坦然笑納，這是真正看透了對方的伎倆才能做到的。

面對創傷的慘淡。創傷劇痛，痛定思痛，面對才能破局，逃避必成心結。當個體沒有做好準備、沒有力量面對創傷時，暫時避開，是自我保護，但一直逃避，舔舐他們的傷口，就是過度防禦，勾引他人來幫助自

己，這樣永遠不可能獲得面對創傷的力量。創傷已然發生，在人生路上誰也避免不了，它的價值在於促個體經由創傷而痊癒、成長、成為自己。創傷不會因沉溺而消失，如何讓傷口痊癒就是個體能力形成的過程，一旦有了痊癒之力，就不怕再次受傷。療癒的力量來自現實世界中的挑戰和前行。

看透生命的全過程。個體生命的覺醒來自意識到「我只是一個普通人，我的生命是有限的，我的能力是有限的」。個體會因此在有限的時光中做想做的事情，累積飛翔的能量，完成自己的使命。就像竹子，剛開始生長的幾年，都是在地下扎根，破土而出後，才突飛猛進地在地面上顯形。人生也是如此，需要一個很漫長的累積過程，來訪者往往不能承受焦慮，渴望立竿見影的效果，所以經常遇到一點困難就會放棄，而諮商師是一個喚醒生命的藝術大師，要陪伴來訪者承受住焦慮，去等待生命的自然綻放。在這個過程中，一直堅持做目標下的事情，有了內在能力，就能心定，定了就能心靜，靜生智慧，閒庭散步，看花開花落，享受人生。

堅信千年的鐵樹會開花。內心衝突症不是絕症，無論走到哪一天，患者都有回頭的機會，儘管不同階段的成本不同，但希望總是有的，即便是到了精神錯亂的境界，也還是有希望。諮商師的堅定就是大海中的燈塔，會讓許多瀕臨絕望之人堅持下去。諮商師一定要拚盡全力，患者不放棄，諮商師就永遠不放棄。儘管時常被來訪者搞得傷痕累累，但這是諮商師成長的必然經歷，也是一筆很大的財富，終有一天，會看到來訪者驀然回首，這是一種生命的全然開放，是一段卓絕的輝煌。

生命全然投入。很多人把精力投注到一些表層事物上，從而割裂了自己的完整連結，只為麻醉而醉，只為無聊而生。這個時候是叫醒他，還是順其自然？諮商師不要勉強改變一個將死之人的意願而非要把患者留在人

第十章　改寫憂鬱症的心理模式

間，生死由他，傳遞出患者要為自己的生命負責的態度，而諮商師把精力投注到深層事物上，凡事多問幾個為什麼。諮商師的人生透徹了，會成為患者的人生標竿，引導他活出自己。

工欲善其事，必先利其器。諮商師本身就是心理諮商的工具，而且是最重要的工具。諮商師的強大非常重要。我記錄上述內容是想告訴讀者什麼樣的諮商師是你應該跟隨的。

某種程度上，諮商就如同一場生死博弈，對人了解膚淺的諮商師根本無法勝任，因為這是一場生命的呼喚。博弈，包括諮商師和來訪者的徵象博弈、來訪者的自我和症狀博弈。博弈的資本就是守經達權，諮商師始終都有一條清晰的原則線，緊緊把握它，活用它！

博弈的六項原則

萬變不離其宗。諮商師擁有完整的思想體系，看透了變化規律的軌跡，就能做到任徵象千變萬化，以不變應萬變，又可以以萬變應不變。

打蛇打七寸。博弈的過程中一定要抓住關鍵點，圍繞著內心衝突症患者的死穴大做文章。他想活得精采，不想死，但走的路是一條通向毀滅的路，反覆強調這一點，驚醒夢中人。

把自我放到最低的開放。諮商師做到把自我放低，自身的弱點之穴就被封閉了，患者的攻擊、可憐、悲慘、引誘等控制手段全無用武之地。

只要比對方強一點點。技高一籌總能拿住他的缺失點，技高一籌的根本點，就是充分掌握整體地圖。只要方向清晰，無論走快走慢都可到達目的地。

自由源於不斷地開拓空間。創造出諮商的自由空間，上限是能力，下限是承受，來訪者和諮商師，都在此空間生存，要自由就要開拓空間。上限是做別人不能做之事，下限是忍別人不能忍之事，這樣的人才能享有自由。人都希望別人來幫自己，但是外界給予的空間帶不來自由，反而增加困惑，無論是財富的繼承或者王位的繼承都存在這個問題，力不勝任，反為其累，所以真正的開拓者是自己。

諮商師非常具體地為我畫了一個人生空間圖，下面那條線是接納世界的能力，上面那條線是拓展世界的能力。一個人接納能力強大，能放下自我；現實能力強大，能開疆拓土，那他的生存空間就非常寬敞。天高任鳥飛，海闊憑魚躍，生存空間大，能容納更自由的靈魂。

精準的方法出於對規律的掌握。找到問題的深層原因，也就等於看到了規律線，沿規律線進行設定，就會有所回應和適時調整。

水漲船高。來訪者的徵象再複雜，只要諮商師將內心衝突症的整體地圖瞭然於胸，就能咬定青山不放鬆，堅定執著，在和來訪者的反覆博弈中，誕生出新的生命。

第十章　改寫憂鬱症的心理模式

第十一章
絕處逢生的內在能力

「因為缺乏而表現出過度與代償……渴望控制一切,他在自己所處的環境裡是個弱者,想要證明自己的力量 —— 所以,強者不可怕,弱者才是可怕的。」

—— 美劇《犯罪心理》(Criminal Minds)

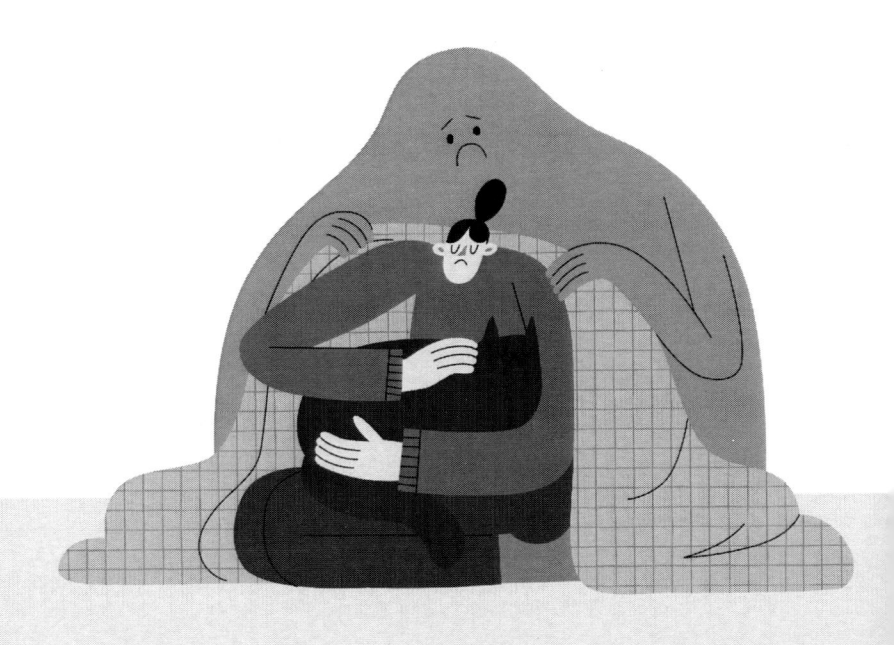

第十一章　絕處逢生的內在能力

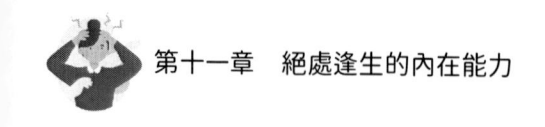

無能綜合症患者的自娛

　　回首過往，看到過去的我是多麼狂妄和無能。我的欲望遠遠超出我的能力範圍，跟實現欲望所需要的能力相比，我是一個絕對的無能者。

　　「內心衝突症就是無能的代名詞，當然，內心衝突症包括憂鬱症。」當諮商師說出這句話的時候，我的自戀被暴擊了。儘管我堅信自己在許多方面都非常優秀，追逐著無所不能的目標，但是在內心深處，我對自己是極其不滿意的，也一直在強撐著掩飾自己的無能。我的無能，核心表現是不能成為「我」，其他再多的能力都是花俏的裝飾品而已。

　　心靈成熟必須要超越浸入骨髓的焦慮、孤獨、痛苦等，我對此毫無抵抗能力，因此說我是無能的。

　　焦慮是我極力避免的，特別是在面對人生的存在焦慮時，我可以毫不猶豫地用現在和未來的資源進行置換，迅速逃避開，從而製造出了更長久、更糾纏不休的焦慮；先躲過初一，到了十五，有心無力的我，一頭跌落到憂鬱的漩渦中，讓人們感到我是因為憂鬱症而不能面對現實，從而掩飾掉自己「寅吃卯糧」的無能。

　　孤獨是難以忍受的，但人生的本質就是孤獨的。我沒有學習這門必修課，而是想盡辦法和他人在一起，試圖消除孤獨，但是我又融入不了人群，討好也自傷，高傲也自傷，虛耗了大量的精力和資源，最終還是不能忍受孤獨。想來我和舒雅的關係也是如此呀！想到這裡，對她有了更深的愧疚。

　　痛苦是有意義的，面對痛苦要堅強，但現實中我會用各種方法來壓制痛苦、遠離痛苦，排斥學習如何面對和承受痛苦，特別是精神上的痛苦。

無能綜合症患者的自娛

越排斥的東西越糾纏著不放，我一直在痛苦的包圍圈裡東躲西藏，苟延殘喘。

人生沒有練就承受焦慮、孤獨和痛苦的能力，就會被衍生出來的無數衝突所淹沒，從而迷失了自己。

儘管內心承認自己是無能的，但是我仍忍不住要辯駁幾句。

「別人都說我很優秀、能幹，你說我無能，純粹是偏見。」我內心希望諮商師能留些情面，不要那麼冷酷。可諮商師並沒有停止，他就像在做手術，直接用刀剝掉我的隱身衣。他說：「憂鬱症的本質就是相對的無力，絕對的無能，患者根本沒有內在能力的儲備，而內在能力的核心是化解衝突的能力。所有虛設的能力、投機取巧的花招無疑就是自欺。人無能之時，為了美化，才極度裝飾，本是資源匱乏之地卻大興土木，在富麗堂皇中自欺欺人，能量當然很快就耗竭了。」我幾近崩潰，他讓我產生想殺死他讓他閉嘴的衝動，然而，我知道只有這樣摧枯拉朽的衝擊，才能真正驚醒我，否則我會執迷不悟，機會盡失，只能等待自己既定的命運——毀滅。

諮商師冷靜甚至可以說冷酷地看著我，他說：「儘管你很清楚自己是無能的，但是從別人的嘴裡說出來，你必然很難接受；可是這是事實，諮商不是要哄你、幫助你自欺，而是要促進你覺察、改變。」他停頓了一會兒，接著說：「無能是有標準的，你對照一下，就更加清楚了。」

無能的標準之一：**不會判斷**。患者會利用一些直覺，透過感知他人潛意識的信息，而不是透過他人的行為進行判斷。譬如有一匹馬，叫做漢斯，居然會計算加減法，引起人們極大的好奇，後來發現它只是透過人的肢體語言來感知人們希望它給出的答案而已。同樣，患者只會羅列一堆現

第十一章　絕處逢生的內在能力

象，誘發旁人的「幫助欲」，讓別人來替代自己判斷，看著巧妙無比，久而久之，更加沒有判斷能力了。

無能的標準之二：**不會行動**。因為懶惰，因為要高人一等，因為不能露怯，所以費盡心機就是為了不做事，只說不做是患者堅持的原則；但只有做才是提升能力的唯一途徑，而患者又是最需要能力支撐的人，真是處處見衝突。為了心安，不做事，患者需要找到合理的藉口，常用的藉口就是所謂的「道德」了。一個犬儒主義者談道德不又是一個隱密的衝突嗎？沒有實踐中的判斷基礎，所以成了一個永不執行關鍵細節的人，只能做指揮者而不能當行動者，而這樣的指揮者又是紙上談兵的行家。

無能的標準之三：**不會靈活**。追求完美的情結是強迫，是逃避事實，是機械固執。獨腿難跳躍，另一條腿是真實、是面對、是挑戰、是成長。人們並不在乎道德，卻總把道德掛在嘴邊，在一個沒有契約精神和誠信的社會中，約定俗成的道德是「應該機制」在運作，如同死水一樣，讓人在心安的麻木中死亡，而且扼殺任何有活力的人。

無能的標準之四：**不會自主**。有獨立之心，無獨立之力，更沒有融入之能，面對大千世界，只有感性的自戀而沒有理性的反思，最後只能內弱外強，外強阻人千里之外，內弱又敏感逞強，形成了孤立無援之身；或者完全依賴他人、討好他人，任何事情都不能自己做主。

無能的標準之五：**不會影響**。影響是在了解對方的基礎上用人格魅力引導，患者擅長的是控制。患者會在冷門的事情上投入，比如宗教、性學，以此吸引他人注意；或者扮成犧牲者或弱者，讓別人替自己實現夢想。

無能的標準之六：**不會平等**。有實力的人才會平等待人，用心交換，相互扶持。而患者強烈的自我欲望，讓其只有把別人放低，才能理所當然

地索取，滿足自己的需求。平等對於患者來說是個假命題，他們只會利用他人，並且不懂感恩。沒有真正的平等，就不能和別人有深層的親密關係，只有用性或極致的討好或控制得到一種變形的、類似親密的糾纏關係。

　　無能的標準之七：**不會用心**。有現實體驗的人，才懂人心和己心。患者沒有真實的人生體驗，心中沒有別人、沒有世界、沒有規律，只會胡亂猜測。因為無心可以做很多別人做不到的事情，可以不費吹灰之力送給別人最廉價的感人場面。

　　無能的標準之八：**不會寧靜**。衝突的世界不可能有片刻的寧靜，能夠割捨才能夠選擇，能夠選擇才能夠心定，能夠心定才得寧靜。患者因衝突不能、不會又受不了割捨，更不願意選擇，所以永遠不會心靜。

　　無能的標準之九：**不會享受**。因為內心的情結，因為偏執、不靈活，因為沒有獨立的自我。太多的非我，當然不能盡品生命之感情，也不能得精神之快樂。痛苦是患者的食糧，渴望自我實現是患者的表演，得到的再多，也不是內心真正渴求的，哪裡會有享受之感？

　　無能的標準之十：**不會喜悅**。放低自我，處處皆樂，而放低的能力是人最核心的能力，放低也是人最難做到的事情。放低不是自卑或自輕自賤，而是在自尊基礎上擁有生命而主動走下來的人。活在當下，每時每刻的生命都充滿著奇妙，喜悅就在心中。患者高高在上，將自己抬舉為神，根本沒有放低自我的意願和能力。

　　諮商師一口氣列出這麼多標準，一一對照，我確實是不會這不會那的。我主要依靠媽媽替我打點人生，家裡的一應事務都是妻子在做，職場上我也只做擅長的事情，每天做的事情很有限，卻感到心很累很累，對他

第十一章　絕處逢生的內在能力

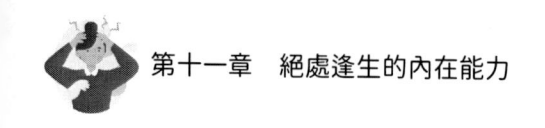

人不滿，對自己不滿，始終生活在痛苦中，想好好奮鬥沒有能量，想徹底躺平又不甘心⋯⋯我真是一個無能之人呀，我感到徹頭徹尾的悲哀。

必須面對我的痛苦

　　沒有重壓的人生是輕浮飄渺的人生，是不值得和美好匹配的人生！美國心理學家摩根・斯科特・派克（M. Scott Peck）在他的《少有人走的路》（*The Road Less Traveled*）一書中，開篇的第一句話就是「人生苦難重重」。

　　人類到這個世界上，是伴隨著痛苦而來的，是經歷了艱難的產道擠壓才來到人間的，發出的第一次生命吶喊是哭聲。但在成長的過程中，很多家長卻極力地讓孩子避開一切自然的痛苦，如此的做法，讓生命弱化到無法展開成為自己。蛹必須掙脫繭才能以美麗蝴蝶的形態存活下去，如果人為把繭破開，蛹沒有掙扎歷練的過程，蝴蝶的翅膀是無力的，根本無法飛舞起來，很快就死掉了。

　　寶劍鋒從磨礪出，梅花香自苦寒來。痛苦是人生成長的階梯，是生命的必要元素。

　　當痛苦來臨時，面對還是逃避，選擇不同，多次累積下來，就決定了人生的方向。兩種方式的選擇要依據當時的條件和後續的動作，不因此產生無解的衝突就是合理的選擇。比如說在難以踰越的困難面前，可以先逃避，讓自己暫時後退，完成充分的準備後再面對，若永遠逃避下去就會形成心結；也可以選擇面對，承擔後果和彌補損失即可。

　　面對痛苦的探索，諮商師竟然總結出了痛苦的三層九階圖，讓我對視痛苦時有了立體的感覺。

■ 第一層階，忍受痛苦、承受痛苦、接受痛苦

痛苦，包含焦慮、不安、恐懼、憂鬱、懷疑、嫉妒、悲傷、無奈、孤獨等等，如果把痛苦想像成神話裡薛西弗斯（Sisyphus）手中的巨石，忍受痛苦，就是讓石頭壓著自己，保持不動；承受痛苦是要想辦法推動石頭；接受痛苦，是一邊推動著石頭，一邊思索著人生，就像薛西弗斯那樣。

忍受階段是一種煎熬，是人必須獨自走過的一段路，是讓人最容易情緒崩潰的一段路，但也是沒有誰能夠替代的一段路。忍受的本質是壓抑，讓自己不避開痛苦，先咬牙堅持住，然後考慮下一步要採取的動作。它有個時間限定，如果一直都待在痛苦裡，那是沉溺；如果只是喋喋不休的訴苦，處在宣洩的漩渦中，那是站在面對痛苦的門外，是逃避。

真正的忍受是後續要有創造來應對，沒有創造只有壓抑的話，既不能向下延展，也不能向上延展，而且還處理不了時時刻刻出現的現實問題，生存空間會越來越擁擠不堪，就無法脫離忍受階段。

承受階段是一種掙扎。痛苦開始變得具體化了，個體已經在忍受階段獲得了對於痛苦的體驗，原來對痛苦的無邊想像變成了具有具體內容的有限刺激。雖然此時還伴隨大量的不安和焦慮，但是仍然堅持做自己該做的事情，而且效果上確實轉移和分散了痛苦。所做的事，不是宣洩類的而是建設性的，是個體應該做而其實很不願做的事，從而形成強大的內在能力，比如向上的與現實相處的能力、向下的承受能力，做到在生存空間變大而問題增多的情況下還能有效活動。承受的本質是適應痛苦，面對各種壓力，去做到不喪失自我的適應，而不是喪失自我的順從。

接受階段是一種對痛苦的耐受。當你能夠接受這樣的痛苦事實，而且已經不為此事所困了，情緒的痛苦絮狀物被清除掉，代之的是理性的思索

第十一章　絕處逢生的內在能力

和洞察，人生的自由空間更大，步入到新的世界之中。接受的本質是一種超越，在超越的過程中，虛幻的自我會如雪一般消融，真實的自我呈現。此階段，對痛苦的感受度極少，會將更多能量用於培養能力。

■ 第二層階，留置痛苦、品味痛苦、體會痛苦

正如勾踐的臥薪嘗膽，在痛苦中強大。痛苦如一味良藥，從中可以汲取大量的成長元素。

留置痛苦是一種重溫的堅強。當人面對過痛苦後，無意識想把曾經的痛苦擱置一邊，不提它、不碰觸它，最好是忘記它。留置痛苦的價值在於，讓曾經歷的痛苦發揮它最大的功效，把無以描述的感性體驗融入我們的骨髓中，銘記於心，又不為其所累。讓個體如同迎著痛苦之風張開的帆，能夠滑翔於痛苦之上。

咀嚼、品味痛苦是一種吸納的情懷。就像品酒師一樣，搖晃著你手中盛裝痛苦的酒杯，先嗅聞苦澀後的清香，再淺嚐一口，從各個角度、各個層次、各個部位，仔細品味。人類的痛苦有著形形色色的表現，但是根源都來自心靈的感受，真正地放下自我，放棄掙扎，讓痛苦在自己心中發酵，飽受痛苦浸泡的靈魂成熟而多味，澄淨而沉著。

體味痛苦是一種深邃的呼吸。蒐羅咀嚼過後各種散亂如珍珠般的感覺，串出自己想要的各種體驗成品，至於把這些感覺串成手鍊還是項鍊，就隨你的意了。體會過的痛苦就像釀造的酒，它會越來越醇香，從而形成與人深度「共情」的基礎。共情，是真正懂得他人之心的能力，自己淋過雨，才會溫柔地為他人撐傘。

第三層階，欣賞痛苦、超越痛苦、融入痛苦

痛苦仍在，但已經不能困擾我們了。

欣賞痛苦是一種人性的通透，把你的痛苦加工成讓你引以為豪的藝術品，可以不時拿出來把玩、欣賞。當我們不再害怕接受現實的一切，就會全面地接納自己、照顧自己、理解自己、溫暖自己，在共情中完善自己。經過痛苦歷練的人性變得博愛、仁慈、包容。

超越痛苦的真意是對痛苦不再敏感。我們已經不為痛苦所擾了，能客觀理性地看待發生在自己身上的一切是如何形成的。我們的眼光不僅僅只關注痛苦本身，更加關注圍繞著痛苦所發生的一切和啟示，以及周邊的社會因素。這是一種將痛苦由感性昇華到理性的境界。當我們充分了解了痛苦的來龍去脈時，就不會因無知、恐懼而胡思亂想、盲目臆測，進而讓自我陷入無解的衝突之中。超越痛苦，也就是超越感性，進入理性階段。

融入痛苦，成就超然的氣質。痛苦中沉澱下來的元素如水一樣澆灌著我們的生命，成為我們的一部分，滋養出超凡脫俗、奔逸灑脫的個性，時時散發著人性的光輝。

痛苦是一種恩賜，痛苦之花最豔麗。然而內心衝突症患者一直拒絕痛苦、逃避痛苦，痛苦倒成了一種心結，糾纏著就是不離去，讓個體備受折磨。

不拒絕痛苦，就勇於挑戰，扎根現實，獲得人生的真諦。經歷痛苦的滄桑，讓人懂得珍惜擁有的一切，放棄雲霧般非真實的輕浮。

第十一章　絕處逢生的內在能力

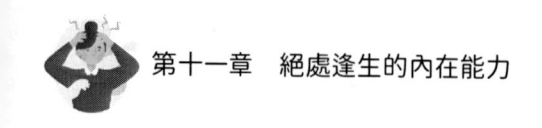

內在能力的結構體系

內在能力是支撐憂鬱症患者走出來的關鍵。所謂內在能力，就是經由化解內心衝突而成為自己的能力。諮商師說：「你有很多的能力，但它們不屬於內在能力的範疇。」我並不是太理解，於是有了以下關於內在能力的闡述。

人可以不完美，但是不能不完整。完整的人格自然需要完整的能力結構支撐，否則不穩固。比如數學家陳景潤，在數學領域的能力無人可及，但是一些生活自理能力不如常人，這就是能力結構的不穩定。一般來說，各種能力都需要基本達標，生活才平衡。完整的能力結構就是兩極對立的能力都要有，比如，有白能力也需要有黑能力，有務實的能力也需要有務虛的能力。有黑有白才能形成豐富的色澤和變化，才能夠讓生命流動起來。只有黑能力的人會陷入罪惡中，只有白能力的人也會讓生命的空間變得極度狹小，如果人生再遇到不幸事，就很難去克服。有虛有實才能讓生命的能量得以充分發揮，過實過虛都會導致生命能量的流逝。

諮商師說：「你只有白能力，沒有黑能力，所以在職場上很吃虧，連自己都保護不了；你務實能力強，務虛能力弱，做了很多，並沒有得到上司的賞識，原因就是如此。」

人生有太多的無常和變數，要在有限的時間內活得精采，活出真正的自己，必須精心地設計一番，否則面對太多的失誤，當一切還沒有明白的時候，人已經老了，哪裡還有機會來做自己呢。

要成為自己，首先是了解自己，然後是規劃自己，最後才可能成為自己。

這幾個步驟中，每一步都需要許多能力的支撐，尤其是內在能力的支撐。拿破崙·希爾（Napoleon Hill）說過：「能力是一個人規劃一生的最大資本。」

內在能力也稱自主力，包括動態能力、成人能力、現實博弈能力等三大能力群。其主要功能就是和人的自驅力對抗，以達成平衡，獲得人生的寧靜。

內在能力結構就像一座金字塔，底層是動態能力，含有覺察能力、抗挫能力、補實短處的能力等，在能力結構中占的比重最大；中間層是各種成人能力，包括開放自我能力、情緒掌控能力、策劃能力等；頂層是現實博弈能力，由各種智慧類能力、邊界護衛及反擊能力、取捨能力以及其他各種創新的能力組成。素質決定未來，能力決定成敗。而金字塔的地基，也就是內在能力的搖籃，是基礎能力。

基礎能力就是人在心靈成熟的過程中，在痛苦、孤獨和焦慮以及其他難以忍受的苦難折磨下，仍然能夠做到順其自然為所當為的能力。具體地說：外面在下雨，個體要回家，那就想各種辦法回家，而不因雨水阻礙回家的目標。下雨了，抱怨是沒用的，淋雨了渾身發抖是正常的反應，順其自然，仍要採取回家的行動。經歷風雨多了，承受風吹雨打的能力就增強了，慢慢就形成了承受的基礎能力，這種承受能力是孕育其他能力的土壤，讓其他能力在其中生根發芽。

承受能力的形成不是一蹴可幾的，它的形成過程遵循拋物線原理，也就是說只有衝過拋物線的頂點，能力才開始形成，沒有堅持到頂點，就還需要重新集聚力量，反覆衝擊頂點，直到衝過為止。

承受的內容，是人們最不願意承受的各種感受，主要包括痛苦、焦

第十一章　絕處逢生的內在能力

慮、孤獨，還有空虛感、不確定感、無安全感、挫敗感、喪失感等。只有承受住人生的風雨飄搖，才能看到生命的彩虹升起。

個體擁有了一定的承受力之後，就可以具體詮釋內在能力系統了。

底層：動態能力系統

動態能力系統既包括動態能力，也包括靜態能力。靜態能力是在沒有內外壓力和干擾的情況下，也就是理想狀態下達成某件事情的能力；而動態能力是在有強烈的內外壓力和干擾的情況下達成某件事情的能力。患者往往是靜態能力很高的人，會學習，會考試，但是在實際運用的時候，往往表現出高分低能的狀態，根源就是患者動態能力差，不能充分發揮靜態能力。

現實生活不像書本內容那樣是靜態的，需要動態能力。勇敢面對壓力和挫折，甚至主動地挑戰，才能獲得動態能力；沒有高強度的投入，是很難得到動態能力的。而靜態能力是避開壓力和挑戰，只做理想狀態下的事情，很容易獲得。

諮商師跟我講了一個他應徵員工的故事。當時有兩個應徵者，一個畢業於一流大學，學業成績很好；另一個畢業於普通大學，學業成績一般。在面試的時候，前者表現得拘謹，回答問題中規中矩，社會歷練少，沒有遭遇過大的挫折，一直是個好學生；後者在學校裡很活躍，承擔了社團工作，大學期間做了不少兼職貼補學費，回答問題思維活躍，而且說自己是補習一年才考上的，大學裡也失戀過，反思自己身上有很多不足，也在積極改進。當時，五個考官，四個都贊同錄取前者，只有我的諮商師要錄取後者，他說應徵的職位是醫藥代表，需要承受很大的精神壓力，後者實力更強。

內在能力的結構體系

諮商師說，後來，這個被錄取的學生工作業績非常好，證明了自己的眼光，其實自己當時用的就是動態能力的評估法。

諮商師自創了一個評估人才的公式：

總分＝（靜態能力×20％＋動態能力×80％）×抗挫折係數×補短處係數

他解釋說，動態和靜態能力對個體實際能力的影響非常大，依據普遍適用的二八法則，我們也可以認為靜態能力只占20％，動態能力占80％。抗挫折係數用1～10來評估，承受過大的挫折，並且能夠爬起來，抗挫折係數就高；沒有承受過什麼失敗，或者對老師的一次責備都耿耿於懷很久，不能釋然，抗挫折係數就低。補短處係數也用1～10來評估，個體覺察到自己的缺點，承受缺點，並投入精力去彌補，補短處係數就高；如果過度自戀，不認為自己有缺點存在，或者知道了也是外歸因，逃避面對，補短處係數就低。諮商師說，用這個公式，可以有效地把高分低能者篩選出來。

比如，前面提到的兩位應徵者，那位優秀畢業生學習成績好，靜態能力很高，給90分，動態能力剛及格，60分；沒有經歷過什麼大挫折，成績考得不好會難受好幾天，抗挫折係數5；因為除了學習沒有做過其他的事情，也不知道自己的缺點，補短處係數5。同樣評估普通院校的畢業生，靜態能力60分，動態能力80分，抗挫折係數8，補短處係數8。計算一下，前者總分1650，後者總分4864，兩者實力差距很大。

我用這個公式，自我評估了一下，靜態能力80分，動態能力40分，抗挫折係數2，補短處係數2，總分只有192。天呀！這個公式真是一面照妖鏡，過去我自以為非常優秀，原來竟是如此無能之人。

第十一章　絕處逢生的內在能力

■ 中間層：成人能力系統

　　這個系統可以說是一個人獨立面對現實的理性之歌。成人和非成人的屬性中最主要的區別是理性還是感性。此能力系統包含開放自我能力、情緒掌控能力、策劃能力等。它是個體在長大的過程中，和現實反覆磨合而達成的一種適應現實的能力，一種為了活出自己而管理自己的能力。它有兩個特點：一是專注規律。任何人和事情都有一條深層的規律線，貼近這條線做事，並隨時調整，方向始終指向規律線的終點，任性和控制都變得不堪一擊了。二是統籌規劃。有整體觀，有關鍵點辨識，有變動因素考量，統籌規劃，精妙設定，方能達成。

　　先說開放自我的能力。見多識廣才可能有包容的胸懷，有終極的目的才可能不為眼前的利益得失而計較，並擁有放手短期得失的包容能力。開放的性質與實力有關，無實力的開放叫做無邊界，有實力的開放叫做真包容。有則改之，無則加勉，勇於展現自我，也能接受不同的意見和建議，有判斷有選擇地融入自身，體現出良好的新陳代謝能力。

　　再說情緒掌控的能力。情緒是個體對世界的主觀感受，負面情緒是自我價值受挫的表現，是自然產生的，不能壓抑，但是可以管理。如果個體常以「我就這個脾氣！」來收拾宣洩後的殘局，是任性和不成熟的表現。任性是情感發展停滯在兒童狀態，以自我為中心，既沒有意願又沒有能力去理解、滿足他人的心理需求；當自己的欲望沒有滿足，就像一個兒童，不管不顧地盡情發洩，靠控制他人來滿足自己。

　　情感獨立的人才有管理情緒的能力。個體由匱乏式的情感需要發展為成長式的情感需要，就叫情感獨立。情感獨立的人，沒有別人的情感也能活下去，而且活得很好，一旦擁有別人的情感，會珍惜有加地充分發揮互

內在能力的結構體系

愛的美妙。情感獨立，是深層關係中最重要的支撐，只有兩個成熟的人才可能擁有深層的親密關係。壓抑情緒並不屬於管理情緒的範疇，在合適的時間、合適的地點，對合適的人，用合適的方式表達情緒才屬於管理情緒的範疇。壓抑後必然會爆發，爆發是不可控的無的放矢。個體只有在解放壓抑情緒的狀態下，才能真正形成掌控情緒的能力。

最後來說策劃能力。有策劃能力，人們常常將之視為老謀深算，帶有一定的貶義。現實很複雜，天真就很可愛嗎？說話不經大腦就好嗎？做事不謀劃就爽嗎？隨意亂變就酷嗎？對「老謀深算」的刻板印象，讓很多人走向簡單、幼稚、愚蠢的境地。算計是智慧的表現，要算到人的內心深層、事物的多種關聯，以及發展的必然規律，多算才能多勝。算計能力富有挑戰性，所以逃避的人們就把它歸為人格中不潔的東西，讓自己迴避以消除不安，為未來的生活埋下無能無力的隱患，同時平添了很多看似正義的藉口。

頂層：現實博弈能力系統

這個系統主要包含只需做不明說的能力、確立自我邊界的能力、現實能力的組合群等。

首先談一下只需做不明說的能力。這項能力非常實用，但常被一般人排斥、不齒，社會也不會倡導，比如察言觀色、奉承、勾心鬥角的能力等。

察言觀色，觀其色知其心，觀其行知其人，沒有觀察力的人無從知道世界的真正模樣，也不能真正了解他人。沒有人喜歡奉承別人，但是人人都喜歡被奉承。如何奉承，達到目的還不失自我的底線，是一種博弈的藝術。生活中很多人奉承別人把自我都喪失掉了，這是最低階的奉承水平。

第十一章　絕處逢生的內在能力

勾心鬥角無處不在，有人就有江湖，就需要鬥爭。很多人恐懼鬥爭，不敢鬥不會鬥，但是只有那些有心有鬥爭經驗的人才能成為真正的自己。

其次來談確立自我邊界的能力。確立邊界是一種藝術，這個藝術中有三個關鍵的點：第一點，邊界是真實存在的，儘管看不到，但是處處都能感覺得到；第二點，邊界是在互動的過程中相互妥協達成的平衡狀態，就像國界，在爭執和談判中，隨著實力的變化，邊界線不斷移動，是一條動態變化著的線；第三點，邊界的變化軌跡線基於平等和相互尊重的基礎。

把握好邊界，需要個體的實力和智慧。個體要實現感性與理性的平衡，偏安於感性和理性中的任何一極都是不成熟的；找到任性與規律的平衡，規律是無情的，任性是需要資本的，有資本時可以任性些，無資本時就要守規律；實現自制與自由的平衡，習慣會把人推向瘋狂，而自制與自由就成了調節器，有了自由，人們可以全身心投入現實；有了自制，就可以在放縱之後找到自己的回歸線。

個性與邊界緊密相關。有些人邊界感很強，顯得冷漠、孤傲，過於獨立。有些人則很有彈性，對不同的人，在不同的時機，採取不同的方式。他們既能發出請求的訊號，也能堅決地拒絕不合理的要求；既能做到橫眉冷對千夫指，也能俯首甘為孺子牛；既能依賴周圍的人，也能獨立於世界之上。

邊界不清，導致糾纏和疏離。很多親人相愛相殺，甚至相互吞噬，相互糾纏，往往在共生中，共同毀滅；疏離導致邊界過遠而敵對隔離，人處於防禦的自封之中，陷入孤獨的無助之地。

最後來談現實能力的組合群。這個能力群涵蓋非常多的能力工具，比如智慧能力群中的判斷能力、選擇能力、行動能力，未來能力群中的思維

內在能力的結構體系

能力、創造能力、預見能力，事業能力群中的競爭能力、執行能力、組織能力、決斷能力、應變能力，個體能力群中的自制能力、執著能力、專注能力、交往能力、表達能力、享受能力、學習能力等等。一個人不可能擁有全部的能力，這個能力群就像工具箱，只要具備一些基礎的工具，就可以組合出非常多的功能。一個人具備了 10 種核心能力，就可以組合出 360 多萬種應世能力。應世，出自《顏氏家訓·涉務》，意指適應時世把事情辦好。在面對衝突、化解衝突的過程中，組合出的能力又會產生許多有效的能量，經累積發酵形成全新的經驗，演變成新的實力，就有了遇水架橋、逢山開路的能量，鑄造穿越現實的利劍，最終消解內在的衝突。

面對能力金字塔，我深刻意識到，任何目的的達成，都需要深厚的儲備；過去我幼稚地認為，用簡單的方式就可以完成複雜的人生使命，真是投機取巧的想法。

儲備內在能力就是為了化解內心的衝突。首先，要學會承受，然後創造性解決衝突，不斷形成現實的能力，穿越現實；其次，在化解衝突的過程中，又會引發更多的內心衝突，經過「覺察、責任、自由和選擇」的完形鐵三角（注：源自格式塔療法。在格式塔療法中，「覺察」、「責任」、「自由和選擇」是很重要的三角關係，即覺察力愈強，自由的可能性愈大，而自己應為自己所做的決定、行為負責），形成智慧能力，掙脫人性的束縛；其三，要成為自己，必須有目標，有達成目標的能力儲備；其四，是獲得深層關係，在關係中成長，收穫人生最美好的禮物——愛。

第十一章　絕處逢生的內在能力

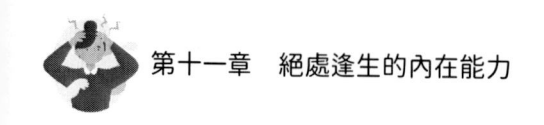

不得不完整的自我

唯有挑戰，才能讓我從憂鬱的泥潭中掙脫出來，重獲新生。

然而，連日常的各種事務我都不想做，哪裡有精力做那些過去不敢做不願做的事情呢？諮商師嚴肅地說：「你必須做出選擇，做該做的事情，承受當承受的痛苦，否則就是自毀，再難有轉機了。你不做也痛苦，但是會越來越痛苦；做也痛苦，但會越來越不痛苦。現在有我的陪伴和引導，一旦走出憂鬱，你會成為非常優秀的人。」

「那我該做些什麼呢？」我忍不住問。

「我們還是先來確立做事的目的吧，這樣有利於你堅持下去。過去的你是在玩事而不是做事，就比如今天要給同事打個電話，也許只需要花費三分鐘，但是你會在腦袋裡為該不該打而糾結，從早餐開始，一直想到中午快下班了，最後的結論還是不打為妙，三分鐘的事情你花費了半天時間也沒有完成，還影響了其他事情的效率。你做事的標準是看什麼讓自己感覺好，而不是什麼對自己最有利。因此，調整做事的標準，應該把有限的精力用於做補短處的事情，做化解衝突的事情，做目標下的事情。」

以下的內容是諮商師關於我該做什麼不該做什麼的指導。

做挑戰的事情。挑戰的事情就是自己不擅長，但是屬於目標下必須要做的事情，包括個體內心渴望的、達成目標必須要做的、還不擅長的事情。比如我渴望親密關係，我必須有了解他人、了解自己的能力，那現在需要做的事情，就是大量和人接觸，並且思索對方為什麼要那樣說、那樣做，去驗證自己的猜測，慢慢就有了有助於了解他人的傾聽能力、共情能力、理解能力、包容能力等，同時覺察自己的想法、情緒和行為。這樣堅

持下去，我就有了實現目標的可能性。

做補短處的事情。短處不是缺點，是與自己的目標相關聯的、影響目標實現的事情。比如我要成為自己，就必須要勇於面對衝突，處理衝突。而這是我不擅長的，這就是短處，具備化解衝突的內在能力就是必須要做的補短處之事。我的身材不是特別健碩，這對於我成為自己來說，影響不大，就不需要花費精力去健身了。但如果我的目標是參加長跑比賽要獲得名次，那進行日常運動訓練就是補短處之事。

做富含成長能量的事情。過去逃避、不願意做會暴露自己的愚蠢的事情，都富含著我所欠缺的營養，要去多做。比如易敗之事，在自己的生命中，這種事情到處都有，做得多的話，也就不容易失敗了，因為熟能生巧，了解其變化的原理，就能掌控它了。但是有一點，它容易讓人顯露出「笨拙的樣子」，這個樣子讓自尊敏感的人受不了，於是由無意識地避開失敗變成有意識地避開易敗之事，而做事怕失敗的心結也就形成了，積重難返。比如恐懼之事，讓人恐懼的事情多是威脅到自己「理想我」根基的事情，所以面對恐懼之事就成了患者必須要達成的目標。我過去一直恐懼如何拒絕媽媽的控制，有各式各樣的理由說服自己：要孝順、不能惹媽媽生氣等。其根本原因是害怕媽媽不再扶持自己，所以一直在討好、委屈，而拒絕媽媽，勇於說「不」是我獨立的起點。

做完整兩極的事情。每種能力都具備兩極，純黑和純白都難走遠，而有黑有白，黑白不同比例構成多種灰，能力就完整了。患者往往具備「白能力」，不會、不敢、不願做一點所謂的「壞事」，那麼現在就需要做點「壞事」來增長黑能力了。一是承認自己做過很多「壞事」，不承認就不可能改變。患者自幼被教育不能做「壞事」，無意識中誇大了「壞事」的作用，自認為自己做的都是「好事」。其實，在潛意識裡，做了不少「壞

第十一章　絕處逢生的內在能力

事」，比如把被別人欺負不敢反擊的壓抑當作自己高潔，不和他人一般見識，這是自欺，對於個體成長來說就是壞事。患者不屑於勾心鬥角是因為沒有這個能力，他沒有勾心鬥角，但是卻更「壞」地用控制手段玩「空手道」，吃人不吐骨，這比勾心鬥角更厲害。二是做些無傷大雅的「壞事」。很多社會不接納的事情，做了而無所謂，這本是人性，但是患者會用嚴格的道德框框來要求自己不去做，怕毀了自己精心製造的憂鬱症防禦塔，其實患者並不是真的沒做，只是意識層面不知道罷了。比如患者自戀、無他人思維，這都是「壞事」，能夠意識到就是成長。三是彌補缺失的黑暗一極。患者執著於一極，缺少另一極，比如執著於不撒謊（其實患者非常善於製造曖昧的謊言）。道德上不提倡，但是生活中需要一些善意的謊言，這個時候，就要打破束縛，意識層面上主動學習撒謊，提升技巧，最後，該撒謊的時候撒謊，不該撒謊的時候不說謊話，內心就自由了。

除了做上述所列的促成長之事，同時也要完成日常事情和個體任務。

日常瑣碎事要做。任何事情中都含有瑣碎的成分。做日常瑣碎事需要耐心而且少有積極的回饋，很多患者是不屑做的。不屑於做細節之事的人不可能成就大事，因為大事是由有效的小事組成的，有效的小事是從細碎的小事中而來的。能夠做細碎之事又不為細碎之事纏住的人才是成大事之人，前提是先有做小事的能力，透視小事情的本質，才能捨棄小事做大事。

麻煩的事情要做。麻煩的事情意味著自己難以處，並且不想面對但是又不得不面對的事情，這種麻煩中含有傷害的成分，如同有毒的蛇，不會處理毒蛇的人只能遠離逃避。但規律是面對可能受到的傷害，去處理麻煩事情，不僅會讓自己學到適度、忍耐以及冷靜的能力，還可以讓自己學會「耐煩」。「耐煩」能力是一種穿透力極強的能力，也是堅持力的核心組成成分。不會面對麻煩的事情就不會有持久的耐力，更不會有毅力，麻煩中

正蘊含著大量的內在能力。

枯燥的事情要做。自己不喜歡而且帶不來快樂的事情，就是枯燥的事情。這種枯燥乏味的事情中常常有特別的含義，如果從枯燥中都能找到樂趣和感覺，那麼在平淡中感受美的能力和適應能力都會提升，走過沙漠的人會更珍愛湖泊的美麗。不能和枯燥事情相處的人，只有製造誇張的感覺來讓自己活著，不得不尋求刺激，容易為物所役。

磨性子的事情要做。持久的事情需要人的耐性。人們容易做一件快速見效的事情，但是很難堅持做一件長久才出結果的事情，哪怕這件事情很簡單。蘇格拉底要求學生們做簡單的甩手動作，一年後，學生中只有柏拉圖做到了。簡單的事都做不到持久，稍微有些困難的事更難持久，具有挑戰的事情就更不可能了。累積一定的量才可能引發變化，耐性是必須要具備的，否則很容易功虧一簣。

無論決定做什麼事情，都有一條底線，那就是現實任務要基本達標。比如學生，學業是要完成的，最起碼要及格。工作、家庭也是如此，為了虛幻的目標，不上學、不進入關係、不就業、這都是在逃避。

因為資源有限，必須把能量用在刀口上。已經很擅長的事情、虛榮的事情、控制他人的事情等，對自我成長沒有價值，甚至阻礙成長，就不能再做了。

擅長的、高人一等的事情不要做。患者沒有自己的人生目標，為了彰顯優越感，一定會選擇他人和社會認可之事，並投注大量的精力，用孤注一擲的方式，獲得高人一等的好感覺。但是一白並不總能遮百醜，擁有了真自我以後獲得的成就才經得起現實的洗禮，所以患者需要把精力投注到擁有真自我上。

第十一章　絕處逢生的內在能力

　　控制他人的事情不要做。患者內心深知孤注一擲獲得的成功是不牢固的，隨時都可能坍塌，於是開始尋求外界力量來供自己支配，給自己「輸血」。找到合適的供體，並將之掌控在自己的手心裡，是患者的必備能力。一般來說，親人、朋友是其可長久控制的主要對象。把精力用於控制，人就不會真正獨立。

　　不可控的事情學會放下而不要做。比如生死，是大自然的規律，任何人都無法超越，如果把生命的大好時光用於尋找長生不老藥，就是做不可控的事情。把精力用於追求絕對把握是錯誤的，比如參加考試，有很多因素會決定結果，考試題目、身體狀況等，人能掌控的是自己認真備考，做好能做的，盡人事聽天命，最後的結果是人掌控不了的，必須學會放下。拿破崙曾說：「把人該做的事情做完，人做不成的事情交給上帝來做。」不可掌控的事情還包括一些精神規律。情緒是人的自然反應，無法靠意志控制，只能接受它的存在，學會管理，而過去我總是一有情緒，就用道德來壓抑：你不能嫉妒別人，你不能小心眼等等。把精神投注到不可控的事情上，這樣的耗能沒有價值。

　　閒碎事、邊緣事、雜念事不要做。很多事情，一點營養價值都沒有，比如看碎片化資訊、回覆八卦簡訊、胡思亂想等；或者鑽研些鬼神、變態及其他少有人涉及的邊緣事，患者是為證明自己獨特、滿足自戀去研究的，不會深究，只是淺嘗輒止，這種行為如同一個人花費了大量的精力卻得到了一片枯死的葉子，浪費了生命。

　　虛榮之事不要做。為了虛榮，往臉上貼金，就不會有很多的時間用於真自我，況且虛榮之事和真自我是相牴觸的，虛榮之事否定真自我的存在，人有了真自我就不會在意虛榮之事了。

透過分析，我更加清晰自己的時間分配了，也看透了從前的自我玩的把戲。我要把主要精力用於做目標下的事情，培養內在能力，形成真自我，同時日常的工作、生活、人際正是修行的平台；而過去所做的虛榮之事、防禦之事、邊緣之事就要徹底放棄了。

第十一章　絕處逢生的內在能力

第十二章
突破瓶頸後的華麗轉身

　　一個人一旦有了自我認識，也就有了獨立人格，而一旦有了獨立人格，也就不再渾渾噩噩、虛度年華了。換言之，他一生都會有一種適度的充實感和幸福感。

—— 維吉尼亞・吳爾芙（Virginia Woolf）

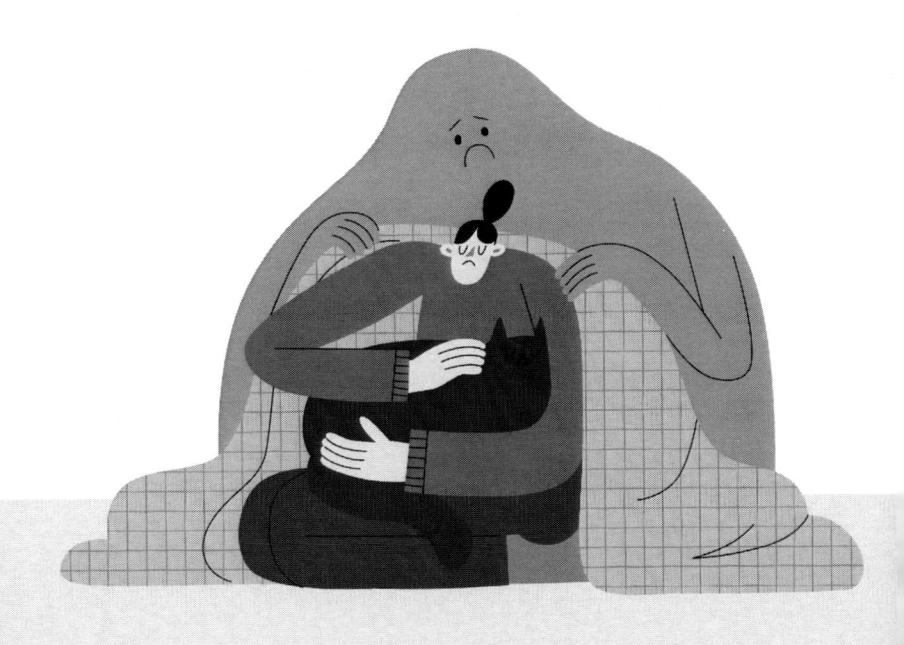

第十二章　突破瓶頸後的華麗轉身

我早已經不是自己了

真正的自己到底是什麼樣子，過去我從來沒有想過，然而在兩年的諮商中，我知道了，三十多年來我從來沒有成為過自己。

我不禁自問，為什麼我的人生如此多舛？

我不知道自己是誰，也不知道要到哪裡去，更不知道別人內心裡關於我的真正想法，只是一味跟著感覺走，越走越迷惘。

我甚至早已不再是個真正的人！

在各種陳腐理念日以繼夜的薰陶中，在早年成長經歷的不斷認同下，我把自己變成了別人期待的那個樣子。

所有的這一切是如何形成的呢？我沒有思考過，彷彿一切都是自然發生的。如果能讓無意識顯形，我或許可以看到，很早之前，我命運的劇本已經編寫好了，我也參與了編劇，並且完美地演繹了這場戲。

三十多年來，我自認為是一個好人，一個用我的壓抑讓別人窒息的好人！有句俗話說「好人不長命，禍害遺千年」，無止境的自我壓抑，我恐怕真的會早早死去。

我極度愛面子，對外人特別好，對自己的家人並不是真正的好。我總是戴著一副他們喜歡的面具，不敢拒絕，也不敢提要求，更不敢訴說自己的痛苦，從來不維護自己的邊界，隱忍成了我的一種習慣。在別人看來，我永遠都是富有責任感和道德感的人；可事實上，我總是感到背負的道德十字架過於沉重，時不時地渴望做一些瘋狂的事情，然而我也只是想想而已，我不敢如此做，直到覺得人生沒有意義了，罹患了憂鬱症。憂鬱症倒是巧妙至極的無聲表達。藉此，我就可以理所當然而肆無忌憚地表現出我

的痛苦，可以讓別人在我憂鬱的天空下感到窒息，從而抒發一些內心積鬱和報復的快感。

我知道我的心裡瀰漫著一種破壞的欲望，甚至可以說是憤怒和仇恨。我的「好人表現」和笑臉，就是用來防禦的，不讓內心的魔鬼暴露在世人眼前。我知道它們的存在，但是不知道如何駕馭它們。

重新來看我的婚姻關係。正因為我是一個好人，出軌的妻子不可能說出我有什麼不好，但是一種無形的冷漠會讓沒有什麼心機的她受不了。

說到夫妻相處的本質，其實就是在玩「一個是天使一個是魔鬼」的搶座位遊戲。就如同家裡有兩把椅子，一把是天使的椅子，一把是魔鬼的椅子。一個人先坐在天使的椅子上，另一個人為了跟對方互動，只好坐在了魔鬼的位置上。本來他並沒有想當魔鬼，但是坐在天使椅子上的那個人把他逼成了魔鬼。我可能就是那個搶坐在天使椅子上的人吧！

戀愛的時候我就知道，自己對妻子缺少激情，多數時間活在自己的世界中。進入婚姻之後，一點點地，我這個「好人」越來越容不下他人，成為空殼人，很孤獨很憤怒。父母希望我活得生氣勃勃，但是我早已經沒有活出精采的能量了，有的只是積壓的無名怨恨和憤怒，我覺得我已經為這個家付出了所有的能量，他們怎麼還不知足呢？怎麼還無止境地要求我呢？我無力再滿足他們的期望了。

那我為什麼要當個壓抑的好人，把自己人生的一池春水攪皺呢？我覺得還是生活環境對我的影響，神不知鬼不覺中，我就完全順從了它，而且沒有一絲察覺。

心理學認為，心理健康的人就是活出自己的人，而我成長的文化氛圍強調的是集體主義，並且我要做一個對別人好的人，我才是一個人。

第十二章　突破瓶頸後的華麗轉身

　　心理學家李孟潮曾說：男人是小太陽，小太陽們被家人寄予了無限的希望，結果他們就不再是他們自己了，因為他們要成為「父母、家人眼中的那個人」。小太陽們有一個非常強大的超我，這個超我會壓抑本我；本我非常憤怒，在本我的憤怒和超我的強大控制下，無法發展出來一個健康的自我，小太陽最終成為一個空殼的好人。好的程度越高，空殼的程度就越高。如果他太好，你就不會感受到他有什麼生命力了，常常是，你跟他接觸，但是你碰觸不到他，他很無趣，你會感到很無聊。

　　好人經常是多病的，所以才有了好人一生平安的祝願。好人在不停地自我攻擊，他的免疫系統被自己破壞，並不是太累導致的，而是他的憤怒太多了。憂鬱症就是對所有不愛自己的人的一個終極懲罰，因為他不愛自己，他總是用外在的標準去要求自己。好人用微笑和善良掩蓋他們的攻擊性，我就是用笑臉來掩飾內心的恨，恨的程度越高，自己的好意就越濃。

　　大多數情況下，好人並不是無怨無悔的好，他們往往是把自己的需求、喜好、情感強行壓制，活成了一個個面目友善的「活殭屍」。好人明明也有需求，卻總是矢口否認，用「我對你這麼好」來換取他人的喜歡，和舒雅之間，我就有這樣的心態。

　　壓抑的好人和真正的好人是不同的，電影《阿甘正傳》(Forrest Gump)的男主角詮釋了這一點。阿甘對珍妮說：「正是因為你是我的女孩，所以我可以承受你的背叛、你的逃離，我也可以忍受孤獨，忍受沒有你的日子，重要的不僅僅是我愛你，而是因為從我看見你的那一刻起我就知道，你是我的女孩。」阿甘並不聰明，但他是一個真正的好人。他懂得自己的需求，追逐自己內心最真摯的想法，就算被人架上神壇，也從未改變。不管時代變遷，他始終做著自己，因而贏得了傳奇的人生。而壓抑的好人，他們的每次付出，都是為了對方的相應回報，沒有回報，就會受挫，感覺受

我早已經不是自己了

到了莫大的打擊。他明明有需求,卻不敢表達;他明明可以展示自己,卻畏首畏尾;他明明可以愛憎分明,卻要一視同仁。每一天渾渾噩噩地活著,不比昨天多一天,也不比明天少一天。

過度的糾結,讓我空耗了生命的能量,不憂鬱,我還能做什麼呢?

我認為自己很孝順,卻總感覺得不到愛。

父母給了我生活所需要的一切,卻唯獨給不了我需要的那種發自內心的愛,那種心靈能夠感受到的對生命的尊重和激揚的愛,因為他們從來沒有過,所以不可能給我。我很孝順,但這是一種必須應該的孝,是沒有情感核心的交易。

孝的本質到底是什麼呢?諮商師用了直角坐標系替我講解,孝與不孝為橫座標,賢與不賢為縱座標,就可以得出四個象限。

第一象限是上賢下孝的理想狀態,不好達到,但它是一個真正的目標。第二象限是上賢下不孝,這種不孝,是必須指責和限制的,這也是現實中常見的現象。第三象限是上不賢下不孝,也是很自然的一種狀態,是各自為自己的不理想狀態,但是很真實。第四象限是上不賢下孝,這是一種不合乎人性的愚孝,也正是這個象限困住了無數的人,不應當的孝讓自己壓抑,讓所謂的上更加不賢。在許多人的認知裡,「天下無不是的父母」,上者無論賢與不賢,下者必須孝順,否則就是大逆不道,顯然這是人性的扭曲。

諷刺的是,我現在和父母鬧翻搬出來住之後,我活得倒輕鬆自在了,我的「不孝」讓我感覺有了自己,頭腦變得活絡了,思維也變得清晰了。

活了這麼大,想想人生就如同夢幻一樣,我能夠想起的東西很少,所有的傷痛和感覺都變得虛無縹緲。但我努力對自己做一個回顧,嘗試看清自己。

第十二章　突破瓶頸後的華麗轉身

　　我是一個男人，卻很少感到做男人的快樂。

　　我有過婚姻，卻很少感覺到男女之間的真情實意，雖然我知道女人心目中的男人是什麼樣的。一個真正成熟的男人，是女人強大的支柱，天塌下來為女人扛著；他的臂膀給女人有力的擁抱，抵擋她們不願意接受的一切；他的胸膛是女人疲倦時堅強穩定的依靠，為她們遮蔽風雨；他的雙腿是帶女人走遍天涯海角的跑車，風流倜儻浪漫無盡……我恐怕無法做到這一切。

　　在我的心目中，女人應當是像聖母一樣的女人，無私、順從、忠貞、奉獻，不會讓男人承受情感的不幸。但是這個萬物之母，在我的生活中根本沒有存在過！

　　在現實中也是不可能存在的。

　　我奇怪，男人和女人為何都會有如此的想法呢？

　　尼采對此曾經有過評論，他認為，當女人是一個真正的、整體的、強而有力的女性時，當男人是真正的、整體的、強而有力的男性時，男女們就能開啟一段真正的、互相依賴的、完全的、愉快的關係。真正的女人，不是柔弱的而是堅強的；不是依附的而是自立的；不是順從的而是主動的；不是需要保護的，而是有自己權力的；不是自我否定的，而是像男人一樣能夠自助的。只有把女人理解為真正的女人，男人才能在與女人的相處中體驗到許多狂喜，實現人類的相互作用，達成在男女關係中感悟極大幸福的目的。

　　在我和舒雅的關係中，我並不是一個真正的、整體的、強而有力的男人，只是一個在媽媽保護下的柔弱敏感多情而無力的小男孩，一個困在憂鬱沼澤地中的男孩。

我早已經不是自己了

我從沒有真正哭泣過，卻總是感到莫名的沮喪。連哭泣我都是壓抑的。諮商師曾說過，憂鬱的感覺源於我內心的極度壓抑，因為我內在的力量太弱小，從不敢嘗試做真正的自己。他當時用了一個詞，我記得特別深刻，他說：「壓抑的純潔。」

壓抑正常的慾望叫扭曲人性。

男孩永遠不懂女孩的純潔和善良，女孩永遠不懂男孩的壓抑。咳嗽、孤獨和愛，這三樣東西是越壓抑越強烈，我的強烈孤獨感和沒有著落的缺愛，成了我的夢魘。

每個人都有難過的時候，心情失落就會想很多，有太多話想說，卻無人傾聽；有太多的苦想訴，卻沒人懂得。哭不一定是懦弱，因為壓抑太久了；笑不一定是快樂，因為掩飾太深了。

壓抑如同一種瀰漫的惆悵，玷汙了內心的純真，不管愛多深，最後還是變成陌生人。我覺得我付出了全部，可是到最後，我什麼也沒得到。如果是虛情假意，就不會這樣痛，可是我不會虛情假意。

我只是舒雅人生中的一個過客，逞強與舒雅分手，卻放不過自己，被困在深海裡離窒息只差一釐米的感覺中。別人會說沒有什麼過不去的，但沒有經歷過的人，不會懂得那種痛。我比誰都清楚，因為我的極度壓抑，讓我錯失了可能會得到的真愛，我只懂得循規蹈矩，忍讓寬容，媽媽的教導仍在，但是我內心渴望的一切卻不在了。

人的天性隱而不露，卻很難被壓抑，更很少能根絕。即使勉強用意志去壓抑，只會使它在壓力消除後發作得更加猛烈。壓抑心靈、打擊心靈、置心靈於萬劫不復之地的，莫如平庸的痛苦、平庸的歡樂、自私而猥瑣的煩惱。

第十二章　突破瓶頸後的華麗轉身

　　諾貝爾文學獎得主羅曼・羅蘭（Romain Rolland）說過：「最好的感情是沒有恐懼。」沒有失去的恐懼、沒有討好的恐懼、沒有懷疑愛的恐懼、沒有見不到的恐懼、沒有隱瞞的恐懼、沒有對未來的恐懼、沒有外在干擾的恐懼、沒有壓抑妥協的恐懼。沒有恐懼，就能全然接受給予，愛在安全放鬆下不斷累積。她可以是她，我依然是我。但是我一直處在一種莫名的恐懼中，我的內心沒有寧靜過。

　　我純潔的真摯中卻有一種難抑內心慾望的恐懼。真正的純潔源於打破無形的禁錮，接受自然的心境！比如兩個人的愛成熟了，做愛就是水到渠成的純潔舉動；而刻意壓抑不做愛，那是愚昧，是壓抑人性的愛情，並不是純潔的。

　　我有一個同事，他患有餘光恐懼症，這是一種對異性或者同性生殖器部位的餘光恐懼。他一旦發現自己的餘光掃射到他人的生殖器等敏感部位，尤其是異性的，便會緊張起來。餘光恐懼，正是內在心靈被過度壓抑，陷入緊張不安中，不敢做真實自己的表現。別人是看不見我們的餘光的，是我們自己內心在疑神疑鬼。

　　壓抑帶給我們的不是解放而是更加放縱，壓抑過久的人會不自覺地藉助性慾的宣洩使自己內心的種種焦慮得到釋放。在釋放的過程中，可以讓現實世界中的壓力暫時卸去。邪淫總是與壓抑同行，無論手淫、意淫還是一夜情的男女，內心都有一種莫名的空虛，包括夫妻性生活，也會感到空虛，因此釋放後是再次壓抑，陷入惡性循環之中。

　　因為壓抑，我變得無私，但是無私帶給我的是歸屬感的喪失。

　　「做人不能太自私」，這是我從小就受到的教育，媽媽反覆地跟我講〈孔融讓梨〉的故事。人常說父母的欲望有多大，孩子的痛苦就有多深，

很多孩子的自我價值感還未建立就被扼殺了。

諮商師問我是否知道孔融最後的結局是什麼，我搖搖頭，還真是不知道，本能地認為能大公無私的人結局一定不錯。諮商師嘆了口氣，說：「我們從小聽到的故事，包括現在我們所知道的故事，有一些是斷章取義。人們只講〈孔融讓梨〉，很少人講其最終的悽慘命運。孔融因其政見和曹操不一樣而遭到滅門，他對前來執行的人求情，求他們放過兩個兒子，他那不足十歲的兒子卻說了『危巢之下焉有完卵』這句名言，最終全部被殺掉了。」

因為不能自私，我沒有歸屬感，家庭不曾給過我，我只是因為順從而獲得了精心的養護，心卻從沒有被真正地安放在合適的位置上。

馬斯洛創立了需要層次理論，人在生存得以保障之後，會開始尋求愛與歸屬感——我們需要愛人與被愛，想要找到令自己感到安心、被接納的地方和群體，從而確認自己在這個世界上的位置。

諮商師分析，獲得了歸屬感，在人際中有五個方面會得到滿足。一是感到安全。歸屬感產生的一個重要前提是你能夠在那個人身邊、那個環境中或是做那件事情時有一種安心和踏實的感覺。你不需要時時刻刻保持警惕，或者因為怕受傷害偽裝起真實的自己。二是有一定的相似性。要獲得歸屬感，意味著你能在其中找到某種相似性，這種相似性可以是各個層面上的，可能是你和某個人、某個群體有著共同的愛好、價值觀或是理想。三是認可及被認可。你需要認可這段關係中的另一個人或是這個群體所秉持的理念或價值觀，認可他們所倡導的事。同時，你也需要自己作為一個獨立的個體在這其中得到一定程度的認可。四是能夠參與。你在這段關係或這個群體中需要有一定程度的參與感，而不能僅僅是消極、被動地承擔

第十二章　突破瓶頸後的華麗轉身

和接受。也就是說，你可以主動地做出一些行為，並且你知道你的行為是有意義且能夠對他人造成一些影響的。五是情感上的連結。歸屬感的獲得不在於量而在於質，我們需要在表面的熱鬧之外，與他人建立更深的、情感上的連結。找不到歸屬感的孤獨是因為親密感的匱乏，而不是缺乏社交。

我明白了我沒有歸屬感的原因。我為了生存下去，為了依賴父母的照顧和支持，不得不壓抑本我，而且這種依靠總是心惶惶然的。為了迎合父母朋友的期待，我成了一個傀儡，我不敢也不屑成為自己，當我付出了一切卻沒有得到期待的回報時，兩手空空，內心滿是無邊的莫名怨恨。真正能為別人而活的人，是經歷了自我的成長，先為自己活過，然後才為他人而活。我沒有這個意識，只是沒有自我地為他人而活。我什麼都是，唯獨不是我自己！因為我從來沒有把能量用在自我的成長和成熟上。

成為自己真的很難！不是一般的難！成為自己首先要突破自我。這麼長時間的諮商讓我有許多次的糾結，無數次想要放棄諮商。我放不下過去，放不下情結，放不下曾經的恩恩怨怨，只是因為不願意接受自己只是一個普通人。內心高度地關注自己，卻不能真正地成為自己。我捨不得放下，有著無法選擇的自我衝突，選擇意味著必須割捨掉某些東西。正因為沒有成長的能量，個體才會停滯下來，糾結在曾經失去的過去歲月中。我忘不掉許多過往。一個向前奔的人，雖然也有很多記憶，但是會把它們化作內心的財富，而沉溺於忘不掉仍然是自我的防禦。

如何成為我自己呢？諮商師說，有一項社會調查顯示，一百位彌留的老人，回顧人生最大的遺憾，不是他們經歷過什麼事，而是從未做過內心渴望的事情，沒冒過險，沒追逐過夢。大多數人恐懼的並不是死亡本身，而是當生命漸漸走到盡頭，才發現自己從未真正活過。諮商師說我也一

樣，一直在尋求死亡的解脫，可是未知生焉知死？我恐懼的也是未曾真正活過！

既然我早已不是自己了，從現在起我要嘗試讓我先成為自己。

源自本能的快樂是生命的泉源

我從哪裡開始做自己呢？

「從接受你的本能開始，不是壓抑，而是張揚，這並不意味著你要放縱自己，而是讓它如水流一樣在你的河床中奔騰。」諮商師指出了我用力的方向，「可是你從來沒有著手建設過你的河床吧？」

我一直在努力刻意壓抑我的本能，包括周圍的親人都鼓勵我如此做，可諮商師卻讓我張揚本能，這讓我感到恐慌。我畏懼我的本能，擔心無法駕馭而陷入絕境，所以一直選擇迴避本能。

弗洛伊德認為，人格由超我、自我和本我組成。沒有強大的自我，本我、超我要麼被壓抑，要麼被放縱；自我強大了，本我迸發而超我無礙。因為我的自我不強大，超我又過度嚴苛，本我被深深壓抑，當然感受不到人性呈現的快樂。

反思自己，我很少有本能的反應。本能已在我的壓抑中變得麻木了，一切都只停留在「我曾希望」這個詞上。

「我曾希望擁有魔力……」但是它從未出現；

「我曾希望受人仰慕和崇拜……」儘管一次次爭取但讚響總是轉瞬即逝；

「我曾希望補償過往造成他人的傷害……」這沒用，只有內疚讓我難

第十二章　突破瓶頸後的華麗轉身

以入眠；

「我曾希望透過專注於他人的問題而迴避自己的問題……」如果不打破自身的防禦，我永遠無法獲得真正的自由；

「我曾希望我可以不受任何侷限的約束……」我藉助別人的鮮活來逃避死亡對我的限制，希望在別人的復活中感受自己的復活。

任何事物都有它的生命階段，本能也是如此，本能讓人毀滅只是它的一個階段而已，本能也讓人活出激情。

不加控制的原始本能當然會讓人趨向毀滅，現實中很多人因為暴富而欲望膨脹，最後的結局多是悲劇性的，因為他無法駕馭他的欲望。

壓抑本能讓人性萎縮，沒有強大的智慧和能力，人不可能突破壓抑的枷鎖，除非以自身的一切做曇花一現的悲劇式反抗。我就是如此。

讓本能自由流淌，只有會精心設定的人才能享有。如果你有一雙探索的眼睛，隨意翻看一下歷史，你就會看到，掌握權力的人天經地義地行使他的本能，智慧的老百姓也可能享有。只會壓抑自己的人，根本沒有選擇的自由。我就是那個壓抑的人，我如何完成本能重生之旅呢？

離開熟悉的自造世界，到陌生陰暗的現實世界中，經歷這種分離，戰勝一系列困難、挑戰及危及生命的種種磨難，摧毀原有的思維，完成人格的重塑；否則會還沒走出磨練就死在了半路上。

我必須認清我現在身處其間的這個世界，發掘我自己身上的力量和技能，並藉助超越我自身的外在幫助，在種種無法忍受的、令人恐懼的、危機四伏的磨難中倖免於難。我必須打破常規，充實自己。在人生的谷底中，在人性的底線上，個體都會為了維持生命而全力求生存，這是陰暗世界中的頓悟。

源自本能的快樂是生命的泉源

再次回到現實世界，我就能夠承受孤獨、黑暗了，就像一個人在暗處待久了，眼睛適應了，就不怕黑了，我到人性的深處歷練了一圈，就能成為現實人類中黑暗智慧的守望者。

我能做到嗎？我只是一個渴望成為英雄的人，諮商師告訴我，脫離了憂鬱的沼澤就是一段英雄的旅程。

我要做的**第一步是把壓抑的欲望釋放**。內心欲望每一次的升騰都被腦袋裡的超我無情地壓抑下去，我從來未曾正眼看過它一次。現在我要勇於正視自己的欲望了，允許欲望存在，並採取合適的途徑去實現它。比如性的慾望，我可以透過走出去和異性交往，找到愛的人，一起共享性的美妙，而不用像過去那樣認為性骯髒，或者偷偷自慰後再自責了。釋放欲望的前提是理性，理性如煞車系統，有了它，欲望就可以在軌道內高速執行了。

我要做的**第二步是讓欲望找到知己**。欲望是可以共鳴的，人性深處本就是相通的，獨自一個人的欲望難以真正地呈現本色，當一個人釋放的欲望真正融入另一人心中，兩人就能感受到共鳴的美妙，彷彿把同一個靈魂放在了兩個軀體之中，這是人世間至美之時。融入後會發現內心更深處的欲望，並進一步地了解自己為何有這些欲望，更了解自己。

我要做的**第三步是不再恐懼幻滅**。幻滅並不必然帶來絕望，幻滅的過程為更加準確地認識現實、更加充分地接納現實開拓了道路，做好了準備。

隨著逐漸成長，人們不再將自己看得完美無缺或一無是處，不再過分依賴或完全獨立，不再總是受制於人或徹底孤立無援。在幻滅的盡頭是空虛感，和任何其他的失敗一樣，除非經過一段時間的哀傷，我們不會放棄

第十二章　突破瓶頸後的華麗轉身

自己最深切的希望和期待，正是透過失望、沮喪和絕望等感受的浸潤，我們才得以真正地強大起來。

人類自從進入文明社會以來，制定了無數規則，最根本的是要有實力來保障或打破這些規則。國與國之間是這樣的，人與人之間也是這樣的。盧梭感慨地說：「人生來是自由的，卻又無往不在枷鎖之中。」人類的文明始於私有制，因此，文明產生後，人類的不平等也就產生了。人們維護不平等的力量，就是暴力，暴力依據的就是叢林法則。但是，否定叢林法則，主張人生來平等，也同樣會產生新的叢林法則。因為它無視了人天性的差異，強制把人的天性抹平，製造單一的社會，同樣是可怕的。

人類的占有欲與叢林法則的合作，讓人類一直處於不平等之中，人類的動物性決定了人永遠不可能擺脫叢林法則的影響。所以，要給強者以施展才華的舞臺。但是，如果叢林法則在社會中成了普遍法則，也是非常可怕的。因為動物遵循叢林法則，保持生態平衡，是可以的，但是人類就不同。

動物的強大與爭鬥，無非是為了一頓飽食或者一個配偶，獅子無論多麼強大，一旦吃飽，便全無他求，沒有人這樣的強烈的占有欲望。人對物質的占有，更多表現在精神層面上的不知足。因為，一個人的物質消費能力是極其有限的。一頭強壯的公獅子，只要占有一隻或者幾隻母獅子，就會心滿意足。但是，人一旦當了皇帝，就會要三千佳麗，而且要指點江山，甚至稱霸世界。無論多麼強大的獅子，別的動物一經逃離了它的力量範圍，就是安全的了。但是人類社會卻不同，國王只要輕輕點個頭，或者寫一個字，就會有成千上萬人的腦袋落地。人可以運用聰明智慧製造武器，消滅異己，比如核武的出現就是這樣的結果。人類社會如果完全按照叢林法則，那麼，弱者會越來越多，強者會越來越少。因為各種力量博弈的結果，真正的強者就是那個笑到最後的大獨裁者，但是，他的安全其實

源自本能的快樂是生命的泉源

也是沒有保障的,所以,這個強者也是整天生活在焦慮與恐懼之中的。而第二號的人物,在一號人物面前,仍是一個絕對的弱者,他在大獨裁者面前,唯唯諾諾,毫無人的尊嚴,他自然無時無刻不想取而代之。

不要懷疑你所生活的世界,這是一個美好與罪惡共存的世界。活著,不光有幸福的美好時光,還必須承受各式各樣的苦難,譬如生老病死。對於叢林法則,存在即是合理,不要過於在意。人生在世重要的是活得痛快,想做什麼就做什麼,能生活在這個世界上就已經是一種上天的恩賜了。這是大自然的法則,不管你的出身如何,活著都是你自己的權利,但是想要活得更好,就必然要去搶占更多的資源,這些資源不可能平均分配給每一個人。不管我們面對什麼,我們需要面對自己的本心,失敗並不可怕,因為我們還活著,還可以重新來過,這就是人生的真諦。

其實,知足常樂更多的是指精神層面的東西,你想要得到更多,那麼你必然需要比別人付出更多,沒有什麼東西是不勞而獲的。富人之所以成為富人,源於他們先於我們掌握了更多的資源,而資源的重複利用讓富人更加富有。這就是我們社會中的叢林法則,比動物界更加殘酷。

「不經歷風雨怎能見彩虹,沒有人能隨隨便便成功!」人生的真諦,只有經歷風雨我們才能感悟。只有經歷風雨,才能體察人間的冷暖,才能吸取教訓更進一步。但是進入社會才發現,事情遠沒有預料中那麼簡單,一個人的黑夜,一個人的重擔,一個人的孤寂,怎能不惶恐、不卑微、不迷茫、不轉向?

生命最原始的意義就是探索未知,只需要一次起飛的突破體驗,就可能讓黑暗的世界裡灑入一絲陽光,之後的前進道路就平坦許多。比如第一次演講之前,所有人都會感到焦慮,只要有了第一次之後,內心會感覺

247

第十二章　突破瓶頸後的華麗轉身

「不過如此而已」，同時又會激起新的挑戰，形成繼續向前的動力，多次後就有了一種看透一切而求精緻的心境，可以放手身外之物而求取自己最想獲得的那份純然。

真正的快樂是探索、經歷、掙扎後的收穫！

電影《芙蓉鎮》中有一句經典的臺詞「像牲口一樣地活下去」。這句話雖然道出了生命的卑微，但是也強調了活著的價值和可貴。「活著」就是快樂的泉源。因為只有人活著才能享受到各式各樣的感覺，不斷接觸到新的事物，才能擁有陽光、擁有大海、擁有親人、擁有朋友，即使是在痛苦的時候，我們也該慶幸，因為那一樣證明你還在人世間。而一旦失去生命，這一切都將不再有意義，快樂也就無從談起了。

對生活的敏感和精緻不是學一些有形的東西就可以得到的，而是無形的薰陶，成就了人的高雅氣質和精神象徵。比如我早年讀了很多本世界名著，儘管早已忘掉了具體的描述和情節，但當時產生的心靈共鳴卻是一種無形的財富，如同空氣，讓我維持著生命。現實是灰色的，也是冷酷的，但是現實也是富有營養的，如果想要超越現實走到精神的境界，穿越永遠比直接飛越來得笨拙，但是，飛越之後無法獲得真正的精神獎賞。

談論欲望的時候，必然會將其和貪婪連在一起，然而，貪婪非但得不到真正的快樂，反而會產生痛苦，放棄才會快樂，這種規律常常有悖於人們的感覺。

諮商師說起他經常會遇到的故事：女人喜歡一個男人，希望男人出人頭地，有社會地位，但是有了社會地位的男人，自然身邊少不了其他女性崇拜者，所以這個女人的悲哀誕生了，是想要一個愛自己的男人，還是要一個很多人都愛的男人？

女人什麼都想要，只能在貪婪中痛苦。男人也一樣，他喜歡一個女人，也喜歡另一個甚至幾個優秀的女人，但是優秀的女人一般都有自己獨立的人格和做人原則，男人也只好選擇一個最合適的做他的妻子或者一個他最愛的情人。但是人性的貪婪決定了他都想要，結果只能是一聲嘆息。人只有懂得選擇和放棄，才會找到終極的快樂。

慾望之美不在於慾望本身，而在於慾望的超越。

關於超越慾望，前人總結出的三個理論，很好地解釋了性和愛為什麼總是糾纏不清，性與愛如何融合昇華。

首先介紹人本主義哲學家和精神分析心理學家埃里希·佛洛姆（Erich Fromm）主張的愛情倫理學。他認為愛是一門藝術，既然是藝術，就是需要學習的。

他抱怨人們祈求、渴望愛，然而又幾乎把所有別的東西都置於愛之上，成功、名譽、金錢、權勢⋯⋯人們把所有的精力都耗費在學習如何實現這些目標上，而不去鑽研愛的學問。他說：「我們無須學習如何施愛，導致這種臆說的謬誤在於分不清『墮入情網』和『長久相愛』之間的區別。

「我奉獻愛，我捧出我自身，我融入他人，由此我找到自己、發現自己。愛是熱烈地肯定他人的本質、積極地建立與他人的關係，是雙方各自保持獨立與完整性基礎上的相互結合。雖然愛打破了使人隔絕的圍牆，使人與人和諧相融，但是愛又讓人仍是他自己，依然佇立於其整體性之中。

「童稚之愛的原則是『因為我被愛，所以我愛』，成熟之愛的原則是『因為我愛，所以我被愛』。童稚之愛聲稱『因為我需要你，所以我愛你』，成熟之愛則認為『因為我愛你，所以我需要你』。」從這裡出發，他進一步得出結論，成熟之愛即真正的愛首先是給予，愛本質上是給予而非

第十二章　突破瓶頸後的華麗轉身

獲取。人只有透過愛才能理解他人和整個世界。

佛洛姆是個泛愛主義者，他主張愛世界上的一切。他說：「真誠地愛一個人意味著愛所有的人，愛世界，愛生活。」

「性愛始於分離，終於合一；母愛始於合一，而導向分離。」

如何達成愛的藝術呢？一是要有一定的訓練，僅憑一時高興，是永遠成不了愛的大師的；二是要專一，不能像時尚生活方式那樣見異思遷和朝三暮四；三是要有耐心，在愛的道路上要取得哪怕一點點成功，沒有耐心是不行的；四是要全力以赴，如果不把愛當作一件至關重要的事情，就休想把它學好，最多也不過維持在業餘涉獵者的水準上。

佛洛姆的結論是：「關切、責任、尊重、知識是一切類型的愛所共同具有的要素。」

第二個理論是哲學家赫伯特・馬庫色（Herbert Marcuse）主張的愛慾倫理學。馬爾庫塞認為，人的本質就是愛慾。

關於愛慾他有三個觀點。第一個觀點是為愛慾而戰就是為政治而戰。第二個觀點是愛慾是性慾的昇華。在愛慾的實現中，從對一個人的肉體的愛到對其他人的肉體的愛，再到對美的作品和消遣的愛，最後到對美的知識的愛，乃是一個完整的上升路線。如果說性慾是指對兩性行為的追求，那麼愛慾則是指性慾在量和質上的提高。放縱性慾對個人來說只能獲得短暫的區域性的歡樂，而這種歡樂還得由痛苦做伴，人們常常因為獲得這種短暫的區域性的歡樂而需要付出高昂的代價。第三個觀點是人類的歷史就是愛慾遭受壓抑的歷史。文明陷入破壞性的辯證法之中，因為對愛慾的持久約束最終將削弱生命本能，從而強化並釋放那些要求對它們進行約束的力量，即破壞力量。

馬庫色提出解放人的關鍵是將性慾轉變為愛慾。當今對人的壓抑主要表現為對愛慾的壓抑，而對愛慾的壓抑又主要表現為把愛慾降格為性慾，因此將性慾轉變為愛慾被視為解放人的關鍵。他說：「解放愛慾不僅僅包括解放力比多，而且也包括改造力比多，把受生殖至上原則約束的性慾，改造成整個人格所具有的愛慾。」

第三個理論是心理學家威廉・賴希（Wilhelm Reich）主張的性慾倫理學，他認為性與幸福密切相關，所有的精神病都是由於生殖功能的紊亂，或者說沒有達到性高潮引起的。他的名言是：「性健康與自由和幸福同義」、「生活幸福的核心是性的幸福」。哪裡存在著性壓抑，哪裡就不可能有人的真正自由和幸福。基於這個觀點，他得出結論，性革命給人帶來的是整個人本質的解放，整個人本質的自由。

在他看來，統治階級肆無忌憚地奴役人、壓迫人，依仗的並不主要是手中的權力、監獄、軍隊這些鎮壓工具，也不主要是榨取剩餘價值這種剝削手段，而主要是透過壓抑人們的性本能，製造出為維護統治所需要的性格結構。他說：「應當把性革命看作是一個自由社會的必經之路。」他的基本觀點是：只有透過性革命才能杜絕性犯罪，只有實行性解放、性自由，才能消除性混亂。

如果說馬庫色的「愛慾倫理學」曾經使世界不得安寧，那麼賴希的「性慾倫理學」更猛烈，使世界翻江倒海。

然而，無論如何，只有你能創造自己的生活，純然享受的你自己就是萬樂之基礎。當你不再被困在另一種生活裡，不再被真相絆倒，不再從內心最深處關閉自己，這之後，你能擁抱自己的陰暗面，你就走向了純然。純然的狀態是越來越傾向於讓事情發生，而非「要」事情發生。臉龐經常

第十二章　突破瓶頸後的華麗轉身

浮現笑容，感覺和人、大自然有深切的聯結，心中充滿感激之情，越來越多自發地思考與行動、越來越能安然於當下、越來越沒有擔心害怕、對衝突越來越沒興趣、對評價他人越來越沒興趣、對評價自己越來越沒興趣、越來越有愛而不求回報的能力……這些都是純然的表現。

生活中總有未實現的夢想，不願面對的困難，不想正視的情感，有時候是我們選擇性地忽略了問題，但是漠視、否定、逃避不會讓問題消失，只會讓痛苦加重。我們都是凡人，對未知感到焦慮，對改變感到恐懼，所以我們不願發問，我們逃避現實，任由生活失控，將我們推向痛苦、困惑、不快樂。

僅僅意識到，生活就是眼前的一切，生活並不在別處，只在你腳下，這還不夠。我們還應該向內心深處提問：我為什麼在這裡？我又是如何來到了這裡？艾佛列德・德索薩（Alfred D'Souza）說過一段話：「很長一段時間，我的生活看似馬上就要開始了，真正的生活，但是總有一些障礙阻擋著，有些事得先解決，有些工作還有待完成，時間貌似夠用，還有一筆債務要去付清，然後生活就會開始，最後我終於明白，這些障礙，正是我的生活。」

既然如此，還有什麼理由不釋放本能？

成為自己，不再糾結

鼓勵自己不再退縮，關鍵就是了解事物的發展過程及曲折性。

挑戰自己不敢做的事才能真正地獲得現實的能力，只有獨立的求索才可能達到高層階的認知。在與現實的融合中，只有博弈，才能收穫智慧的

自我，最後方能夠以自己的本真存在而獲得新的生命。

蕭伯納（George Bernard Shaw）說：「一個嘗試錯誤的人生比無所事事的人生更榮耀，並且有意義。」很多人一生都不知道自己真正想要做什麼，不敢去嘗試，因為恐懼。

恐懼是人的正常反應，是一種警告危險和提醒防備的訊號。比如說，我們往懸崖下看時總是心驚膽顫的，要是沒有恐懼，人類恐怕早就滅絕了。人類大腦邊緣系統有個杏仁核，是專管恐懼感和不信任感的區域，被稱為大腦中的恐懼中樞。每一次只要感到危險逼近，這個區域便活躍起來，意識想制止也制止不住。心理學家研究發現，當人們覺得憑藉自己的能力無法完成一件事或者將會搞砸一件事的時候，恐懼感就會在杏仁核中產生。

人類的大多數恐懼情緒是後天獲得的。人內心深處的恐懼感，就像一條無形的繩索，你感覺不到它的存在，它卻控制了你的心神，讓你無法平靜地生活。其實，所有的恐懼都是你的大腦出於保護自己的本能而產生的，也就是說，未知所帶給我們的恐懼並沒有你潛意識中所認為的那樣危險。雖然各式各樣的恐懼伴隨我們一生，但卻不能讓它控制我們的一生。只要你願意，完全可以化恐懼為力量，並讓它服務於你，讓你變得更強大。

克服恐懼是人生最重要的能力。馬克·吐溫（Mark Twain）說：「勇敢並非沒有恐懼，而是克服恐懼，戰勝恐懼。」勇氣源於恐懼，面對內心所恐懼的事情，勇往直前地去做，直到成功為止。克服恐懼是個漫長的過程，恐懼會衍生恐懼，離開熟悉區走入陌生區，是克服恐懼、藉口和理由的冒險，反覆嘗試，堅持下去，成為習慣，就不再恐懼了。

第十二章　突破瓶頸後的華麗轉身

探索未知是危險和機遇並存之事！探索未知必須要具備逆向思維，學會突破常規和感性的桎梏，吸納讓我們不舒服的觀念，融入我們不喜歡的陌生現實。

諮商師突然問道：「對於逆向思維，你能舉出幾個例子嗎？」我努力挖掘記憶庫也沒有找到一絲半點的案例素材，諮商師注視著我，沉默著，我知道我根本沒有逆向思維。

日常生活中，常規思維難以解決的問題，透過逆向思維卻可能輕鬆破解。逆向思維是反過來思考問題，會使你獨闢蹊徑，在別人沒有注意到的地方有所發現、有所建樹。運用逆向思維去思考和處理問題，會將複雜問題簡單化，從而使辦事效率和效果成倍提高。以「出奇」達到「致勝」，助你在「山重水複疑無路」時，進入「柳暗花明又一村」的境界。逆向思維是諮商師常用的時常驚豔到我的思維方式。

遵循常規思維，就好像一個人閉著眼睛在路上走，心裡恐慌，只好跟從別人的引導，讓別人的決定來影響自己的命運；而反常規思維則是故意不按別人的指揮走，與別人作對，其實仍然是閉著眼睛看不到自己的路，這不是真正的突破；真正的突破是睜開眼睛，自己看清楚路況、看清楚方向，然後不再有任何猶豫和恐懼，選擇最正確、最有效的道路，自己做主。逆向思維就是真正突破常規思維的思維方式。

為什麼我會受到常規思維的束縛？

首先是自然屬性決定的。人，歸根究底，是感性動物，一切理性活動都是為了滿足感性需求，往往為此而放棄理性思考，直接採用感性思考，然而，這僅能滿足當下，無法滿足未來更重要的感性需求。因為人的感性思維有兩大弱點：恐懼和懶惰。恐懼使人隨時尋求安全感和確定性，懶惰

使人不願意去動腦筋思考。這兩大弱點決定了我們往往透過權威、大眾、自身經驗來獲得內心的答案，這三種管道給予的答案並不完全可靠，卻往往被我們視作真理，這就是常規思維。

另外，不自覺的排斥和過濾也有很大的影響。當有新的思想、觀點與我們心中的「真理」相牴觸時，我們會從內心感到一種不安全感，為了擺脫這種恐懼，往往不假思索地排斥新思想、新觀念──特別是當它們並非來自權威、大眾或者自身經驗時。絕大多數時候，我們的學習是一種過濾式的學習，只聽自己想聽的資訊，而不去勇敢地面對真相。

要突破常規思維，其實很簡單，需要從思維的兩個方向入手：全面和深入。考慮問題要盡可能全面地想到與之相關的各種要素，以及這些要素彼此之間的關連，千萬不要只看片面；考慮問題要盡可能深入地看到問題的核心，把握本質規律，千萬不要停留在膚淺的層面，淺嘗輒止。

諮商師詮釋完逆向思維，又問我對於失敗的想法。我說自己一直在逃避失敗，覺得失敗就是整個人的坍塌。諮商師說：「是的，因為害怕失敗，你一直逃避做沒有把握的挑戰的事情。你把失敗和自我整體連結起來了，其實失敗是另一種形式的成功，是鍛造自我的手段。」

「飛人」麥可‧喬丹（Michael Jordan）說：「我起碼有 9,000 次投球不中，我輸過不下 300 場比賽，有 26 次人們期待我投入致勝一球而我卻失誤了。我的一生中失敗一個接著一個，這就是為什麼我能夠成功。我從未害怕過失敗，我可以接受失敗，但是我不能接受沒有嘗試。」

不能接受失敗也就很難堅持繼續嘗試，而成功並不是一次嘗試就能夠達成的。伊隆‧馬斯克（Elon Musk）曾說過：「誰喜歡失敗呢？失敗是可怕的。但是如果你毫無風險，就意味著你不過在做一件稀鬆平常的事！」

第十二章　突破瓶頸後的華麗轉身

　　我做的事情不是一件稀鬆平常的事情，而是關乎我人生的大事。我要成為真正的自己，必須化解生死的焦慮和內心的衝突，不懼失敗。

　　我的生命我主宰！經過兩年多的諮商和挑戰，我的生命如同坐雲霄飛車，從地獄河到煉獄海，從痛苦麻木到絕望劇痛，最終再一點點地復甦、生長、破土、長大、開花、結出果實，儘管果實還很小，但是一定會飽滿、成熟起來的。

　　內心的經歷很難描述出來，有點只可意會不可言傳的味道。

靜靜然地做自己真好

　　這兩年我一邊在諮商室和諮商師探討憂鬱症的軌跡、深入剖析自我，一邊在生活中實踐目標，頭破血流地往前行。我實際上都做了些什麼呢？

　　離婚後我自己獨住，上班博弈，下班寫書，週末出去交際、放鬆，做了很多過去鄙視的事情，體驗無數，感慨萬千。現實在我的眼中變得清晰起來了，人性也變得真實豐盈了，舊我被擊碎，幻象破滅，替代的是不得不接受的真相。這是一個漫長掙扎的過程，是一個蛻變的過程。

　　其中最值得和讀者分享的一件事情，是我從家裡搬了出來。雖然媽媽傷心欲絕，極力阻攔，但是我執意要搬到另一個一房一廳的屋子裡，我決定要獨立過日子。

　　和父母分開住，是我獨立的第一步，也是極難邁出的第一步。我很難和父母談此事，更不敢想像父母會因此有多傷心難過，媽媽肯定會被氣得病倒，爸爸也可能會憤怒地和我斷絕父子關係，但是不搬出來住，我還是原來的我，不可能有所改變。

諮商師一句話就點醒了我:「你的父母只有你這一個兒子,他們在年老的時候肯定要指望你,你若憂鬱自殺了,他們更受不了,你搬離家,就是為了讓自己擺脫憂鬱症,他們就沒有理由鬧騰,也無法反對了。只要你堅持,他們也沒有其他的方法,因為你是他們唯一的兒子。」

結果就是這樣,我和父母講明此事後,父母的反應很強烈,我好幾次都想放棄了,但是我堅持著,我告訴他們,如果他們寧願我死掉也不願讓我獨立,那我就待在家中,慢慢腐爛。爸爸能理解我一些,幫著說服媽媽,媽媽也沒有想到我會如此堅決,最終妥協了。

邁出第一步,我就可以做後面的步驟了。我的內在變化很多,可以總結為六個方面。在這個過程中,我真切感受到諮商師陪伴的重要性,因為遇到困難時,我會不斷自我懷疑、想放棄,諮商師是強大的支持,站在我的身旁鼓勵我、陪伴我、指引我,讓我從泥潭中爬了出來,儘管帶了一身泥,洗掉之後,新生命誕生。

在此,我只對第一方面做了詳解,其他五個方面是概述。每個人的短處不同,大家一定要結合自身的具體情況,靈活運用,才會有價值。

第一個方面是開放自己。過去的我防禦過度,封閉在自己的世界中,與外界隔絕,也就無法吸納外界的營養。

現在我要呼吸新鮮的空氣,必須主動打開窗戶,享受陽光照射進來的溫暖,同時感受外面的風吹雨淋。

從封閉到開放,是一個充滿變數的過程。我原本無憂無慮地待在自己封閉的王國中,如同一個年齡尚小的王子,沒有風雨沒有壓力。媽媽就是國王,幫我做了許多本該我做的事情。

當我決定開窗透氣時,迎面而來的第一件事就是離婚,我該如何對外

第十二章　突破瓶頸後的華麗轉身

解釋呢？過去的我一定會堅持「不能說謊話，要告訴別人是前妻外遇，傷害了我」，我不懼別人笑我戴了綠帽，我還會覺得自己很勇敢，勇於說出真相；但是現在的我，意識到對外開放，是要有選擇地說別人想聽到的解釋，於是我告訴他們，我患上憂鬱症好幾年了，影響了整個家庭的關係，影響到孩子的成長，周圍的人很自然地就接受了，內心很同情我。這讓我體會到開放心態的精髓，就是要知道他人內心的想法，然後選擇性地給予，與外界達成和諧。

以前的我總是以感受來衡量一切，我的心思敏感，愛憎分明，罹患憂鬱症後，我不由自主地沉溺到感受中，憂鬱的感覺吞噬了我，現實生活完全由媽媽、妻子來包辦。我獨居後，即便想沉溺在感受中，因為要吃飯、要洗衣服，我不得不走入生活，讓自己生存下來，我的理性甦醒了。

我買了一幅畫想要掛在牆上，本以為非常簡單，敲入兩個釘子就可以了，但是在實施的過程中，牆很鬆軟，釘子不容易固定好，好不容易搞定了，發現釘子的間距和畫的尺寸不符合，重新來過，就這樣，以為十分鐘的活卻做了兩個小時。以前的我不屑做這些事情，做了以後，才知道說和做是如此不同。我堅持生活中大大小小的事情自己動手做，竟然有了很多快樂和成就感。

過去，我非常在意他人的評價，會刻意地做別人希望我做的事情，並用笑臉和討好掩飾內心的不滿。現在我能真誠接受別人的回饋，面對盲點，彌補不足，我不再害怕聽到別人的回饋了，我依然笑臉相迎，但是心中知道我發生了根本的變化。

我讀了很多書，談起來頭頭是道，但是在現實中處理事情，我遠不如沒多少內涵的同事們，真可謂「世事洞明皆學問，人情練達即文章」。由知識到洞察是一個有心的累積，過去的我太急於顯示自己的聰明，很少去

靜靜然地做自己真好

用心看透一件事的真相，於是，經此覺察，我開始重新梳理我的知識體系，以活用為目標，知識不再是炫耀的工具。

現實中的事情如同緩緩流淌著的小溪，讓我浮躁的心變得寧靜下來。離開了媽媽的視線，我做事情不用顧慮許多，完成後不斷總結，做事也不是為了得到別人的認可，而是為了提升自己的能力，所以更關注過程，靜待花開。

我試圖用意志力來改變自己對現實的扭曲認知，但是越讀書、越查詢理論依據，認知越偏執；在做事的過程中，接受事情的回饋，扭曲的認知才得以調整。只用一個方法，多問「為什麼」。這是諮商師在第一次諮商時告訴我的心理學核心知識，我發現我走出了自我世界，走入了他人的心靈。

比如主管讓我依照他的意思來修改某個演講稿，過去的我，覺得他的建議很平淡，但是又不能不聽他的，內心裡泛著一股強烈的抵制之意，做得彆扭，效果自然不好。現在，主管宣布的事情，我會根據他的個性特點來思索他為何如此做，我學習從他人的視角來獲取和別人相處的能力，學會了尊重群體間的規律。我不由自主地詫異：過去的我為什麼那麼固執自大呢？

開放心態讓我發生的最大變化，就是我由主觀的軌道切換到了客觀的軌道，過去自以為是的、隨意想像的、主觀武斷的想法，在現實中紛紛破碎，我有了新的體驗和想法，更加客觀理性。我漸漸地由虛幻的我變成了真實的我，經過多次的諮商，我的內在真我被喚醒了，我咬著牙去做以前不想做不敢做的事情，一開始處處碰壁，反覆失敗，然而在挑戰的過程中，我越來越認清自己只是一個普通人，不得不放下自己，接納現實，我

第十二章　突破瓶頸後的華麗轉身

變得更加真實和輕鬆了。

第二個方面就是增強自己的能力。既然我要獨立，沒有實際能力我無法走得遠走得久，沒有能力就不得不依賴他人。

由關注外在能力到增補內在能力，由無能到有能，由區域性到全域性，由黑白到灰色，由低效到高效，由一片混沌淬鍊出精華，最終我走出封閉的理想世界，進入混亂的現實世界，在現實世界中歷練，終於進入了我渴望的真實世界，隨著能力的提升，我甚至有了藝術世界的美好感覺。

第三個方面是整體透視的格局。我非常清楚，當我認清了世界的本質，看到了自我的潛能，我就不再恐懼！

我的眼中能看到他人的存在，看見事物內在的本質，看到演化的過程，思維由點到線到面、由眼前到未來、由感覺到規律、由匱乏到成長、由尋求到創造，我的人生隨之由麻醉人生、尋求人生、認知人生、透悟人生直到創造人生。

第四個方面是設定和策劃。我要學會設定和策劃，一開始會比較機械，但是只要緊盯著目標堅持訓練，從回饋中不斷總結和提升，就能去蕪存菁，擁有自由的思路和靈活的能力。

第五個方面是行動才能獲得。我要前行，必須行動，在岸邊看海和跳入海中游泳，感受是完全不同的。

我經歷了由想到做的三階段：過去是想想而已，然後找各種藉口不做；後來開始做事，不求結果，只是做，摔倒了，爬起來繼續做，這是不想只做的階段；現在我處於做事並思索總結的階段，我做對自我成長價值大的挑戰之事，每一個動作都設定，根據結果回饋調整，事後總結提升，自己

的能力處於上升中。

第六個方面是創造我的新世界。人的命運有兩個走向，第一個是聽天由命，第二個是逆天改命！

人生就是由三原色到多色彩的組合，我先學會運用單色，然後以三原色為基礎，掌握混合配色的技能，就能創造出豐富多彩的世界。我懂得捨與得的權衡，由衷地放下自己，遵循內心的價值，耐得住無邊的寂寞，只要守住內在的能力的財富，縱然生死變化無常，我也能創造出活著的意義，在新世界中就可以自由自在地翱翔。

這是一種多角度的嘗試和總結，我並沒有全部做到位，但是在實踐的過程中，我的內心有了強大的力量，過去的一切真的可以過去了，我開啟了新的人生。

第十二章　突破瓶頸後的華麗轉身

第十三章
深層的關係讓生命不再憂鬱

此刻有誰在世上的某處哭，無緣無故地在世上哭，在哭我。

此刻有誰在夜裡的某處笑，無緣無故地在夜裡笑，在笑我。

此刻有誰在世上的某處走，無緣無故地在世上走，走向我。

此刻有誰在世上的某處死，無緣無故地在世上死，望著我。

—— 萊納・瑪利亞・里爾克（Rainer Maria Rilke）

〈沉重的時刻〉

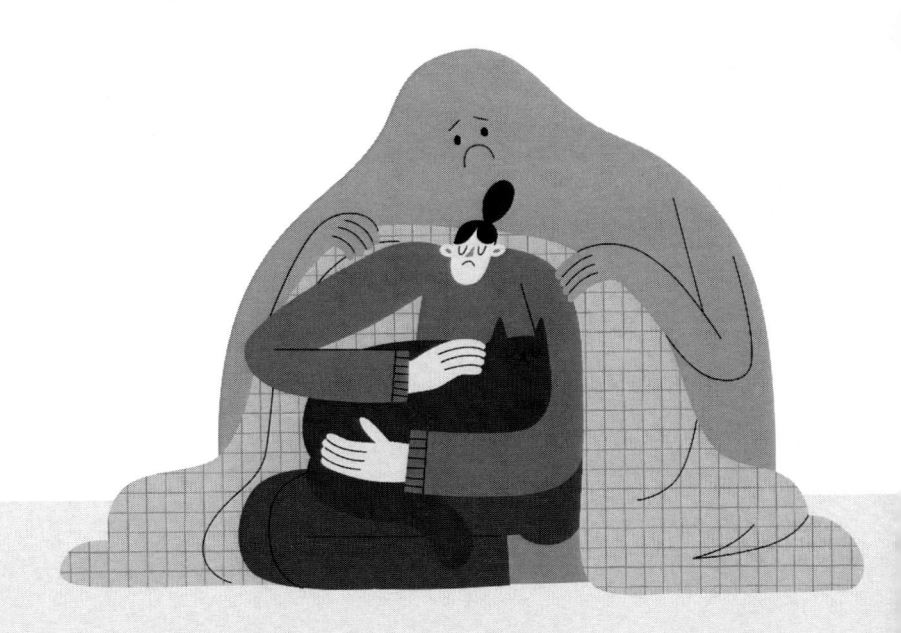

第十三章　深層的關係讓生命不再憂鬱

自我關係是一切關係的基礎

　　我的關係如此糟糕，我還沒有完成自我的強大，我距離我想要的關係還很遙遠，但是我深深地知道，我是多麼渴望親密的關係、靈魂的關係。我會加倍努力來獲得這一切，我要孜孜不倦地用我所有的認知來一窺關係的奧妙，在關係中真正地復活。

　　里爾克，奧地利的詩人，他的詩歌充滿孤獨痛苦的情緒和悲觀的虛無思想，但藝術造詣很高。敏感的我非常喜歡他表達出來的某種意象，每次讀到〈沉重的時刻〉最後那句：「此刻有誰在世上的某處死，無緣無故地在世上死，望著我。」都感覺在這世上，有一雙眼睛，正死死地盯著我，內心的悸動無以言表。

　　人和自己，人和他人，人和自然，究竟是什麼樣的關係呢？諮商師說，一切關係都是自己與自己的關係，我愛你是因為你與我相似，而我愛自己；我恨你也是因為你與我相似，而我恨自己。梳理好自己與自己的關係，是處理關係的根本。離開自己而談論他人是無意義的，關係是一座走向自己的橋，而不是一條走向他方的路。

　　處理自我關係，有三個步驟。

▪ 第一步是認識自己

　　真正客觀地認識自己很難，所以希臘德爾菲神廟門楣上鐫刻著「認識你自己」，就是勸導人的神諭，鼓勵人認識自己、成為自己。

　　「不思索」和「情緒化」可以讓人長久地保持自身的盲點，沒有任何的變化。不思索可以讓自己不去想看不到的東西，情緒化可以讓別人不再給

自己真實的回饋，這樣就可以心安理得了，把真實的自己和想像中的自己長期隔離，保證自戀的感覺，並且可以不為真相而改變。

無意識區本來就是漆黑一片，少有人願意深入進去探索。但是，很多人有了無數認知碎片，就想當然地認為了解自己，不再探索內心了，這是無法做到內心光明的。

第二步是成為自己

女人成為女人，男人成為男人，女人和男人之間的交往才是人與人之間的交往，否則就是兩個沒有靈魂的木偶在交往。

但是女人很難成為真正的自己。傳統文化束縛了女人幾千年，女人要三從四德，要嫁雞隨雞、嫁狗隨狗，要遵從男權社會的規則。如果女人順從自己內心鬧出點什麼事情，就會產生罪惡感，覺得自己不守婦道了。社會要求女人必須脆弱，莎士比亞有一句名言：「脆弱啊，你的名字就是女人！」女人如果沒有內在覺醒，是很難成為自己的。

男人也很難成為自己。習俗的無形束縛要求男人不能脆弱，要強大到不能流眼淚，男人必須勇敢。做一個真正的男人是極其孤獨的，群體中需要的不是真理而是共同的感覺，會強烈排斥異己。男人如果沒有足夠的能量撕破囚網，只能從眾。

有一本書，名字就叫《脆弱的力量》（Daring Greatly: How the Courage to Be Vulnerable Transforms the Way We Live, Love, Parent, and Lead）。我們常常困擾於那些負面的經歷和情緒，如脆弱、羞恥、恐懼和自卑，甚至認為正是這些不完美讓我們深陷於疲憊，阻礙了我們的成長。但是在作者布芮尼・布朗（Brené Brown）看來，正是我們自身的脆弱賦予我們力量，「在充滿危機和不確定的路上，當自我拉扯、糾結、恐懼纏繞你時，人生

第十三章　深層的關係讓生命不再憂鬱

不完美的『禮物』不期而至，擁有它們會讓你全心投入生活，開啟全心投入、全力去愛的人生吧！」

社會中的男人很難放下自己，這是男人的悲哀，「死要面子活受罪」。男人如同可笑的唐吉訶德（Don Quixote），在騎士風度已消亡的時期仍然執著於騎士的優雅，在遍是烏合之眾的現代，仍然在與風車戰鬥。男人把自我看得很重，不得不變得畸形可怕，而天使能夠飛翔，是因為把自己看得很輕。

殺不死我的將使我更強大，人的強大就在於能夠承受一切，繼續向前，成為一個堅韌的人，一個不被命運擊垮的人。

第三步是成就關係

女為悅己者容，士為知己者死。人生難得一知己，千古知音最難覓。真正的卓越者不會有太多的朋友，因為曲高和寡。卓越者多是形單影隻，做事總是特立獨行，甚至被人們稱為怪胎。但是若能有幸和這樣的人成為朋友，就相當於開啟了通往另一個世界的一扇窗，你會發現他的思想是那麼深邃，他對現實的認識是那麼深刻，他對未來形勢的預判是如此精準，你不由得對他產生敬仰之情。

我找到的諮商師就為我開啟了那扇窗，讓我不再虛耗生命。我因和舒雅的關係破裂走進了諮商室，走出時我已經擁有了可以建立親密關係的能力，相信我一定能擁有另一個舒雅。

在諮商室裡，我知道男人和女人的關係模板來自早期的母子關係。如果不覺察和超越，成年後的關係就不可能和諧。大多數心理學家都認可，原生家庭對人的影響是持續終身的。但是個體只要成長，儲備內在能量，就可以打破原生家庭的束縛，改寫自己的命運。

人在親密關係中可以重塑自我,透過愛,觸碰到生命裡的溫暖和自由!

親密關係是人際關係,卻不是普通的人際關係,它的品質遠遠高於普通的人際關係。所有在他人面前的完美偽裝,在親密關係裡通通不會奏效。我們在普通人際關係中未被滿足的渴望,都可能在親密關係中以苛求的形式表現出來。

感覺被愛是人類最重要的需求,這個需求就像吃飯睡覺一樣,相伴終身。我們會選擇什麼樣的親密伴侶,以什麼樣的方式跟對方相處,這都是由早年的親子關係決定的。從親密關係中可以探索自我,並療癒過去,前提是有深入的內在覺察力。親密關係是一面鏡子,當發生衝突時,可以映照出自己的內心需求和模式;當獲得愛時,可以增加自信和學會愛人。

親密關係出現問題,諮商師不贊同急於尋找方法來改變,也不認為分手或忍耐可以解決問題。我們無法面對內心的恐懼和矛盾時,所做的一切決定效果都不好。即便分開,所有的注意力仍然在對方身上,而沒有意識到自己的問題;即便在忍耐,可大多數時候還是忍無可忍;即便再找到伴侶,也會重複著上一段關係中的問題。

每個人的行為都受到思維支撐,我們沒有辦法去堅持自己都不相信的行動。只有深入的內在覺察,我們的思考才會回到自己身上,不再一味指責對方,或者急於苛責自己。遇到任何事情,都能多一個角度去看彼此的互動,也能更深刻地相互理解。

關係是一個模式,是由彼此互動產生或維持的。有時候改善親密關係的路是很艱難的,讓我們無數次想放棄,可是如果你能堅持下來,並知道自己堅持的目的和意義是什麼、在突破什麼樣的局限,又在建立什麼樣的自我邊界,這種迎難而上就是有價值的。帶著這樣的覺察,你會發現原來

第十三章　深層的關係讓生命不再憂鬱

自己不僅有情感，還多出來一份理性，學會不受情緒掌控，不允許自己肆意而為，在更多的親密關係的互動中，你不僅能看到對方，也能看到自己；不僅能理解自己，還能從對方的角度去理解自己。這時，那個緊繃的自己，總是處於對峙狀態的自己，就開始慢慢放鬆下來了。

療癒的力量源於與真實的自己相遇。我們在關係中的變化與自我和解，誰先誰後，很難分清楚，它們經常一同出現。你會發現自己正柔軟地浸泡在生活裡，能自由付出愛，也能輕鬆地享受被愛，似乎身體的每一個細胞都在重獲生機。

反思過去，我沒有過真正的親密關係，但是正因為沒有過，才有更強烈的渴求。我明白，過去我沒有自我，在所有的關係中我都是畸形的，有自我，才有邊界；有邊界，才有深情和融入。我和舒雅的關係中，我在尋求慰藉和滿足，而沒有付出深情，這是導致她離開我的真正原因。在這段關係中，我所有的深情不過是一種渴望罷了。藉助諮商，我真正認識到，獨立才有真關係，理性方可多受益。

看到對方，感受關係的美妙

我和諮商師探索如何建立親密關係時，諮商師向我推薦了兩位作者，讓我結合自己的經歷去從中找尋答案。他們是麥基卓（Jock McKeen）和黃煥祥，他們以自己為標本，撰寫了《懂得愛，在親密關係中成長》一書，對親密關係的建立提出了極富創造性的工具。工欲善其事，必先利其器，君子性非異也，善假於物也。如何透過工具來達成深層的親密關係呢？這正是我急於想知道的理論。

看到對方，感受關係的美妙

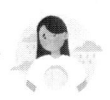

　　這個工具是一張親密關係的路線圖，讓人們學會懂得生命、懂得愛。關係有五個階段，是螺旋上升的，包括浪漫期、權力爭奪期、整合期、承諾期和共同創造期。我閱讀完，有了三點體會：首先，知道任何關係都有發展規律，就不會抱有幻想，畢竟都要經歷權力爭奪期；其次，如果一段關係沒能走完過程，就無法品嘗到共同創造期的美妙；最後，從每段關係中都要有所反思和成長，否則再開啟一段關係仍然難突破權力爭奪期。我和諮商師分享我的體會，諮商師非常認可，並講了一個非常具體的故事。

　　兩個刺蝟由相愛到結婚，到衝突，到共同孕育寶寶，靠得太近，刺會扎痛對方，離得太遠，關係就斷了。這就像我們人類，每個個體都帶著固有的三觀，共同生活的時候，必然會產生衝突，如何建立親密呢？故事是這樣發展的：兩隻刺蝟相愛了，牠們嘴對嘴親熱著，共享一顆松果，每天只是面對面地看著對方，完全沉浸在美好的愛情中，根本沒有看到對方身上的硬刺，這是浪漫期。不久牠們決定結婚了，第一次睡在同一張床上，突然意識到，彼此是那麼難以接近，稍想親熱就會刺到對方，或被對方刺到。牠們開始抱怨對方，把責任推諉給對方，卻看不到自己身上也帶著刺。於是，牠們開始要求對方聽從自己的指令，包括彼此的距離、接觸的頻率、呼吸的節奏以及各項生活方式。如果對方沒有聽從，那麼就要被指責為不負責任的配偶。牠們的爭吵十分激烈，而成家立業的責任和本能又促使牠們必須想方設法地接近對方，可是接近的後果又是疼痛與無法自控的指責、操控，於是關係就走到了岔路口。一條路是結束親密關係，要麼分手，要麼同床異夢，要麼各自為政；另一條路是深化親密關係，這就是權力爭奪期發生的事情。兩隻小動物爭吵了很長時間，終於累了，不願再繼續這樣了，傷害讓牠們開始疏遠對方，但也因為遠離而冷靜下來，產生了調整和改變的想法。於是，牠們再一次以面相對，不是嘴對嘴親熱，而

第十三章　深層的關係讓生命不再憂鬱

是用自己的語言交流，透過對方的表達，試著接納對方，並一步步認清自己的本來面目。有了接受也就有了新的感受，這就是整合期。牠們自然地進入到第四個階段承諾期，牠們知道彼此是同類，身上都有刺，於是都笑了，並認為過去的那種爭吵簡直是一個幼稚的玩笑。它們都轉過身來，相互摩擦著全身的刺，與以往不同的是，過去的那些關於親近、衝動、疏遠和疼痛的經驗，都化為了牠們之間的默契。因此，牠們的配合相當順利，用了很少時間，它們就為彼此創造了親近的空間，如果有哪根刺再扎到對方，牠們也會相視而笑，然後接著磨合。共同的美好感覺讓他們急迫地跨入了第五個週期──共同創造期。最終，牠們達到了彼此相互包容，熟悉了對方以及自己身上的每一根刺，避開傷害，成為一個完整的體系，一對真正的夫妻，並孕育了下一代。

親密關係圖中自我的成長是一條暗線，如果沒有自我的成長，週期時時都可能中斷，連一個螺旋上升的週期都難以維持。

浪漫期的本質是什麼呢？因為不了解，所以才浪漫！我給你看你想看的、你只接受你想接受的。在浪漫期，我們愛上的其實是自己「想像中的對方」，並非真實的對方，我和舒雅魂牽夢縈的愛其實是特殊的浪漫而已。

浪漫起源於人的存在性焦慮，這是人性最基本的元素。因為人一出生，就能覺察到自己在走向死亡，對死亡的焦慮、對世界的疑惑、對未知的恐懼等都在潛意識中埋伏著，一旦有個誘因就會暴露出來。所以我們要忙碌，要思考人生的意義，要創造文明、現代科技、工作等，來對抗存在性焦慮。

在我們還是孩子的時候，並不會意識到父母也是脆弱的個體，我們會認為他們是無所不能的「照顧者」。延續著這孩童時期的認知模式，我們

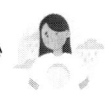

會對未來、愛情等產生憧憬和幻想，認為會有一個「外界的某人」來彌補我們人生的遺憾和不完整。或者是有那麼一個人，可以幫助我們達成我們想要的人生，否認人「孤獨」的本質。我們會自然地對愛情充滿了憧憬。

一旦褪下光環，真實呈現出來，權力的遊戲就開始了。在所有關係中，只要有足夠的相處時間和經歷，就會開始看見對方的本質。這世上，完美的伴侶根本不存在，與自己同住的是有特殊怪癖、慾望和習性的人，於是就試圖改造對方，希望對方變成自己期待中的那個人。其實也可以選擇接納真實的對方，前提是自己是獨立的，有足夠的安全感，否則必然進入權力爭奪期。

個體常常試圖消除過去的不愉快經驗，比如，某個人在童年常被毆打、虐待，可能會想找一個人來保護自己，於是一直試圖控制配偶，不讓對方爆發怒氣，害怕他可能像暴虐的父親一樣，控制的動機是為自己尋找安全感，出於過去的經驗而想控制現在，但是這種錯覺只會製造問題。試圖控制配偶時，就會把對方物化，真的把他當成虐待成性的父親，在這種情形下不可能有安全感；結果不但無法控制過去的父親，又沒有把現在的丈夫當成真實的人。

關係的變質並不是一開始就是這樣的，它往往起步於溫和的開端。

一般說來，權力爭奪期開始於溫和的勸告，催促對方稍做改變。「如果你留這種髮型，就會更英俊」，意思其實是「如果你改變外觀，就更符合我內心的理想男性的縮影」。伴侶當然不會照單全收，而是堅持保有自己的原貌，於是改變伴侶的期待受到挫敗，溫和的勸告更新為激烈的爭吵，態度強硬起來。

首先是宣戰。伴侶如果一直在一起，隱密的控制方式就會逐漸變成重

第十三章　深層的關係讓生命不再憂鬱

複的衝突模式，有時會毫無保留地宣戰。人常常不願接納伴侶的獨特性，堅持要對方符合自己內心的形象，以滿足內在的不安全感，於是開始責備、抱怨，試圖把伴侶推入設計好的角色；如果不願接受已知的事實，就會一直試圖控制對方，而不是面對彼此，進而接納、產生親密感。伴侶仍被當成物化的形象，整個過程就像小孩試圖利用父母對抗基本的不安全感。爭奪權力的伴侶間其實沒有對話，而是全心攻擊和防衛，當防衛過強時，就不可能產生親密。在這個階段，伴侶會隱身在角色和義務背後，以內疚、責備和防衛行為激起衝突。

宣戰的同時又揉入了殷勤的期望，其實權力爭奪中包含對他人和自己的期望，如果採取道德立場，期望就會混雜自以為是的主張。期望本身其實無關對錯，也沒有破壞性，事實上，透過雙方同意的期望，能使關係扎實地成長。當一方試圖用期望來控制或支配另一方時，才會造成問題。

權力爭奪期是無法避免的，也沒有什麼不好，它能令人興奮，藉以激發內在的力量，讓兩個人更富有激情。能不能面對和接受衝突，決定著權力爭奪的結局，其中保有理性是關鍵。衝突是一個讓我們學習彼此想法的機會，我們可以在衝突當中發現對方平時沒有展現的一面。衝突會產生一定程度的破壞，但只有破壞才能產生新的變化、新的秩序。只要雙方承諾在衝突時不要「抽離」或「冷漠」應對即可。

大衛・菲茲派翠克（David Fitzpatrick）說：「在關係中能學到的最深的人生功課，就是你不能擁有任何人。」權力爭奪是建立深度關係的一個坎，過去了是門，過不去就叫坎，也是關係變化的分水嶺。想擁有意義重大的關係，其代價就是痛苦。內在的痛苦會開啟通往靈魂底層的管道，願意在別人身上付出真情實意的人，才能擁有成熟、深入的關係。個體只有達到成熟的層次，才能擁抱生活的藝術，獲得高品質關係。

看到對方，感受關係的美妙

　　跨越權力爭奪期的人，真正認識到他人是另一個不同於你的人，整合期就開始了。

　　整合是對伴侶有真實的認知，接納每一個人的成長都值得尊重和理解，個體放棄「一定要正確」的需求，並且對伴侶的想法和感受好奇，雙方更願意呈現真實的狀態和脆弱。整合期體現為分享、深入了解、相互理解。

　　「我也有刺呀！」是一個醒悟，不是因為吵煩了、打累了，而是意識到了自己在衝突中也擔負著責任。自己擁有安全感，就不用控制對方來獲得安全感，整合期的融合就會快速進行下去。

　　當生命的喧囂靜止下來後，兩個生命融合成一個整體，自然就有了信任下的承諾。伴侶們會彼此鄭重承諾，在探索自己害怕或困難之事時，仍然留在關係中，相互支持和陪伴。因為對對方有了更深刻的認識，對對方的期待也變得更實際，新的親密感與信任感就產生了，並可放心地兌現彼此的真情，承擔相應的責任，一起前行。

　　躍入到人性最渴望的靈性階段，關係的浪漫落到實處，就是共同創造期，真正的浪漫期。

　　透過相互陪伴，兩人在關係中培養出了解、愛、成長、創造力，浪漫變得具體化，循環再次開啟。

　　情到深處的人不再孤獨，愛到深處的人不再糾結。

　　愛是人的本性，被愛是一種幸福；愛人也是本性，付出更是幸福。而孤獨讓愛、被愛變得更加完整，我們只有與孤獨相遇，與孤獨和解，才能真正珍惜愛的存在。我們都會犯錯，都不完美，但是因為有愛，你的缺口我來補，我的缺口有你填，我們共同組成一個圓圈，愉快地飛馳在人生的跑道上。

第十三章　深層的關係讓生命不再憂鬱

不再沉溺於糾纏的關係

我萬萬沒有想到，諮商師竟然說：「親密關係的開始是背叛，是殺戮。」不過諮商師的解釋讓我信服，確實如此，背叛意味著自我的成熟。關係的品質與自我密切相關，無自我的所有關係都是糾纏的關係，有自我的所有關係都是不同層次的親密關係。

如果在我的生活中沒有對舊我、對媽媽等的背叛，我可能永遠都會陷在糾纏扭曲的關係中不能自拔，直到窒息的我用憂鬱的方式結束掉自己。

諮商師明確地說：「過去你之所以無法成為自己，是因為你的背後隱含著軟硬兼施的控制關係。」

我的家裡，有誰鼓勵我離開嗎？沒有。儘管我已經成家立業，仍是在爸爸媽媽監管、照看下過日子，離婚後，更是回歸到原生家庭中。我打算獨立，媽媽死活不肯讓我搬出家，爸爸也是極力阻攔。幸好有諮商師的支持和鼓勵，我找到了力量，有了自我的成長，憂鬱一步步地離我而去。

一個健康的關係，是兩個完整個體的關係，他們的內在飽滿，很清楚自己要什麼、可以給予什麼。有時，我還像一個孩子，想從父母那裡獲得愛，那是我當孩子時沒有獲得的滿足，我執著於此。

諮商師和我深入分析我和媽媽的關係，我認識到媽媽慣用指向我的責任、我的內疚、我的恐懼等各種方法，控制我屈服於她的意志之下。媽媽常說「你不愛我，我就……」「你就應該這樣……」「這是你的過錯……」之類的話，或者透過哭、不吃飯、不理我等手段，讓我感到害怕、內疚。

媽媽執著地用死纏爛打的控制來呈現她的愛，我想不明白，愛不是連母雞都會的本能嗎？怎麼作為高等生物的人，反而不會呢？諮商師說這

有著深遠文化背景的影響,幾千年來重男輕女,女性一直處於社會的底層,有著浸入骨髓的不安全感。德國哲人艾克哈特・托勒(Eckhart Tolle)認為,無數女性有一個深重的「痛苦之身」。這份痛苦需要有人分擔,於是當有了孩子,媽媽會把痛苦淋漓盡致地投射到孩子身上,如此一來,孩子對她就具有特殊價值——自身痛苦的承受器。她會緊緊抓著這個孩子不放,將孩子視為「我」的一部分,看不見孩子就會感覺到自己彷彿不存在了,一旦孩子離開了自己,她自身的痛苦就無處投放,就會覺得痛不欲生。很多時候,媽媽會給孩子窒息般的愛,這會導致孩子和媽媽不能分離;但是還有很多時候,一個媽媽之所以能特別糾纏住一個孩子,恰恰是因為這個孩子獲得的愛比較少,內在匱乏,一直渴望能夠彌補,媽媽的控制就有了著力點。一個孩子獲得的愛越少,他能獲得父母關注與認可的方式就越缺乏,而方式越缺乏,他就對自己能獲得關注與認可時的方式越執著。最後他發展出一個認識——我只能透過這種方式獲得關係,我只能在使用這種方式時不會孤獨,我只能在使用這種方式時不必那麼恐懼。

如此一來,一個矛盾就形成了。父母給予一個孩子的愛越多,這個孩子就越有底氣,這也意味著,這個孩子越不容易受父母控制。父母給予孩子的愛越少,這個孩子越容易被控制。愛的最低境界就是將另一個人變成自己的意志延伸,將他的存在抹殺。

我和諮商師的探討,讓我看到了人性的深淵,母親的邪惡!尼采曾在他的《善惡的彼岸》(*Jenseits von Gut und Böse*)一書中說過:「與惡龍纏鬥過久,自身亦成為惡龍;凝視深淵過久,深淵將回以凝視。」我感到不寒而慄。

深淵裡,我看到我的家庭裡瀰漫著無法言說的曖昧之情,這種曖昧掩飾著可怕的精神亂倫。其實在現實中這種情況極其常見,甚至勇於明目

第十三章　深層的關係讓生命不再憂鬱

張膽地表白，比如「女兒是爸爸的貼心棉襖」、「兒子是媽媽的前世情人」等，背後深藏著亂倫的慾望，儘管沒有直接的性關係，但是摟抱、親吻、睡在一張床上等，都是間接的性表達。

亂倫是文化中的一個禁忌，之所以要明令禁止，恰說明存在的機率很大。而精神上的亂倫，有更大的存在空間，媽媽對我的糾纏就是如此，我不忍直視，但不得不承認。

亂倫起源於家庭關係的錯位。母親是一位愛的施予者，她混淆了對伴侶的愛和對孩子的愛，把對丈夫的依賴寄託在孩子身上，擾亂了孩子心理和身體的成長，無意識讓孩子替代了丈夫的職責。

錯位的男孩在母親身上釋放著壓力，一方面，孩子感覺到自己的偉大，可以取代爸爸對媽媽的愛，自己成了一個男人！另一方面，表達著對爸爸的憤怒，媽媽需要愛，但是爸爸卻拋棄了我們！同時，孩子也愛媽媽，他希望媽媽得到幸福、快樂，對於自己能夠讓媽媽得到愛和快樂而快樂著，自豪著！

親子分離就如同戒毒或者孩子斷奶一樣艱難。功能缺失的母親給孩子的愛並非孩子需要的愛，兒子和丈夫混淆了角色，母親在心理上無法接納其他男人，對兒子的愛，純得沒有一點雜質，在現實生活中是無法找到其他愛的替代品的。

從精神亂倫繼續深入下去，可以挖掘到一種更普遍的現象，就是驚心動魄的心理遊戲關係。因漠視導致曖昧溝通而呈現出的一種瘋狂旋轉的雙人舞，是一齣無意識的自毀劇目。

心理遊戲出自美國心理學家艾瑞克・伯恩（Eric Berne）創立的互動分析療法。心理遊戲就是兩個人之間的曖昧溝通，會產生強烈的刺激，儘管

這種刺激讓人很痛苦，但是又很過癮，「痛並快樂著」。不知你是否有以下的感受：「為什麼我老是遇到這一類令人不愉快的事？」「為什麼在我身上又發生了這種事？」「我想他應該和別人不一樣，可是怎麼……」你是否會因為事情不知不覺中演變成這樣而驚訝，但是同時又發現類似的事情以前也曾發生過，只是自己沒有特別在意罷了？這種遊戲關係在現實人際關係中比比皆是，最終的結局都不是太好，而且其過程痛苦無比，許多人一生受其侵擾，無法掙脫。既然如此，人為什麼還要陷入這種遊戲關係呢？這是一種強迫性重複，來自早年親子關係的複製，而且痛苦會上癮。

這種關係有三個最大的特點。

一是漠視性，就是不了解對方，按照自己的主觀意志為對方貼標籤。比如很多媽媽會認為孩子小，不會做事情，漠視孩子的能力和意願，自己全攬在身上，孩子就真的不會做事了。漠視還包括漠視他人的價值和尊嚴、漠視他人健康生存的權利，甚至漠視他人會為自己思考、行動的能力等。總之，就是沒有把對方當一個人來看待。

二是操縱性。常用的操縱方法是指向恐懼、責任和內疚，以各式各樣的形式單獨出現或者組合呈現，讓被控制的人形成無助感。

三是重複性。這種心理遊戲中有無意識強迫下的循環，因無意識而難以把握，總是一而再再而三地發生著。

像電子遊戲一樣，心理遊戲也有級別，一般分三級。第一級是社會可接受的程度，通常這是和不太熟識的人所玩的心理遊戲，玩遊戲的人會願意把結果告訴自己社交圈裡的人，結局常是委屈、煩惱和憤怒。第二級遊戲會帶來明顯的改變，因為結局裡有強烈的負面感覺，但是不代表會造成永久、不可彌補的傷害，常和親戚、朋友、家人、同事等較親近的人玩，

第十三章　深層的關係讓生命不再憂鬱

結局比第一級嚴重，比如離婚、離職、朋友間不再往來等，且不希望讓周圍人知道這些不好的事。第三級遊戲是最嚴重的，將人生當作扮演心理遊戲的舞臺，導致出現嚴重後果，比如進醫院、上法庭，甚至在殯儀館告別。通常，此種程度的遊戲都包含了生理上的傷害，如藥癮、謀殺、強姦等。

心理遊戲注定是一個不好的結局，如何早點從遊戲中退出來，關鍵在於自我成長，脫離控制和重複的命運圈。自我成長之後，有能力建立真正的人際關係，就不會依靠痛苦的遊戲關係來找存在感；自我成長之後，有他人思維，就沒有了漠視的土壤；自我成長之後，會平等待人，控制手段自然無用武之地。

各種深層的糾纏關係中都有心理遊戲的成分。掌握了工具，再看我和媽媽的關係正是心理遊戲關係，她漠視我、控制我，我漠視她、控制她，如果按照原來的軌道發展下去，我是必死無疑的。正因為我透過諮商，有了自我成長，主動堅決地退出家庭，打破了心理遊戲的重複，才扭轉了自身的命運。當然我和舒雅的關係也是心理遊戲，因為舒雅自我強大，所以她主動退出了。

真相真讓人難堪，看似要死要活的愛情，原來都是心理遊戲的各種版本。幸好我看透了關係的本質，我下定決心在關係中不再曖昧，不再重新跌入心理遊戲之中，我想要真正的親密關係，不管過程多麼難，我堅信我一定能得到！

靈魂的關係如此真切

　　靈魂的親密關係是由自我出發到另一個自我的旅程，通達到靈魂深處。

　　兩年來我的轉變有如新生，我在穿越現實的歷練中獲得了處世的能力；我在人性的糾結中學會了掙脫束縛，形成新的能量；我在重塑真自我的過程中，找回了自己；但遺憾的是我渴望的深層關係還未獲得。我和諮商師之間的關係，對於我來說，算是深層關係，因為他非常了解我、接納我、尊重我，但這是單向的職業關係，諮商結束後，我必須要把這種關係移植到我的現實生活中，和另一個人，亦或是兩三個人，建立起這種深層的關係。

　　這是我的新征途！

　　我們生活在一個心與心缺乏聯繫的時代，處處擁擠著內心極度疏離又渴望相親相愛的男女們。只有當我們生活在與他人的聯繫中時，我們才知道自己是單獨的個體；只有當我們將他人從自我中分離出去後，我們才能真正體驗到關係。

　　心理衝突是關係糾纏扭曲導致的結果，是飽受心中留存的與他人痛苦交往回憶折磨的結果，是滿足自己需求的努力遭遇失敗的結果。總之，當個體被他人貪得無厭或不恰當的需求折磨的時候，或者對他人的回應不客觀的時候，就會產生衝突，衝突是關係不和諧的體現。沒有人能夠滿足你的全部需要，你必須學會成長，修復你內在的小孩。

　　親密關係以真實的自我做根基，在雙方都舒服的關係中完成個人的成長和自我實現。理論上來說，健康的親密關係是由兩個具有強大自我、人格獨立、情感成熟的人建立的關係。「自我」強大，有底線和邊界；人格

第十三章　深層的關係讓生命不再憂鬱

獨立，不會依附、控制、討好他人；情感成熟的人能付出愛。但是你不能去要求別人和改變別人，所以現實層面上，你只能先認識自己，做好自己，才有建立親密關係的資本。親密關係是真愛的基礎，其本質是自我關係。

關係如同一個有機體，靈魂關係是親密關係的更新。

靈魂伴侶，也稱為精神伴侶，指男女之間的關係不受肉體約束，而強調精神層面的交往。靈魂伴侶不是特定一個對象、一種關係，他隨著我們的成長階段而呼應顯現，我們有多少喜悅和信賴，便呼應出同等頻率的對象。

靈魂伴侶不一定跟我們終生不離，他的特質在於彼此心靈上的信賴和善解，好聚也好散，互相祝福。靈魂伴侶，什麼話都敢談！這是人內心極度渴望的關係，是由肉體到精神的提升，是內心深處對自我完整的呼喚和渴求。

當初徐志摩在面對恩師梁啟超責勸他不要離婚時，曾說：「我將於茫茫人海中訪我唯一靈魂之伴侶；得之，我幸；不得，我命，如此而已。」說得愴然，令人心動。

靈魂伴侶主要有兩種，一是心靈層面的靈魂伴侶，相處就不只停留在肉體生活的淺，還涉及心靈層面的深。心有靈犀一點通，一個凝視、一抹微笑，對方都能心領神會，知之甚深。二是發展層面的靈魂伴侶，跟隨著個體的成長需要而與時俱進地發展著。兩人共同提升，若一方無法同步成長，會和平分開，各自前進。最終達成的是同一性的融合關係，讓心和心共鳴。

存在主義心理學大師歐文‧亞隆（Irvin D. Yalom）在《凝視太陽》（*Star-*

ing at the Sun）中提出：「我盡最大的努力去建立關係，為了達到這個目標，我決意以誠相待，不千篇一律或墨守成規，不掩飾自己，不炫耀自己的文憑、專業學位和獎項，不讓自己不懂裝懂，不否認自己也會被存在的困境困擾，不拒絕回答問題，不躲在角色後面。最後，不隱藏自己的人性和脆弱。」先在自身處修行，就可能遇到合適的靈魂，建立靈魂伴侶的親密關係。

每一個人都是獨特的，因此世界上只有兩種人。一種是活出自己特質的人，一種是壓抑了自己特質的人。你想要活出你的唯一、你的獨特，你必然會叛逆、會反常規、會歷盡艱難、會孤獨、會寂寞、會徬徨無助、會堅強。靈魂伴侶就是那個和你一起進入生命真相中的人，他疼惜你的獨特、你的叛逆、你的反常、你的艱難，他與你同喜共悲，錯也和你一起，對也和你一起，彼此堅定地相互維護。我們都有這樣的執念，渴望擁有靈魂伴侶，一旦相遇，彼此的寂寞與孤獨就此消失。生命因此而完整，人生因此而起航。

愛是一場靈魂的相遇，千載難逢的機率。靈魂的真愛，讓你不枉來人世間這一回。

但可悲的是，大多數人的一生，從未嘗試過讓自己這個生命成為傳奇，從未活出那份獨特，從未體驗過上天的厚愛。也正因此，從來沒有真正疼惜過自己這個獨一無二的生命，更無法辨識出自己的靈魂伴侶。多數的靈魂伴侶被關押在世俗的籠子裡，或許你們已經相遇，卻還不知道珍惜，還不知道釋放生命的熱忱，彼此吸引。

你的靈魂伴侶，從來不是因你的能力、才氣、金錢、地位、成就而愛上你，也不是因為你的美貌、賢良、溫柔而愛上你，而是因為你的獨特和

第十三章　深層的關係讓生命不再憂鬱

唯一，並願意陪伴你、保護你，支持你的獨特和唯一得以施展。真正愛惜你的人，即使不和你在一起結婚成家，也會努力幫助你綻放屬於你的光彩。如果有幸遇見你的靈魂伴侶，好好珍惜。

如果你真正愛上了一個人，那一定是一場靈魂的相遇。如果不是彼此的靈魂認出了對方，真愛是不可能發生的。無論你所愛之人身在何處、是什麼種族、有著怎樣的信仰和生命背景，只要愛發生了，那就是發生了。愛是神祕高貴的，無論是一見鍾情、日久生情，還是天涯海角的兩地相思，只要你把你的真心放了進去，愛被什麼樣的容器裝著並不重要。於是，所有人性深處的黑暗與傷口都被這真愛之光照亮。短暫的相伴，抑或是白頭偕老，對於真愛來說並沒有任何區別。在浩瀚無垠的宇宙中，三天與三十年都是轉瞬即逝的存在。最重要的是，真愛激起了你去愛人的能力，喚醒了你生命中被人所愛的價值感，療癒著你心靈世界中的傷口。你在你所愛之人的身上，看到了你母親的身影，看到了你父親的身影，看到了你的身影，乃至看到了天使的身影。無論你看見了什麼，請相信，真愛，都是為了協助你此生的命運，為了幫助你認識更深層次的自己，為了讓你達成更高的生命意義，為了讓你不枉來人世間這一回而存在的。

愛是最美麗的相伴，不要去問任何人，愛是什麼，只需要問問你自己的靈魂。你的靈魂知道愛什麼時候發生了，靈魂存在的最高目的，就是為了體驗真愛。

勇敢一點，再勇敢一點，去愛一個更高品質的靈魂，去經歷一段看似不可能的愛情。用生命去冒險，用整個身體，去輕撫觸碰這愛的波濤。也許會就此沒頂，但更可能的結果是，因此真正地學會了愛。在相遇的瞬間，靈魂就交織在一起，彷彿是魂牽夢縈了幾個世紀，穿越了時光的曲折，終於又見面了。

這是我的夢，也是我努力的方向，我從來沒有想到過拿下憂鬱的眼鏡後，生活竟然是如此的亮麗，過去的悲哀似乎不曾存在過，我的生命感悟從此不同。

這本書詳細記錄了我的成長變化過程，涵蓋了諮商師獨創的內心衝突症體系精髓。我就是想告訴你，無論你處在什麼樣的沼澤之中，總有一條走出來的路在那裡。你曾經的一切都是你未來的鋪陳，你終會找到你想要的一切。

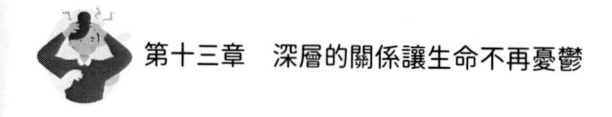

第十三章　深層的關係讓生命不再憂鬱

後記

我走出來了，你也可以

當我在無盡的黑暗中痛苦掙扎之時，總想著隨時退出戰場。諮商師早就看透了我的內心想法，他對我說：「死很容易，活著很難。正因為你沒有真正地活過，所以你很容易想放棄。如果決定要死，就先活出自己，然後再決定你的去留！」

有一部美劇《治療中，請勿打擾》(In Treatment)，講的就是發生在諮商室內的故事。來訪者是一名飛行員，在伊拉克，他遵守上級命令，按動了按鈕，炸死了許多無辜的百姓，當他得知真相，悔恨不已，幾次選擇自殺。諮商師一直在用心幫助他，可最後他還是自殺了。飛行員的父親非常憤怒，狀告諮商師是兇手，其實真正的兇手是這位父親，因為他對來訪者內心的高要求和不接納，才促使飛行員一直無法從內疚中走出來。

諮商師為了我的生命，陪我一起上了戰場，我的母親曾多次找他質問、宣洩、施加壓力。而我卻一再想著退縮，把他一個人留在我的戰場上，不管不顧他可能因我的退場而要承受的巨大風險。

如今，我已經有了足夠的力量來成就自我，我不會讓我的諮商師因我而倒下去！

我一直在追求著靈魂關係，而我終於找到了諮商師。我的不幸或許正是我的幸運，憂鬱症讓我結識到這位獨特的諮商師，他就像一根燃燒的蠟

後記

燭，用自己的火種點燃了其他的生命。

諮商師真正喚醒了我的生命。母親把我帶到這個世界上，而諮商師幫我走上了成為自己之路。當我困厄在自己創造的虛幻世界中，我越來越憂鬱；當我走向外面的世界，探索未知的領域，我超越了憂鬱，超越了自我，變得快活、充實、飽滿、有意義。他幫助了我，為什麼不出書幫助更多的人呢？他完全有這種實力！隨著對諮商師的深入了解，我找到了答案。他發現的這一套內心衝突症體系，如果不反覆踐行，是很難理解的，即便出書，又有幾人能懂呢？手中明明握著能拯救靈魂的地圖，卻無幾人相信，更無幾人堅持到底。寶物在不識貨的人眼中無異於廢紙一張。

諮商師跟我談起他親身經歷的兩個故事，傳遞出深深的悲哀。

有一位律師的兒子，因父親過度嚴厲而患上了強迫症。父親潛意識中害怕孩子獨立，挑戰自己的權威，於是強行逼迫兒子放棄諮商，而兒子無力抗爭，只得屈服，放棄了拯救自己的一個難得機會。他為了平衡自己的歉疚、委屈、不甘等複雜心情，試圖在最後一次諮商時，多拖延一會兒，為的就是把卡裡的餘額消耗完。這件事情對諮商師產生了巨大的衝擊，他看著那個孩子慢慢地走出諮商室，看著一個年輕生命正在毀滅中，心痛到極點卻無能為力。

還有一位女士因丈夫出軌來諮商，她當時決定要離婚，於是諮商師與其討論了一些應對其丈夫的方法，這位女士把方法記錄在手機中，卻不敢去實施，並且還無意識中把諮商記錄發給了丈夫。這件事情，看似是發錯了，其本質是直接把諮商師拋到她前面擋槍，其丈夫看後要狀告諮商師。這讓諮商師感慨道：「有時候真的無法去幫助那些內在很弱的人，因為幫助的結局就像東郭先生一樣把自己給害了。」

我自己的諮商經歷，讓我能充分理解諮商師的不易和無奈。因為在艱難時，我想放棄，我怨恨諮商師，怨恨他讓我看清楚自己，怨恨他不讓我輕輕鬆鬆地脫離這痛苦的深淵；而我的母親曾經多次給他施加過壓力，如果我自殺了，我母親也一定會把他告上法院的。我向諮商師表達了自己的想法：「你是一個陪別人上戰場的人，打的是一場他人的戰爭，這些人中有勇士有懦夫也有逃兵，這條路太難走了。我們可以怨恨你，但是你必須要面對這一切，獨自承受，這是一種無法說出的隱痛。」

　　諮商讓我有了人生目標，我要寫書，寫出自己經歷體悟的精華。我知道這樣的書極難寫好，但是我決定以自己的方式，用心寫出來，畢竟書中的內容是真實發生過的、正在發生的，未來也會發生在一些讀者身上。

　　諮商內在的原理非常複雜，複雜到很難用形象的語言和故事闡述清楚，我只好選擇用白描的筆法記錄下來。一千個讀者眼中會有一千個哈姆雷特。不同的憂鬱症患者，總會從書中找到自己的影子，只要你懂得憂鬱路途中的關鍵標誌。

　　在撰寫這本書的過程中，我體會著鈍刀殺人般無盡的痛苦和看不到一絲人生希望的絕望，體會著付出的艱辛和不知是否能走出來的無意義感，也體會到與諮商師靈魂關係的溫馨氣息。我想用自己的例子告訴你，想要活出自己，必須要打碎自戀，重新塑造一個自我，也就是帶著一種不想存續下去的心意去自我決鬥，這個過程是漫長的蟲蛹蝶變。

　　只有經歷才會懂得，只有懂得才會堅信，路就在那，只是一直沒有找到而已。我慶幸我找到了這條路，我也祝願與我相似的讀者們能夠早日找到屬於自己的路徑。

　　生命是用來享受的，而不是被辜負的。

後記

作者的話

　　不希望稀裡糊塗地生活，即便撞得頭破血流，也執著於真相的求取；不喜歡表層而虛偽的人際關係，即便時常處於悽絕的孤獨和寂寞之中，也渴望擁有人與人最真摯的情感。生就的 AB 型性格，複雜又單純，有一顆高貴的心但是匹配著憂鬱症的思維軌跡，這就是我，而不是其他人，能創造出內心衝突症體系的根本原因。

　　為伊消得人憔悴，我放棄掉多少休閒光陰，就獲得多少成長時光；我錯過多少次瘋狂放縱，就享受到多少次巔峰體驗；我失去了多少次世俗成功的機會，就抓住了多少條求取真相的繩索。孤勇堅持了很多年後，竟然是一悟百悟似的通透，最終描繪出一張完整的變幻地圖。

　　我為了這個理想付出的太多太多，為伊憔悴也為伊迷醉，少有人能體會到不斷探索的艱辛，也少有人能享受到巨大創造的喜悅。

　　多少次，在漆黑夜色中的感慨，望向未來模糊一片的不安、一個人獨行的苦悶、夜半夢醒時分的寂寞、妥協念頭的衝擊、執著於空虛的無聊、茫然無緒的等待、生死線上的徘徊和嘗試、看透而不得不沉默的淒涼、不確定的纏繞、被親人誤解的悲傷、被朋友嘲笑的苦澀……沒有如此體驗的人，是不會知道每一個字的重量和意義的，更是難以詮釋其中的味道。

　　當我發現了憂鬱症的真相後，開始拚命發聲，但是常如空谷回音，一次次歸於沉寂，不得不感慨人世間知音稀少。但當看到一個個有緣的生命被喚醒，站立起來，奔跑起來，我內心的喜悅是無可替代的，原來承受的一切苦痛都值得了。

　　我找到的這把通往新生的鑰匙，只送給真正想成長的人，而那些漠視

自己生命的人，不能承受真相的人，我只好任由他們用自己的方式付出沉重的代價活下來。不是我無情，而是我不能做所有人的拯救者。

我找到了讓我追尋一生的偉大使命，就是幫助那些值得幫助的人。

首先就是像我一樣渴求生命品質的人。

我的生命裡，曾有過一個親人，他因為命運的淒涼，整日裡怨天恨地，聲嘶力竭的背後，沒有一點的經世之能，只想指揮別人成全自己的夢。他反向地影響到我，我絕不做這樣的人。

為了真誠地生活，我付出了很多，即使清貧落魄；為了有尊嚴地生活，我拒絕低下高傲的頭顱，即使遍體鱗傷。最終，我連本帶利地得到回報，找回了自己，做回了自己，感受到抓住命運羽翅後騰空飛翔的快樂。

我的行動就是為了喚醒那些放棄了自己的憂鬱症患者。

憂鬱症患者內心的苦楚無人能解，自身的夢想如沉重的十字架讓人不堪重負，倒下後在無助中又拚命掙扎。雖然他們在選擇上走錯了路，但是其自身並沒有真正地生病，只是和命運玩生病遊戲而已，卻耗盡了自身能量。

內心衝突症體系就像顯影劑，透視之下，讓憂鬱症患者的前生、現在、後世都顯現出來，清晰無比。其未來發展的路徑僅僅兩條，一條是自毀，一條是自救。「偉大」的憂鬱症患者，沒有絕技可用，其自欺和欺人的曖昧都暴露在強光下，再也騙不了自己，也騙不了別人，只好夾著尾巴做一個普普通通的人。

我只會向那些想轉身回頭的憂鬱症患者伸出最大的援手，因為一個內心覺醒的人才可以給予幫助，而不會被其利用和控制。

其次是只為求真相而存在的人。

後記

　　一次偶然的機會，我結識到一位智者，他一直在執著求取事物真相，甚至被多次詆毀也不屈服。我們天南地北的對話，成就了一曲曲精神共鳴的和樂。這種精神層面的高山流水，一直有著獨特的影響力，讓我在精神備感孤獨時卻不會太寂寞。

　　在他的強力影響之下，我終於求取到憂鬱症的真相，並將這份真相奉獻給更多渴求真相之人。

　　我從一個世界走向另一個世界，聽懂了兩個世界同一個語言下的不同意義，搭建起一座相通的橋，讓滯留在沼澤地的憂鬱症患者藉助橋梁回歸正常生活。

　　再次是用心投入親密關係的人。

　　當今的人際交往，大都是憑著感覺和套路，少有真正深層相交之人。因為親密關係的經營，需要放下各自的防禦、展露自我的恐懼、不怕受傷害、投入真心……可以說是在購買人生的奢侈品，太貴，很多人買不起，就買盜版貨，於是淺層安全的交往方式就成了主流。我們渴望關係，卻不敢經營關係，選擇了活在感覺不到存在的存在中。

　　人生難得遇知己，而憂鬱症患者是不可能獲得知己的，因為患者還沒擁有自我，怎會有深邃的靈魂碰觸？怎會有琴瑟相和的絕唱？擁有了自我，才能獲得靈魂，擁有了靈魂，才能與另一個靈魂相遇。

　　看破虛幻，不再為憂鬱所困。不管是親子之情，還是情愛之慾，最真摯的人與人之間的情感才值得擁有。我的使命就是擁有一座獨立而自由的小島，那是一座超越了物質層面和自我層面的精神小島。在島上，和心意相通的知音們共同探索心理世界的奧祕，共享人生的美好，放棄名利地位的追求，笑看江湖轉頭空。這並非消極遁世也非超凡脫俗之舉，而是真正

地求取存在的本質和完美。

最後是為意義和價值而真正存活的人。

活在當下是一種成長後的現世回報，而不只是一個意願就可以實現的。真正活在當下的人是極少的，人們不是忙於生計，就是忙於欲望，哪裡還有餘力去仔細端詳天上的風雲變化，去用心聆聽大自然的抑揚頓挫，更不用說，在精神的世界裡任靈感湧現。當個體實現「我活我在」的境界時，生命的意義就如同清泉水，匯成河流在人生的山谷中奔騰不息。

有了內在的能量，生命才成為生命，而生命中的每一分每一秒都是自然的最大恩賜。

充分享受生命中的每個時刻吧！

後記

主要參考文獻

[1] 韋登，心理學導論 [M]，高定國，譯，北京：機械工業出版社，2017.

[2] 貝克，認知療法：基礎與應用 [M]，翟書濤，等，譯，北京：中國輕工業出版社，2001.

[3] 鄧曉芒，中西文化比較十一講 [M]，長沙：湖南教育出版社，2007.

[4] 梅，愛與意志 [M]，宏梅，梁華，譯，北京：中國人民大學出版社，2010.

[5] 派裡斯，一位精神分析家的自我探索 [M]，方永德，等，譯，上海：上海文藝出版社，1997.

[6] 凱利，彼得潘綜合症：那些長不大的男人 [M]，李鳳陽，譯，北京：北京聯合出版公司，2012.

[7] 若米尼，戰爭的藝術 [M]，盛峰峻，譯，武漢：武漢大學出版社，2017.

[8] 塞利格曼，習得性無助 [M]，李倩，譯，北京：中國人民大學出版社，2020.

[9] 普瑞弗，大膽的女人 [M]，熊嬰，譯，南京：江蘇人民出版社，2008.

[10] 派克，少有人走的路 [M]，於海生，嚴冬冬，譯，北京：北京聯合出版公司，2020.

[11] 弗洛姆，愛的藝術 [M]，劉福堂，譯，上海：上海譯文出版社，2018.

主要參考文獻

[12] 馬爾庫塞，愛慾與文明 [M]，黃勇，薛民，譯，上海：上海譯文出版社，2018.

[13] 賴希，法西斯主義大眾心理學 [M]，張峰，譯，上海：上海三聯書店，2017.

[14] 布朗，脆弱的力量 [M]，蕈薇薇，譯，杭州：浙江人民出版社，2014.

[15] 麥基卓，黃煥祥，懂得愛，在親密關係中成長 [M]，易之新，譯，深圳：深圳報業集團出版社，2009.

[16] 伯恩，人間遊戲：人際關係心理學 [M]，張積模，江美娜，譯，北京：北京聯合出版公司，2022.

[17] 亞隆，直視驕陽 [M]，張亞，譯，北京：中國輕工業出版社，2015.

[18] 霍妮，我們內心的衝突 [M]，李娟，譯，武漢：長江文藝出版社，2016.

[19] 霍妮，我們時代的精神官能症人格 [M]，劉麗，譯，北京：臺海出版社，017.

[20] 霍妮，精神官能症與人的成長 [M]，鄒一禪，譯，北京：臺海出版社，2018.

[21] 皮爾斯，格式塔治療實錄 [M]，吳豔敏，譯，南京：南京大學出版社，2020.

[22] 弗蘭克爾，活出生命的意義 [M]，呂娜，譯，北京：華夏出版社，2018.

憂鬱無聲，與靈魂的深層對話：
覺察真實的自我，探詢心靈的真相，從糾結中走向海闊天空

作　　　者：	郭國旗
發　行　人：	黃振庭
出　版　者：	沐燁文化事業有限公司
發　行　者：	沐燁文化事業有限公司
E－mail：	sonbookservice@gmail.com
粉　絲　頁：	https://www.facebook.com/sonbookss
網　　　址：	https://sonbook.net/
地　　　址：	台北市中正區重慶南路一段61號8樓 8F., No.61, Sec. 1, Chongqing S. Rd., Zhongzheng Dist., Taipei City 100, Taiwan
電　　　話：	(02)2370-3310
傳　　　真：	(02)2388-1990
印　　　刷：	京峯數位服務有限公司
律師顧問：	廣華律師事務所 張珮琦律師

-版權聲明-

本書版權為河南科學技術出版社所有授權崧燁文化事業有限公司獨家發行繁體字版電子書及紙本書。若有其他相關權利及授權需求請與本公司聯繫。

未經書面許可，不得複製、發行。

定　　　價：420元
發行日期：2024年11月第一版
◎本書以 POD 印製
Design Assets from Freepik.com

國家圖書館出版品預行編目資料

憂鬱無聲，與靈魂的深層對話：覺察真實的自我，探詢心靈的真相，從糾結中走向海闊天空 / 郭國旗 著. -- 第一版. -- 臺北市：沐燁文化事業有限公司, 2024.11
面；　公分
POD版
ISBN 978-626-7557-80-8(平裝)
1.CST: 憂鬱症 2.CST: 心理治療
415.985　　　　　113016627

電子書購買

爽讀 APP　　　臉書